*H. VAQUEZ*

# Les Arythmies

*Leçons recueillies*
*par le Dr CH. ESMEIN*

# LES ARYTHMIES

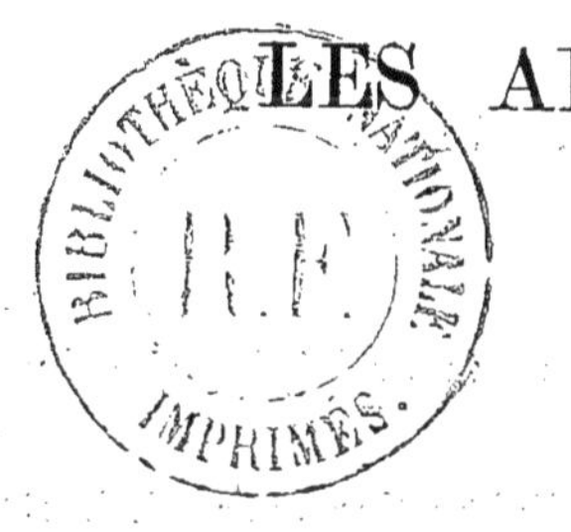

DU MÊME AUTEUR :

**Leçons cliniques du Professeur Potain** (recueillies et rédigées par H. Vaquez). — Clinique médicale de la Charité . . . Masson et Cie 1894

**La Phlébite des membres.** — Clinique médicale de la Charité. Masson et Cie 1894

**Hygiène des maladies du cœur.** — Bibliothèque d'hygiène thérapeutique . . . . . . . . . . . . . . . . . . . . . . . . Masson et Cie 1899

**Précis de thérapeutique.** — Bibliothèque du doctorat en médecine Gilbert et Fournier . . . . . . . . . . . . . . . J.-B. Baillière et fils 1907

*EN PRÉPARATION :*

**Maladies du cœur.** — Un volume du nouveau Traité de médecine Gilbert et Thoinot.

**Maladies de la moëlle osseuse** (en collaboration avec M. le Dr Aubertin). — Nouveau Traité de médecine Gilbert et Thoinot.

**Traitement des maladies du sang** (en collaboration avec M. le Dr Aubertin). — Bibliothèque de thérapeutique Gilbert et Carnot.

LES

# ARYTHMIES



PAR

**Le Docteur H. VAQUEZ**

PROFESSEUR AGRÉGÉ A LA FACULTÉ DE MÉDECINE DE PARIS
MÉDECIN DE L'HÔPITAL SAINT-ANTOINE



---

LEÇONS RECUEILLIES

PAR

**LE Dr CH. ESMEIN**

CHEF DE CLINIQUE ADJOINT A LA FACULTÉ DE MÉDECINE DE PARIS

***Avec 48 Figures dans le texte***

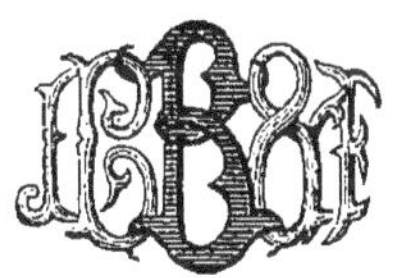

PARIS

LIBRAIRIE J.-B. BAILLIÈRE ET FILS

19, rue Hautefeuille, 19

—

1911

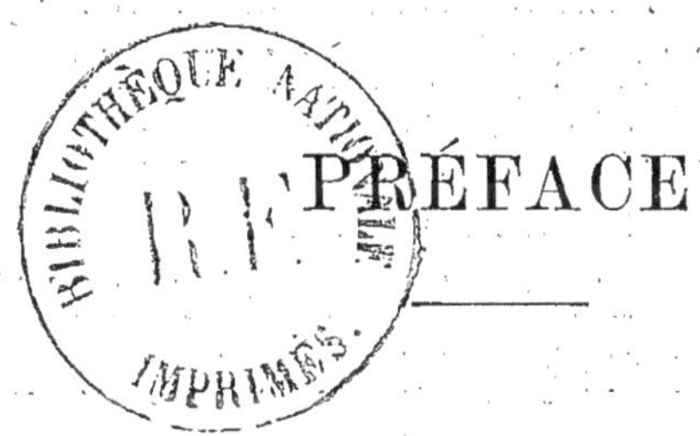


# PRÉFACE

L'étude des troubles du rythme du cœur et du pouls a suscité, dans ces dernières années, un grand nombre de travaux ; elle m'a préoccupé personnellement depuis longtemps. Elle m'a intéressé dès l'époque où j'avais l'honneur d'être l'élève de mon maître regretté, le Professeur Potain, car elle m'avait paru capable de fournir des renseignements précieux pour le diagnostic et le pronostic des affections de l'appareil circulatoire.

Le but que je m'étais proposé alors et que j'ai toujours poursuivi depuis, était d'appliquer à la connaissance des irrégularités du cœur la méthode graphique qui avait déjà permis d'élucider divers points de sa sémiologie.

Cette méthode, introduite dans la clinique par Marey, fut utilisée et perfectionnée par Potain qui s'appuya sur elle pour expliquer certains accidents qui surviennent au cours des cardiopathies, tels le pouls jugulaire, le bruit de galop, etc.

Elle n'avait cependant pas été adaptée à l'étude des troubles du rythme cardiaque, dont la multiplicité, la variabilité et l'apparente incohérence semblaient décourager les meilleurs chercheurs. Il manquait à ceux-ci le fil conducteur que devaient donner les recherches physiologiques contemporaines.

Ces recherches nous ont appris le lieu d'origine du stimulus moteur, son mode de propagation à travers les différents segments de l'organe, les propriétés fondamentales du myocarde, en un mot les raisons essentielles des contractions rythmées des oreillettes et des ventricules.

Ces données, transportées dans la clinique, ont eu pour conséquence de ramener l'attention sur l'étude des arythmies et d'en préciser l'intérêt. Elles ont fait concevoir l'espérance de fixer d'une façon définitive la personnalité des diverses variétés d'arythmie, en rattachant chacune d'elles au trouble de l'une des propriétés fondamentales du myocarde.

Certes, cette prévision n'a pas été entièrement réalisée, mais l'orientation nouvelle de la physiologie a largement aidé aux progrès de la clinique.

Grâce à elles, nos conceptions anciennes relatives à la nature des bradycardies ont été modifiées. L'étude des tachycardies, du pouls alternant, du pouls irrégulier perpétuel, a été reprise sur des bases nouvelles. Enfin, fait capital, on put aborder la question de la valeur pronostique de certaines arythmies. On voit quel chemin a été parcouru dans ces dernières années.

L'importance et l'abondance des travaux suscités par ces recherches ne devaient pas échapper à l'attention des médecins et des étudiants. Aussi m'a-t-il paru nécessaire de leur présenter, sous forme de leçons, un exposé des questions qui éveillent actuellement tant d'intérêt. On y trouvera des considérations relatives aux arythmies actuellement les mieux connues, auxquelles j'ai ajouté des notions sur le rythme normal du cœur et sur les méthodes graphiques. J'y ai compris l'électrocardiographie, le dernier venu parmi les procédés d'investigation récemment proposés, et au sujet duquel j'aurais déjà, — depuis la rédaction de ces leçons, — tant la science progresse rapidement — des corrections à apporter.

J'aurais, d'autre part, manqué au but principal que je m'étais fixé, si je n'avais constamment cherché à faire profiter la clinique des progrès réalisés dans la connaissance des arythmies. Les irrégularités du cœur posent constamment au praticien des problèmes dont la solution lui apparaît comme importante, mais pleine d'obscurité. Je me suis donc attaché à le renseigner à ce sujet plus complètement qu'on ne l'a fait jusqu'ici dans les livres classiques et, notamment, à lui fournir des renseignements indispensables sur la signification clinique des troubles du rythme cardiaque et les indications thérapeutiques qu'ils comportent.

Pour ne rien laisser dans l'ombre, j'ai dû consulter une littérature démesurément accrue par les recherches des auteurs. J'y ai ajouté le résultat de mes observations personnelles. Aussi le plan de cet ouvrage, que je m'étais proposé restreint, s'est-il élargi dans la suite, à mesure que mes lectures et mes investigations m'apportaient de nouveaux renseignements.

J'ai l'espoir que le lecteur ne sera pas rebuté par les longs développements que j'ai dû donner à certains sujets pour les faire mieux comprendre, et qu'il trouvera dans l'intérêt des questions traitées la justification de mes efforts.

Les leçons sur les arythmies, qui composent ce volume, ont été faites à la Faculté de Médecine, grâce à l'autorisation de son doyen, M. le Professeur Landouzy. Qu'il reçoive ici l'expression de ma sincère gratitude pour la faveur qu'il m'a accordée.

Le D[r] Ch. Esmein, qui m'a aidé de sa collaboration dans un certain nombre de travaux faits en commun, a pris la peine de recueillir et de compléter les notes qui m'ont servi pour les présentes leçons. Je lui suis infiniment reconnaissant du soin qu'il a apporté à leur rédaction, et de la façon dont il s'est acquitté de la tâche que je lui avais proposée.

H. VAQUEZ.

Janvier 1911.

# TABLE DES SOMMAIRES

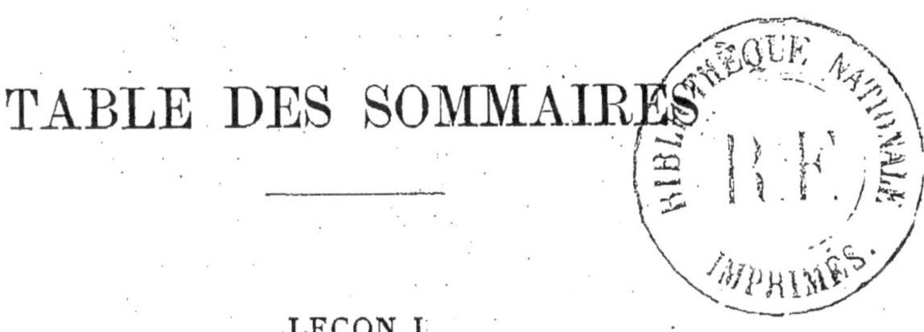

## LEÇON I

### Utilité de l'étude des arythmies



## LEÇON II

### Rythme normal du cœur

## LEÇON III

### Méthodes graphiques



## LEÇON IV

### Classification des arythmies



## LEÇON V

### Battements de cœur et arythmies



## LEÇON VI

### Modifications physiologiques (sinusales) du rythme du pouls : Arythmie respiratoire ; Arythmie de station

## LEÇON VII

### L'Extrasystole (mécanisme, caractères cliniques et graphiques)



## LEÇON VIII

### L'Extrasystole (étiologie, pathogénie, valeur pronostique)



## LEÇON IX

### Tachycardie paroxystique (symptomatologie, étiologie)

## LEÇON X

### Tachycardie paroxystique (pathogénie)



## LEÇON XI

### Les Bradycardies

## LEÇON XII

### Pouls alternant



## LEÇON XIII

### Arythmie perpétuelle



## LEÇON XIV

### Pronostic et traitement des arythmies

## LEÇON I

# Utilité de l'étude des Arythmies

I. — Revue historique et critique de la pathologie cardio-vasculaire.
II. — Les besoins actuels.
III. — Des moyens propres à évaluer l'aptitude fonctionnelle du cœur : procédés de Stähelin, Max Herz, Mendelsohn, Katzenstein.
IV. — Pression vasculaire : systolique, moyenne, diastoliqne.
V. — Inscription graphique de la pression artérielle.
VI. — Signification douteuse de la pression diastolique.
VII. — M. James Mackenzie, ses précurseurs et l'étude des arythmies.
VIII. — La théorie myogène et son influence.
IX. — Importance de l'étude des arythmies pour l'estimation de l'aptitude fonctionnelle du cœur.

MESSIEURS,

La série de conférences que j'ai l'honneur de commencer aujourd'hui a pour objet l'étude des arythmies cardiaques.

Cette étude a été assez négligée jusqu'ici dans la plupart des ouvrages. A les lire, on croirait volontiers que son intérêt ne justifie pas les développements que je me propose de lui donner. Une semblable conclusion serait en opposition formelle avec l'observation clinique qui, en nous signalant la fréquence des troubles du rythme du cœur au cours des divers états morbides, nous montre l'importance qu'il y a à les bien connaître.

C'est parce que les notions, fournies à ce sujet par les

livres classiques, m'ont paru trop souvent insuffisantes ou erronées que j'ai entrepris de les compléter et de les rectifier.

Les recherches de la nature de celles que je vais vous exposer peuvent, pour des esprits insuffisamment avertis, paraître constituer un simple passe-temps, ingénieux assurément, mais dénué d'utilité immédiate. Aujourd'hui encore, il ne manque pas de médecins pour croire que les auteurs qui s'attachent à l'analyse de détails de valeur si minime en apparence, n'y sont poussés que par une sorte de curiosité maniaque, un peu semblable à celle du collectionneur, qui fait perdre de vue l'intérêt plus général qu'aurait tel ou tel cas pathologique, exposé dans une leçon magistrale.

Raisonner ainsi, c'est ignorer l'orientation actuelle de la pathologie cardio-vasculaire.

Les travaux récents tendent à réserver dans la sémiologie une part de plus en plus importante aux troubles du rythme cardiaque ; aussi leur étude s'impose-t-elle dès maintenant aux médecins, au même titre que celle des autres signes des cardiopathies. Cette étude, susceptible d'éclairer d'un jour tout nouveau bien des points encore obscurs de la physiologie et de la pathologie du cœur, demandera beaucoup à mes efforts et à votre attention ; ce n'est pas une raison pour nous en détourner. Elle supposera connus de vous les problèmes habituels de la clinique ; elle ne résoudra pas toujours les délicates questions qu'elle aura posées, mais elle aura, je l'espère, éveillé votre curiosité ; peut-être même suscitera-t-elle des recherches de votre part, et c'est surtout ce que je souhaite.

I. — **Revue historique et critique de la pathologie cardio-vasculaire.** — Pour vous montrer l'intérêt qui s'attache aux travaux dont je vous exposerai et la signification et les résultats, je veux d'abord vous présenter, en un court résumé, l'histoire de la pathologie cardiaque telle que l'avaient faite nos devanciers, il y a peu d'années. Cette revue des questions élucidées par eux est, en effet, la plus propre à nous renseigner sur la nature des problèmes qui se posent encore à nous. Vous verrez aussi par là que l'étude des arythmies est capable d'en résoudre un grand nombre et de faire prévoir pour d'autres une solution qui, si elle n'est pas proche, peut déjà paraître moins lointaine.

En 1749, Sénac, dans la magistrale préface de son livre, après avoir rendu hommage aux multiples savants qui l'ont précédé, hésite un moment avant de publier ses recherches sur l'anatomie et la pathologie du cœur, tant la lumière faite par ses devanciers lui paraît complète. « J'avais cru d'abord, dit-il, qu'on ne pouvait rien ajouter à leurs recherches. » Pour se donner à lui-même l'excuse et le courage de pousser plus avant, il ajoute que, malgré tous ces travaux dont le poids l'a fait d'abord reculer, « on ne connaît que les « ressorts grossiers du cœur ; encore même ne sont-ils pas « exactement décrits. Telle est la fécondité de la nature, « qu'elle présente toujours des objets qu'on ne recherche « point et des replis qu'on n'a pas vus. »

Depuis ces paroles de Sénac, des hommes sont venus : Corvisart, Laënnec, Bouillaud, Stokes, Traube, Potain, Duroziez, pour ne citer que les principaux, dont l'œuvre légitimerait plus encore l'hésitation de ce grand précurseur et nous conduirait, avec plus de raison peut-être, à admettre que le cycle de la pathologie cardiaque est pour longtemps fermé. Comme du temps de Sénac, une pareille assertion serait cependant téméraire, et il faut nous souvenir que, comme l'a dit un ancien, « la nature ne saurait être épuisée ».

Vous verrez, je pense, que les travaux de ces dernières années, dont je me propose en cette conférence de vous faire connaître la signification et l'importance, nous autorisent, tout en conservant notre respect pour les merveilleuses acquisitions de nos ancêtres, à espérer pour l'avenir une récolte tout aussi abondante de faits nouveaux dans le domaine de la pathologie cardiaque.

Le siècle qui vient de se terminer a poussé très avant l'étude anatomique et la classification nosographique des maladies du cœur, c'est-à-dire qu'il a su rattacher les affections graves de cet organe à une altération déterminée, constatable après la mort, et reconnaissable pendant la vie à un ensemble de symptômes.

Laënnec n'a pris à cette œuvre qu'une part très indirecte. Sans doute tous les travaux postérieurs aux siens reposent sur son admirable découverte de l'auscultation, mais ses constatations personnelles sont d'un caractère purement négatif, et se trouvent parfaitement résumées dans la seconde édition de son livre, où il dit que l'auscultation ne lui paraît pas applicable à l'étude des cardiopathies.

Cette affirmation, qui a beaucoup surpris, est pourtant loin d'être incompréhensible ; elle est basée sur l'observation d'un fait exact, et il est facile d'en trouver la raison et même aussi la sagesse cachée.

Laënnec venait de se convaincre que, dans les maladies du poumon, chacun des bruits anormaux révélés par le stéthoscope correspondait à une altération organique déterminée ; l'expérience lui avait appris que, quand on a su bien reconnaître et bien localiser des râles crépitants, un souffle tubaire, des bruits de gargouillement, on était sûr de trouver, *post mortem*, en un endroit précis, ici un foyer d'hépatisation pulmonaire, là une caverne. Il était donc en droit de s'attendre à rencontrer, dans les maladies du cœur, une correspondance aussi exacte entre les signes d'auscultation et les lésions anatomiques. Il ne la trouva pas, et put constater, au contraire, que les bruits anormaux entendus à la région précordiale étaient loin de répondre toujours à une transformation particulière de la texture du cœur. Il y avait à cela une double raison. En premier lieu, la tentative de Laënnec venait trop tôt ; à son époque, la classification des cardiopathies était à peine ébauchée, et le rapport qui peut exister entre un souffle et le changement de calibre d'un orifice valvulaire n'était qu'à peine soupçonné. Les augmentations énormes du volume des masses charnues du myocarde, les anévrismes du cœur, retenaient encore toute l'attention, si bien que la petite altération d'où résulte un souffle d'insuffisance ou de retrécissement passait inaperçue.

Mais l'imperfection des connaissances à ce sujet n'aurait pas suffi à arrêter Laënnec s'il ne s'était heurté à une deuxième difficulté, à un fait d'observation parfaitement exact, mais d'une interprétation particulièrement ardue.

Avec son admirable sagacité il s'était, en effet, rendu compte que certains bruits anormaux qui prennent généralement naissance au voisinage de la pointe du cœur sont, malgré leur siège, indépendants de toute maladie de cet organe. En un mot, il avait pressenti l'existence de ces souffles anorganiques extracardiaques, aujourd'hui bien connus de nous, mais qui nous exposent si souvent encore à l'erreur.

Une telle constatation suffit à expliquer la déclaration de Laënnec. Mis en présence d'un pareil fait, un esprit aussi soucieux de la rigueur scientifique que l'était le sien, et d'autant plus tenu à la circonspection qu'il explorait un terrain nouveau, devait nécessairement conclure qu'il n'existait aucun rapport fixe entre les bruits anormaux entendus au niveau du cœur et les lésions de cet organe.

Bref, l'erreur de Laënnec n'était due qu'à une connaissance trop incomplète des éléments du problème, et à une interprétation trop logique et trop littérale d'un fait exact.

Elle n'en fut pas moins fâcheuse, car il fallut de longs efforts pour se libérer et reprendre une idée plus juste des relations des phénomènes anatomiques et cliniques des cardiopathies.

Corrigan, Bouillaud, Stokes, Potain, Duroziez ont pris à ce travail une part prépondérante, et on peut dire qu'ils ont créé la sémiologie cardiaque. Grâce à leurs recherches, on fut désormais en état d'apporter à l'examen du cœur la même rigueur qu'à celui du poumon, à quelques exceptions près. La connaissance de foyers d'auscultation correspondant à chacun des orifices du cœur, celle des rapports du jeu défectueux des valvules avec certains bruits anormaux, mirent la clinique, appuyée sur des données physiologiques plus précises, en possession de moyens d'investigation et de contrôle d'une exactitude inconnue et inespérée jusqu'alors.

On put, en conséquence, établir dans la pathologie cardiaque une classification qui n'avait pas encore été faite, faute de bases solides.

Potain compléta enfin la sémiologie cardiaque en précisant les caractères distinctifs de ces souffles anorganiques qui avaient trompé Laënnec, et qui, tout en naissant en dehors du cœur, simulent si parfaitement ceux qui sont symptomatiques d'une lésion valvulaire.

Ces diverses notions sont aujourd'hui acquises : on pourra les compléter, mais non les renverser, et elles resteront dans la science, car elles s'appuient sur le contrôle de l'examen anatomique.

Mais il ne suffit pas de savoir reconnaître, par la percussion et l'auscultation, le siège et la variété d'une déformation valvulaire. Celui qui s'arrêterait au diagnostic, si exact fût-il, d'une lésion cardiaque, ferait œuvre incomplète. C'est le devoir du clinicien de chercher jusqu'à quel point la lésion a retenti sur le reste de l'organisme, de mesurer la souffrance de celui-ci, la force de résistance qu'il opposera ; en un mot d'embrasser du regard, par delà la lésion, l'état morbide qu'elle engendre.

Potain, Friedreich ont eu une part importante dans cette étude si essentielle, si clinique, par leurs travaux sur les signes périphériques et viscéraux des affections cardiaques. Mais nul, à notre avis, n'a envisagé d'aussi haut que Traube la complexité des phénomènes pathologiques, leurs relations et leur évolution. Nul n'a su discerner, avec une égale rigueur et une semblable puissance d'observation, les troubles organiques résultant d'une affection cardiaque, et les troubles cardiaques dus au retentissement d'une affection organique préexistante du rein, du poumon, ou des artères. A coup sûr la lecture de ses travaux est capable de faire, comme au temps de Sénac, renaître l'hésitation chez tous ceux qui veulent tenter de pousser plus avant l'étude des cardiopathies ; et le sentiment de modestie qu'elle inspire est cause que certains auteurs, convaincus qu'il n'y avait pas mieux à faire, ont répété Traube sans se permettre de le corriger, et se sont contentés de rendre le service de faire mieux connaître ses œuvres, à défaut de son nom.

Le bilan de nos connaissances ne s'arrête pourtant pas aux découvertes de nos grands classiques : une science et une méthode nouvelles, la bactériologie et l'expérimentation, nous ont donné une ample moisson de faits nouveaux. Alors qu'anciennement la lésion cardiaque ne se révélait à nous qu'après le moment où elle est déjà constituée, ces sciences nous ont appris à la reconnaître à son début et pour ainsi dire dans l'œuf. Remontant plus haut dans l'étude des inflammations qui conduisent à la lésion irrémédiable, nous prenons maintenant l'endocardite sur le fait, nous assistons à sa genèse, à son évolution embryonnaire, avant de la constater et de la suivre à l'âge adulte.

La connaissance de sa cause nous permettra-t-elle un jour d'en enrayer l'éclosion ? Il faut l'espérer. Rien dans ce domaine n'est impossible ; et nul plus que nous ne serait satisfait de voir les progrès de la science rendre inutile l'étude des cardiopathies, en les faisant disparaître du cadre de la pathologie.

Sénac avait donc raison de ne pas désespérer, puisque, cent soixante ans après le moment où il avait pu considérer comme close l'histoire de la pathologie cardiaque, les auteurs dont je vous ai parlé ont assis sur des bases solides l'anatomie pathologique, le diagnostic et l'étiologie des maladies cardiaques.

II. — **Les besoins actuels.** — Mais, aujourd'hui aussi bien qu'il y a cent soixante ans, la « science n'est pas épuisée », et il nous reste beaucoup à connaître.

Malgré le soin et le labeur patient des auteurs du siècle

dernier, le pronostic des affections du cœur est resté un chapitre singulièrement obscur de leur histoire. Certes, il est des cas où il s'établit malheureusement d'une façon trop précise. S'il s'agit de ces lésions complexes qui ont atteint le cœur dans la presque totalité de ses fibres constituantes, ou s'il s'agit d'une lésion d'apparence bénigne, mais évoluant chez un sujet profondément débilité par quelque autre maladie organique, ou quelque intoxication surajoutée, saturnine ou alcoolique, il ne sera que trop facile de prévoir un avenir à la fois sombre et proche, où l'insuccès de tout effort thérapeutique deviendra fatal.

Mais la question est loin de se poser toujours avec une pareille simplicité. On a plus souvent affaire à des cardiaques indemnes de toute tare organique et qui, pour le présent, s'accommodent bien de leur maladie. Une enquête, aussi complète et aussi impartiale que possible, n'aura rien découvert qui puisse guider notre pronostic. Et pourtant, l'expérience nous l'apprend, un avenir très différent est réservé à ces sujets, si égales que soient leurs lésions, si semblables que soient leurs conditions d'existence.

L'un se distinguera à peine d'un homme normal et se montrera, comme lui, capable d'accomplir une carrière longue et active, fût-elle parmi les plus fatigantes. L'autre, condamné dès le début à un repos forcé, déclinera rapidement vers la déchéance organique irrémédiable. Comment donc prévoir laquelle de ces deux évolutions se réalisera, à la phase initiale d'une lésion cardiaque, alors que rien ne permet encore d'en fixer l'avenir? Tel est le problème qui se pose journellement à tout clinicien soucieux de la santé de ses malades, et son importance est assez manifeste pour que vous appreniez sans surprise qu'il constitue aussi, depuis quelques années, la principale préoccupation de beaucoup d'auteurs spécialisés dans l'étude des maladies du cœur. La question de la détermination de la « capacité fonctionnelle » du cœur, suivant la formule adoptée par le regretté Mérklen dans le livre posthume qui nous est resté de lui, est constamment présente à leur esprit, et il est rare que leurs travaux, quel qu'en soit le principal objet, manquent de rechercher, au moins incidemment, les moyens de la résoudre.

Cette préoccupation a conduit nombre d'observateurs à imaginer des méthodes qui, parfois différentes en apparence, ont cependant un but unique, celui de déterminer l'état fonctionnel du cœur sain ou malade. Les procédés auxquels elle les a conduits sont multiples et souvent ingénieux ; ils sont pour la plupart d'une fidélité douteuse et leur multiplicité même doit vous mettre en garde contre la valeur théorique et pratique de chacun d'eux. Nous allons cependant les passer en revue en portant sur eux le jugement que notre contrôle personnel nous aura conduit à formuler. Cette étude, bien que négative dans ses conclusions, nous conduira nécessairement à celle des arythmies pour des raisons que vous allez comprendre de suite.

En effet, les méthodes dont je me propose de vous faire connaître le principe et les résultats ont eu comme objet l'appréciation de l'énergie fonctionnelle du cœur et comme moyen l'examen direct des conditions de la circulation. Or, ne devait-il pas apparaître aux yeux de beaucoup que la meilleure façon d'être renseigné à cet égard consistait à étudier le rythme du cœur mieux qu'on ne l'avait fait jusqu'alors, à en préciser les modifications possibles et à chercher à établir entre ces modifications et les lésions cardiaques qu'elles accompagnent un rapport dont on ne s'était pas encore préoccupé. J'estime, pour ma part, que l'étude des arythmies nous donne dès aujourd'hui, à ce sujet, des indications bien plus précises que les multiples méthodes dont je veux maintenant vous entretenir.

III. — **Des moyens propres à évaluer l'aptitude fonctionnelle du cœur: procédés de Stähelin, Max Herz, Mendelsohn, Katzenstein.** — Ces méthodes peuvent être rangées dans deux groupes différents : le premier comprend celles qui ont pour objet de rechercher quelles modifications un *travail modéré, mais provoqué*, du cœur peut apporter dans la circulation périphérique.

Ces modifications consisteront en des variations de la rapidité du pouls ou de la pression artérielle.

Le deuxième groupe est constitué par l'ensemble des procédés ayant pour but de mesurer le travail du cœur, directement et *sans effort provoqué*, par l'examen de la pression artérielle et l'analyse des différents éléments dont elle se compose.

Stähelin, Mendelsohn et Marx Herz ont pensé pouvoir établir que, chez les individus dont le cœur est malade, la fréquence du pouls subissait, à la suite d'un effort ou de la fatigue, des modifications capables de faire prévoir l'approche d'une insuffisance de l'organe. Les méthodes qu'ils ont employées tendent au même but, mais elles sont sensiblement différentes dans leurs moyens.

Le procédé de Stähelin consiste à noter simplement le degré d'accélération qu'une course ou un effort fait subir à la fréquence du pouls. Celle-ci, au dire de l'auteur, augmenterait notablement chez les sujets en imminence d'insuffisance cardiaque. Nous aurons ultérieurement l'occasion d'étudier ces modifications, qui ne sont que des variétés de la tachycardie orthostatique ; nous verrons alors que les causes qui les provoquent sont multiples, souvent contradictoires, et que la diversité même de ces conditions ne permet pas de se rendre un compte bien exact du phénomène, ni des raisons immédiates qui le font apparaître. Nous savons seulement que cette tachycardie, provoquée par la course ou la simple station debout, est habituellement fréquente chez les sujets en convalescence de quelque maladie aiguë. C'est le plus clair des résultats obtenus par Stähelin, il est d'importance médiocre pour le but que nous poursuivons.

Max Herz a donné son nom à une méthode qui n'est, en somme, qu'une modification de celle de Stähelin. Au lieu d'apprécier la force du myocarde par le changement que produit, dans la rapidité du pouls, un effort violent ou prolongé, il la juge par l'effet obtenu par la simple flexion de l'avant-bras sur le bras. Ce mouvement ne provoquerait aucune modification appréciable chez un sujet normal, mais, pour peu que le cœur soit affaibli, il entraînerait à coup sûr une bradycardie marquée. Ce procédé est passible des mêmes remarques théoriques que le précédent ; dans la pratique, Merklen et Heitz l'ont trouvé souvent infidèle, et nos recherches personnelles nous conduisent également à le considérer comme dépourvu de toute valeur réelle.

Mendelsohn s'est basé, non plus sur le degré de l'accélération du pouls, mais sur sa durée et sur la rapidité de la réapparition du rythme normal. Ce procédé, plus digne de confiance au point de vue théorique, est, en réalité, aussi insuffisant que les précédents. Sans doute, il est incontestable qu'un organe recouvre son équilibre, après la fatigue, d'autant plus promptement que son fonctionnement est meilleur. Malheureusement cette donnée, si logique, ne pourrait trouver son application en clinique que si l'organe considéré était indépendant, c'est-à-dire soustrait à l'influence d'autres organes dont l'activité réagit sans cesse sur la sienne. C'est justement cette réaction des organes auxquels est lié le fonctionnement du cœur, et inversement, qui rend difficile toute interprétation définitive des résultats obtenus par les méthodes dont je viens de vous parler.

Quelle est dans ces résultats la part prise par l'élément nerveux, par la gêne plus ou moins grande de la ventilation pulmonaire, par l'état du même sang? C'est ce que des procédés aussi simplistes ne nous permettent pas d'évaluer. En fait, ils n'aboutisssent dans la pratique qu'à des constatations très infidèles, souvent paradoxales.

J'ai contrôlé chacune de ces méthodes, usé de ces divers procédés chez des sujets en imminence d'insuffisance cardiaque qui, effectivement, comme l'observation clinique me l'a prouvé, devaient en être bientôt victimes, et je les ai trouvés discordants dans leurs résultats et en réalité de peu de valeur. C'est également l'avis de Merklen.

Le procédé de Katzenstein consiste, non plus à estimer les modifications de la fréquence du pouls à la suite d'un travail provoqué du cœur, mais celles de sa pression.

D'après l'auteur, la compression d'une grosse artère, telle que la fémorale au niveau du triangle de Scarpa, détermine au bout de quelques minutes une augmentation de pression de 5 à 15 millimètres.

Chez les sujets débilités ou en imminence d'insuffisance cardiaque, l'effet obtenu serait, au contraire, un abaissement de la pression artérielle, avec tendance à la tachycardie. Selig, Græupner seraient arrivés aux mêmes conclusions.

Les recherches que nous avons faites nous conduisent à admettre que les modifications constatées par ces auteurs ne sont ni assez étendues ni assez constantes pour qu'on puisse en tirer des déductions applicables à la clinique ; et, en définitive, le procédé de Katzenstein, pas plus que les autres, n'est de nature à nous rendre de grands services.

IV. — **Pression vasculaire : systolique, moyenne, diastolique.** — Nous en arrivons, Messieurs, à l'étude des procédés qui peuvent être rangés dans le deuxième groupe et qui ont pour but de mesurer le travail du cœur, en dehors de tout effort provoqué, grâce à l'évaluation de la pression vasculaire et à l'analyse des différents éléments qui la constituent.

Si je voulais pousser jusqu'au bout cette révision critique, c'est toute l'histoire de la sphygmomanométrie que je devrais refaire devant vous. Tel n'est pas mon but, et je me bornerai à choisir dans cette étude ce qui a plus particulièrement trait à la détermination de l'aptitude fonctionnelle du cœur. Bornée à cela, cette étude demande cependant quelques considérations préliminaires.

La pression du sang dans les vaisseaux n'est jamais nulle. Elle oscille entre un minimum et un maximum, suivant que les artères sont vides de sang ou qu'elles sont distendues par la systole active du cœur. La pression minima correspond à la période de la révolution cardiaque où les cavités de l'organe se remplissent de sang, aussi l'a-t-on dénommée *pression diastolique.* La pression maxima résulte de deux facteurs, dont l'un est la pression minima, stable, constante, résiduelle pour ainsi dire, et l'autre, qui vient s'y ajouter, est la pression dynamique, provoquée par la projection de l'onde sanguine dans le vaisseau : c'est la somme de ces deux pressions qui constitue la *pression maxima* ou *systolique.*

Certains auteurs ont pensé que l'on pouvait faire servir ces données à l'évaluation du travail réel du cœur. Puisque, se sont-ils dit, les instruments en usage nous permettent de bien fixer le chiffre de la pression maxima, il suffira, par un procédé encore à trouver, de retrancher de ce chiffre ce qui appartient en propre au vaisseau, c'est-à-dire la pression diastolique, pour en déduire, après soustraction, ce qui revient au cœur. Donc tout le problème consisterait pour eux à rechercher la pression diastolique, non pas qu'elle eût un intérêt particulier, mais pour la faire servir à l'opération du calcul dont je viens de vous parler ; car c'est, je le répète, de la différence entre le chiffre indiqué par elle et celui représentant la pression maxima que doit résulter l'estimation de l'énergie cardiaque.

Pour arriver à faire ce calcul, on s'est, dans la pratique, trouvé dans l'obligation de perfectionner les appareils en usage, auxquels on demandait maintenant deux indications au lieu d'une.

Ce problème avait déjà grandement intéressé Potain, qui était arrivé à le résoudre d'une façon fort ingénieuse, en utilisant son appareil qui tout d'abord n'y paraissait pas apte.

Je dois d'ailleurs vous faire remarquer que mon maître ne voulait pas se borner à connaître la pression diastolique, il voulait seulement s'en servir pour arriver à une évaluation dont l'importance serait à coup sûr bien plus grande, celle de la pression moyenne.

La connaissance de la pression maxima et de la pression minima ne nous renseigne en effet que sur deux moments de la courbe figurée par les oscillations de la pression à l'intérieur du vaisseau. Elle ne nous permet pas d'en déduire le travail réel effectué pendant l'évolution de cette courbe. « Car, disait Potain, la force en vertu de laquelle le sang « circule à travers les organes et qui surtout nous intéresse, « étant, après tout, la somme de ces pressions successives « et variables, leur moyenne est ce qu'il nous importerait, « surtout, de connaître et qui pourrait nous donner une idée « plus juste du travail utile qui s'accomplit dans le système « artériel ». Partant de cette donnée, Potain était arrivé, en mesurant la pression maxima et une autre pression intermédiaire, celle qui lui était fournie par une onde dicrote, dans le cas où celle-ci était facilement appréciable, à avoir deux points d'une ligne qui lui permettait de déduire par calcul la pression minima. En prolongeant cette ligne et en en traçant une autre, passant par le sommet des pulsations d'un tracé sphygmographique pris chez le sujet observé, il construisait une figure géométrique qui, interprétée, donnait le chiffre de la pression moyenne. Je ne veux pas entrer dans le détail de la technique que vous trouverez complètement exposée dans le livre de Potain sur la *Pression artérielle*, mais j'attirerai votre attention sur la vue très juste qu'avait eue cet auteur en montrant que le vrai problème consistait, non pas à rechercher la pression diastolique, mais la pression moyenne, si l'on veut en déduire le « travail utile » qui s'accomplit dans les vaisseaux.

Revenons cependant à l'étude de la pression diastolique et des procédés propres à l'évaluer, puisque, au dire de certains, sa connaissance nous est nécessaire pour en déduire, après soustraction du chiffre total ou de pression maxima, ce qui revient en propre à l'énergie cardiaque. Ici encore nous nous trouvons en présence de procédés divers, mais dont le principe est cependant le même. — Ils consistent, soit à mettre en évidence les oscillations qui animent la paroi de l'artère, oscillations qui seront d'autant plus grandes que l'on s'approchera de la pression diastolique, soit à mesurer l'amplitude du pouls, laquelle sera également d'autant plus forte que cette même pression y participera.

Il est probable qu'au premier abord vous ne vous rendez pas un compte bien exact de la relation de tous ces phénomènes, et que, notamment, vous ne vous expliquez pas d'une façon précise pourquoi une artère qui bat est animée d'oscillations d'autant plus marquées, qu'elle est plus proche de sa pression minima. Je vais donc essayer de vous en présenter la cause dans une image concrète. Chacun de vous a pu suivre de l'œil les évolutions d'un bateau à voile qui, placé d'abord sous le vent, arrive au bout de sa course oblique et cherche à reprendre l'impulsion qui vient à lui manquer. Quand, dans le plein de son action, il file sous le vent, sa voilure est tendue et n'est agitée d'aucun mouvement. La pression de l'air sur elle est alors à son maximum. Le graphique de ses déplacements serait représenté par une ligne droite : tel celui de l'artère, lorsqu'on fait sur elle une pression qui en éteint les battements et qui, pour cette raison, sera dite maxima.

Mais voyez ce qui va se passer lorsque le bateau, virant de bord, va tenter de reprendre le vent. Sa voilure s'animera de flottements, dont l'amplitude sera au maximum au moment précis où les deux vents contraires se feront équilibre et où, par conséquent, la pression sur la toile sera à son minimum. Celle-ci n'est cependant pas nulle, car alors la voile serait inerte et pendante ; de même la paroi de l'artère n'est jamais immobile, et si une pression progressivement croissante tend à en éteindre les flottements, inversement une pression de plus en plus basse leur permet de se manifester dans toute leur amplitude.

Ainsi donc, les modifications provoquées dans les oscillations du courant sanguin par la compression de l'artère sont capables de nous renseigner sur le chiffre de la tension intra-vasculaire. Si ces oscillations sont complètement éteintes, c'est que la pression est à son maximum, comme il arrive pour la voile du bateau qui court sous le vent; inversement, si la pression tombe à son minimum, ces oscillations tendent à présenter la plus grande étendue possible.

Mais comment rendre le phénomène appréciable pour la clinique ? En établissant une pression successivement croissante et décroissante sur une artère périphérique, l'artère brachiale, par exemple, et en examinant l'étendue des oscillations du courant sanguin, traduites par un manomètre à mercure, ou bien en jugeant de l'amplitude du pouls en aval, sur la radiale.

Dans les deux cas, nous nous servirons de la manchette compressive, du type Riva-Rocci, de 12 à 14 centimètres de hauteur, reliée à un manomètre à mercure. La compression, établie progressivement, produit, dans le niveau du liquide, des déplacements qui traduisent exactement les modifications de la pression qui règne dans le vaisseau ; à mesure que cette pression s'élève, ces déplacements diminuent, pour s'éteindre complètement au moment où la pression extérieure aura fait équilibre à la pression intravasculaire minima, augmentée de la pression variable de cause cardiaque, en un mot, lorsqu'elle aura fait équilibre à la pression systolique, somme des deux précédentes.

Au contraire, la décompression permettra de voir reparaître des oscillations de grandeur croissante qui, finalement, reprendront leur amplitude première. C'est au moment où cette amplitude sera à son maximum, ou mieux au moment où, après l'avoir atteint, elle recommencera à diminuer légèrement, que sera noté le chiffre de la pression minima. La comparaison que j'ai faite précédemment vous explique, en effet, que les flottements les plus étendus de la paroi vasculaire correspondent bien à la pression la plus basse qui s'exerce à sa surface.

Le procédé de lecture que je viens d'exposer a été imaginé par V. Recklinghausen et appliqué par lui à la clinique au moyen de l'appareil qui porte son nom. Strasburger l'a utilisé et en a déduit des conclusions dont nous aurons à discuter la valeur. D'autres auteurs, employant la même méthode, ont réalisé un perfectionnement facile à concevoir, en substituant à la vue l'inscription graphique, au moyen d'un flotteur qui nage à la surface de la colonne mobile, et qui en transmet les oscillations à un cylindre enregistreur.

Une seconde méthode, différente en apparence de la précédente, consiste, comme je vous l'ai dit, à apprécier la pression diastolique par les caractères que présentent les battements d'une artère située au-dessous du vaisseau comprimé. De cette façon, la grandeur des oscillations de la paroi vasculaire écrasée n'est, bien entendu, nullement mise en évidence, et c'est uniquement des variations de l'amplitude du pouls périphérique que se dégage le renseignement désiré. Je vais vous en donner la raison.

Le tracé sphygmographique d'une artère battant librement représente, depuis le pied de la pulsation inscrite jusqu'à son sommet, toute la série des pressions qui règnent dans le vaisseau aux différents moments de son expansion. Si l'on fait sur l'artère située en amont une compression successivement croissante et décroissante, la hauteur du tracé diminuera ou augmentera suivant que les pressions intermédiaires aux deux extrêmes seront elles-mêmes effacées ou qu'elles s'exerceront de plus en plus librement. Le tracé ne sera restauré en son entier qu'au moment où les pressions les plus basses pourront s'ajouter aux plus fortes pour rétablir la pression maxima, ou inversement, l'amplitude la plus forte, qu'elle soit traduite par l'inscription graphique ou par le doigt qui palpe l'artère, ne sera récupérée que si les ondes qui correspondent à la pression la plus basse peuvent prendre place dans le tracé de l'artère ou dans la sensation qu'elle donne, en se soulevant, au doigt qui l'explore. La constatation clinique du phénomène est un peu délicate ; elle n'est pas cependant malaisée. Mon collègue, le docteur Josué, a établi très soigneusement la technique à laquelle il convenait de se conformer pour la recherche de la pression diastolique par l'examen de l'amplitude du pouls. « Une fois, dit-il, qu'on a déterminé la pression « systolique, on laisse redescendre la pression de l'air en « relâchant le réservoir que l'on tient dans la main droite, et « on remarque de nouveau le moment où le pouls redevient « le plus fort : c'est aux environs de ce point que se trouvera « la pression diastolique. Pour préciser ce point, on fait « remonter lentement la pression de l'air, et il arrive un « moment où l'on sent que le pouls devient plus fort, plus « facilement perceptible. Puis aussitôt après, quand la pres- « sion de l'air dépasse ce point, l'énergie des pulsations « décroît. Or, c'est au moment précis où le pouls, après « avoir augmenté d'intensité, commence à décroître, que le « manomètre marque la pression diastolique ».

V. — **Inscription graphique de la pression artérielle.** — Ce procédé, de même que le précédent, peut être traduit objectivement par la méthode graphique. M. Laubry, mon ancien interne, y est parvenu en utilisant pour cela mon sphygmomanomètre. Le signal que j'y ai fait adapter rend très facilement accessible à la vue la série des phénomènes que je viens de vous décrire et que la palpation permet de constater.

Le perfectionnement réalisé par M. Laubry consiste à inscrire un tracé sphymographique du pouls antibrachial au moyen d'un appareil enregistreur spécial construit par M. Galante, pendant que l'on exerce sur l'artère humérale la compression, puis la décompression qui permettront, grâce aux modifications qu'elles détermineront sur ce tracé, de noter successivement le chiffre de la pression maxima ou systolique et celui de la pression minima ou diastolique.

Le tracé est représenté dans ces divers moments par la figure que je mets sous vos yeux. Pour l'obtenir, nous procédons de la façon suivante : nous appliquons sur le bras le brassard habituellement en usage de 14 centimètres de hauteur, et, sur l'avant-bras, un appareil enregistreur, l'inscription du pouls se faisant sur un disque de papier noirci animé d'un mouvement régulier (voir fig. 1). La pression étant augmentée progressivement de 0 à 9 centimètres, aucune modification n'apparaît encore. A 9 centimètres, l'amplitude des pulsations s'accentue, mais cela n'est que transitoire, car, à 10 centimètres, cette même amplitude diminue très notablement. Si l'on se reporte aux indications données par Josué, c'est en ce point que l'on doit lire le chiffre de la pression diastolique. Poursuivons les

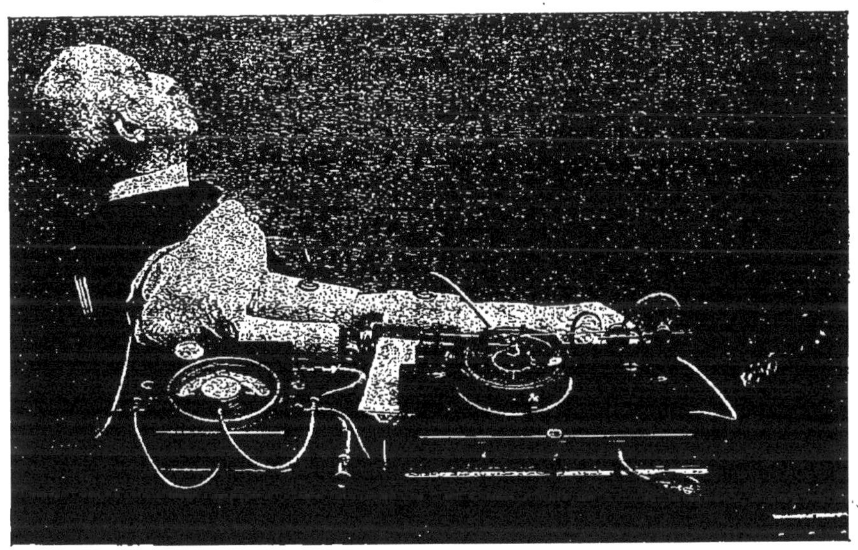

Fig. 1. — Dispositif permettant l'inscription des pressions artérielles systolique et diastolique. L'appareil comprend deux parties : à gauche, le sphygmosignal; à droite, l'enregistreur des battements artériels antibrachiaux.

recherches. A la pression de 13 centimètres, l'amplitude des pulsations devient presque nulle; elle cesse complètement à 15 centimètres, où le tracé est représenté alors par une ligne droite : le chiffre de la pression systolique correspond donc à une hauteur de 15 centimètres de mercure. La décompression permettra de repasser par la même série de phénomènes et de contrôler les indications précédentes. Elles sont bien exactes, et, pour vous en convaincre, vous n'avez qu'à suivre des yeux l'évolution des modifications des tracés successifs (voir fig. 2.)

C'est bien entre 14 et 15 centimètres que se trouve placé le chiffre de la pression systolique, car c'est en ce point que la ligne droite commence à s'onduler; c'est bien entre 9 et 10 centimètres que se trouve placé le chiffre de la pression diastolique, car c'est à ce moment que l'amplitude des pulsations reprend sa grandeur initiale, celle qu'elle avait avant toute compression.

Ce procédé, à la fois très élégant et très ingénieux, qui permet, ce que les cliniciens recherchaient depuis si longtemps, d'inscrire le tracé du pouls sous une pression déterminée, nous met en mesure d'obtenir facilement, sûrement, sans intervention de coefficient personnel d'interprétation, la valeur exacte de la pression systolique et celle de la pression diastolique. Il a, de plus, l'avantage de résumer tout ce que je vous ai dit à leur sujet, de mettre sous nos yeux la succession des phénomènes qui se passent dans le vaisseau, et, en vous permettant de les constater *de visu*, d'en comprendre également la raison.

VI. — **Signification douteuse de la pression diastolique.** — Nous nous sommes, Messieurs, donné bien du mal pour tirer de l'examen sphygmomanométrique les deux indications qu'il pouvait nous fournir : celle de la pression systolique et celle de la pression diastolique. La clinique en est-elle beaucoup avancée ? Je ne l'affirmerais pas. Si la recherche de la pression systolique est toujours utile, voire même indispensable, encore bien qu'à elle seule elle ne signifie rien de définitif et qu'elle ait besoin d'être complétée par une étude attentive des conditions qui accompagnent les modifications de cette pression, l'estimation de la pression diastolique, au contraire, ne nous est que d'un très faible secours.

Réalise-t-elle tout d'abord l'espoir que l'on avait fondé sur elle de nous renseigner d'une façon précise sur le travail réel effectué par le cœur ? Nous donne-t-elle du moins quelques renseignements nouveaux, utiles à connaître dans la clinique ? Est-ce enfin une méthode sûre, exempte d'er-

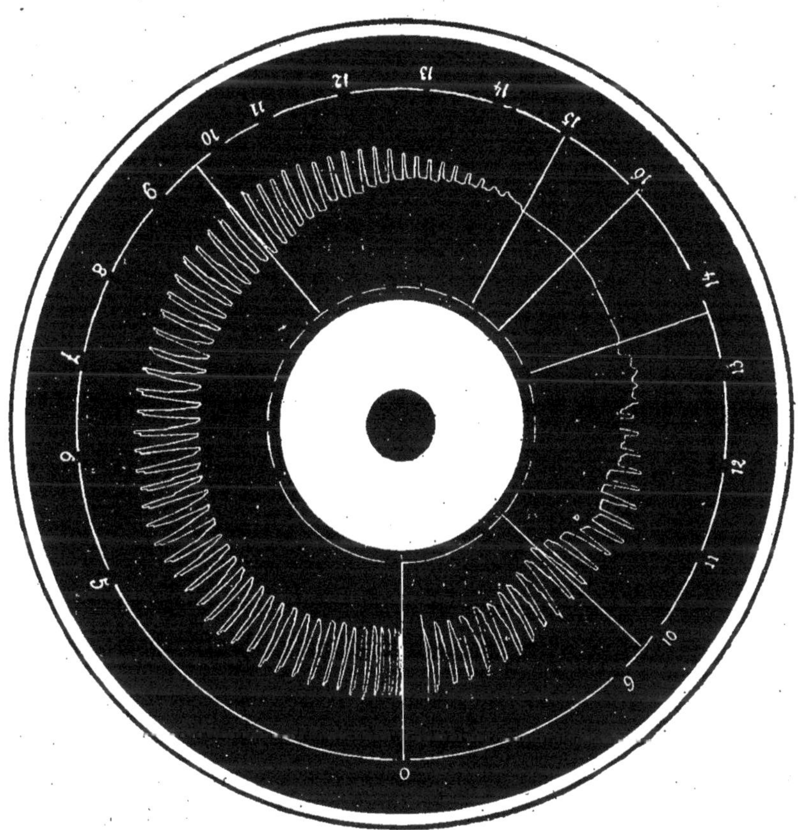

Fig. 2. — Modifications successives du tracé antibrachial sous l'influence de la compression et de la décompression progressives de l'artère humérale. Jusqu'au moment où la pression atteint 10 centimètres de mercure, pas de transformation des pulsations. A 10 centimètres, amplification passagère (pression diastolique). De 10 à 15 centimètres, diminution rapide d'amplitude. A 15, pression systolique. Mêmes modifications à la décompression.

reurs ? Voilà bien des points que, pour ma part, je serais tenté de résoudre par la négative.

La mesure de la pression diastolique n'est rien par elle-même ; elle ne sert, vous ai-je dit, qu'à une opération de calcul qui consiste à soustraire le chiffre obtenu de celui de la pression systolique, pour en déduire ce qui revient en propre au cœur. Cela paraît rationnel en théorie, mais vous allez voir combien, en pratique, la conclusion que l'on en peut tirer est en opposition avec l'observation clinique.

Prenons deux sujets atteints, l'un et l'autre, d'insuffisance aortique avec hypertrophie du ventricule gauche; chez le premier, la lésion, d'origine endocardique, est consécutive à un rhumatisme articulaire aigu; chez le second, elle est d'origine artérielle, suivant l'expression de Traube, et s'accompagne en même temps de sclérose rénale, de bruit de galop, etc.

Dans le premier cas, la pression systolique indique 16 centimètres de mercure, la pression diastolique 7; dans le second, les chiffres correspondants sont de 19 et de 26 centimètres. Le produit de la soustraction donne respectivement 9 et 7 centimètres. Le travail effectué par le cœur semble donc plus grand chez le premier des deux sujets; faut-il en conclure que l'organe est chez lui plus exposé aux accidents de l'insuffisance qui doivent logiquement résulter d'un effort excessif? L'observation clinique s'y oppose radicalement. Elle nous enseigne que l'insuffisance aortique endocardique est susceptible d'une survie prolongée et comporte un pronostic relativement favorable; que l'insuffisance aortique artérielle avec sclérose rénale est, au contraire, soumise aux plus fâcheuses éventualités et expose plus ou moins prochainement le sujet qui en est porteur aux dangers de l'insuffisance aiguë ou progressive du cœur. Ainsi donc, Messieurs, la méthode qui consiste à estimer l'aptitude fonctionnelle du cœur par la mesure des pressions systolique et diastolique nous apparaît déjà comme défectueuse, puisqu'elle se trouve, par son principe même, en contradiction avec la clinique. Elle suppose qu'il est suffisant, pour connaître l'énergie cardiaque, d'établir l'étendue de la course systolique, ne tenant pas compte de ce fait que le cœur peut peiner plus pour porter la pression de 19 à 26 centimètres que de 7 à 16 centimètres. Le degré préalable d'élévation de la tension périphérique au moment où le cœur se contracte peut bien, en effet, réduire l'écart entre les deux pressions, mais loin de la ménager, épuiser rapidement l'énergie cardiaque. Or, c'est un point capital qui échappe à la méthode que nous étudions. Elle a donc cette prétention inacceptable de vouloir nous faire connaître la valeur de la courbe de pression en la mesurant à deux de ses moments, ce qui ne saurait suffire ; seule, comme l'a dit Potain, l'étude de la pression moyenne, c'est-à-dire de celle qui règne dans le vaisseau à tous les moments de la courbe, pourrait nous renseigner à ce sujet et nous donner l'idée exacte du travail utile du cœur. J'avais donc raison de dire que la méthode était défectueuse dans son principe.

Au surplus, les auteurs qui ont, si je puis le dire, manié avec le plus d'assiduité la pression diastolique, et qui ont voulu juger par elle de la capacité fonctionnelle du myocarde ne sont arrivés à aucune conclusion satisfaisante. De la lecture des travaux de V. Recklinghausen, de Strasburger, il ne se dégage rien qui mérite d'être retenu, et les recherches de mon collègue Josué ne l'ont pas conduit à des résultats plus heureux. J'ai tenté, moi aussi, d'utiliser la même méthode pour l'évaluation de l'énergie cardiaque ; j'y ai renoncé devant les difficultés d'interprétation auxquelles elle se heurtait et la variabilité des renseignements qu'elle fournissait.

Il y a à cela une raison qui prime toutes les autres, c'est que la méthode, déjà défectueuse dans son principe, comme je viens de vous le dire, est également fautive dans les résultats qu'elle fournit. Nous en avons maintenant la preuve dans un travail publié récemment par Otfried Muller et Blauel. Ces auteurs ont contrôlé sur l'homme même les méthodes de sphygmomanométrie en usage dans la clinique. Ils ont pu, chez des sujets que l'on allait amputer pour des affections des extrémités de la main ou de l'avant-bras, prendre la pression directement dans le vaisseau, tandis que, du côté opposé, ils en notaient les chiffres, à l'aide des procédés habituellement employés. Ils ont conclu de leurs recherches que ces chiffres concordaient d'une manière très satisfaisante pour la pression systolique, mais que, pour la pression diastolique, ils comportaient des différences vraiment déconcertantes. Des écarts de 25 à 30 % étaient loin d'être exceptionnels ; rarement ils descendaient au-dessous de 20 %. Qu'ajouter à cela ? Quel fond y a-t-il à faire sur une méthode entachée d'un tel vice fondamental ? N'est-ce pas le cas de dire qu'une réserve prudente s'impose sur l'interprétation des résultats obtenus par elle, et qu'une pareille méthode n'est pas encore celle qui, tout au moins en l'état actuel des choses, nous donnera la clef du problème que nous avons tant d'intérêt à résoudre et qui consiste dans l'estimation de l'aptitude fonctionnelle du cœur.

VII. — **James Mackenzie, ses précurseurs et l'étude des arythmies.** — Pendant que les travaux dont je viens de vous parler se poursuivaient de toutes parts avec un succès discutable, un praticien anglais, James Mackenzie, qui exerçait sa profession dans un petit bourg, à Burnley, loin de toute réclame et sans espoir d'un titre officiel quelconque, s'appliquait à étudier, avec les faibles moyens dont il pouvait disposer, le rythme du cœur dans les conditions normales et pathologiques. Ses connaissances en physiologie lui avaient appris que l'onde de contraction qui parcourt le cœur pour aboutir à la systole met un temps déterminé à passer de l'une à l'autre cavité et à produire dans la circulation les effets qui résultent de cette systole. Il en avait noté soigneusement la répercussion sur le système artériel et le système veineux en précisant les modifications que leur impriment les diverses affections dont le cœur peut être le siège. Ses recherches l'avaient conduit à examiner, de plus près qu'on ne l'avait fait, les modalités et les causes des diverses arythmies qui se présentent en clinique et auxquelles on s'était contenté jusqu'à lui de donner des noms. A coup sûr, il n'était pas le premier à s'occuper de tels sujets, et bien d'autres s'y étaient appliqués. Mais l'idée qui le dirigeait était très nouvelle, et, à la fois, très féconde; elle était, en tous cas, très différente de celle qui avait guidé ses devanciers. Je vais essayer de vous le montrer en quelques mots.

Jusqu'au début du XIX^e siècle, les médecins n'attachaient d'importance aux arythmies qu'autant qu'elles affectaient le pouls radial. La forme objective des caractères de ce dernier et de leurs irrégularités était la seule constatation à laquelle on s'intéressât. Aussi l'examen de l'appareil circulatoire se bornait-il à celui du cœur et du système artériel; on ne supposait pas que les mouvements du sang dans les veines fussent capables de fournir des renseignements utiles à la clinique.

Stokes, averti par les travaux d'Adams, signala le premier l'intérêt qu'il y avait à reconnaître les pulsations des veines jugulaires, si fréquentes d'après lui, en cas de dilatation du cœur droit : « Ces contractions, dit-il, sont synchrones à la contraction du ventricule, et, ajoute-t-il, ce fait très important dans l'étude de la pathologie cardiaque touche de près à la théorie du cœur à l'état sain ». Il y a vraiment lieu d'être surpris de la haute portée des paroles de Stokes et de la sorte d'intuition qui les a dictées. Le siècle ne s'écoulait pas, en effet, sans qu'on eût reconnu que l'étude des soulèvements jugulaires pouvait nous renseigner d'une façon très précise sur le mécanisme de la contraction cardiaque et les modifications qu'elle présente à l'état pathologique.

Ces notions étaient malheureusement condamnées à rester longtemps stériles ; les phénomènes en question, accessibles seulement à quelques cliniciens particulièrement sagaces et attentifs, étaient trop fugitifs pour ne pas échapper aux autres, et, comme ils se dérobaient encore à toute représentation écrite, ils ne pouvaient donner matière à un nouveau développement de la pathologie cardiaque.

Lorsqu'en médecine les choses en sont là et que la confirmation d'une idée, juste en principe, n'est pas encore du domaine de la pratique courante, le progrès qui la fait passer à sa phase de réalisation provient le plus souvent de l'introduction d'une méthode nouvelle. Cette méthode nouvelle fut la méthode graphique, créée par Marey. Je ne vous dirai pas de quel merveilleux secours elle fut dans les recherches physiologiques; je me bornerai à vous exposer comment elle fut utilisée par les cliniciens pour l'étude du mouvement du sang dans les veines. François-Franck et d'autres auteurs avaient donné une représentation exacte du rythme de la circulation dans le cœur, les artères et les veines, et noté le temps nécessaire à la propagation de l'onde contractile dans les différents segments de l'appareil vasculaire. Ces notions avaient été appliquées à la clinique simultanément par Potain et Friedreich. Leurs travaux, il faut le dire, n'avaient trait qu'à un point particulier, secondaire même de la pathologie cardiaque; ils n'avaient, en effet, pour objet que d'élucider certaines difficultés de diagnostic et de mettre en évidence la réalité de l'insuffisance tricuspidienne. Pour eux, le pouls veineux systolique, c'est-à-dire synchrone à la systole cardiaque, en était le témoignage certain, de même que le pouls veineux hépatique, qu'ils eurent le mérite de bien faire connaître. C'était, vous le voyez, borner le problème à une simple question d'hydraulique. La solution qu'ils lui donnaient était d'ailleurs fausse dans un grand nombre de cas, car, j'aurai l'occasion de vous le montrer, le pouls veineux systolique n'est pas nécessairement dû au reflux du sang à travers l'orifice tricuspidien. Ainsi comprise, la méthode d'investigation inaugurée par Marey, si précieuse qu'elle fût, menaçait de rester stérile; elle n'avait, en tous cas, fait faire aucun progrès à l'étude des modifications du rythme du cœur.

VIII. — **La théorie myogène et son influence.** — Je vous ai dit, Messieurs, au cours de cette leçon, que la découverte de l'auscultation n'avait, à son début, été que peu profitable à l'étude des affections cardiaques. Les choses avaient changé soudainement lorsque, grâce aux découvertes des physiologistes, on put enfin établir un rapport exact entre les bruits du cœur et les actes qu'ils accompagnent et qu'ils révèlent. C'est également aux notions nouvelles, acquises par la physiologie, qu'est dû le développement inattendu, pris dans ces dernières années par la méthode graphique appliquée à l'étude du rythme du cœur.

Gaskell et Engelmann, en substituant à la théorie neurogène de la contraction cardiaque la théorie myogène, restituèrent au myocarde la part prépondérante dont on le croyait privé dans l'automatisme du cœur. Leurs travaux eurent bientôt comme conséquences d'orienter d'une façon nouvelle les recherches cliniques. On s'était déshabitué d'examiner le cœur après la mort chez des sujets ayant, de leur vivant, présenté des troubles du rythme cardiaque ; cela paraissait superflu, puisqu'il était admis que le rythme du cœur, normal ou anormal, était réglé par le système nerveux. L'inappréciable service rendu à la clinique par la théorie myogène, qu'elle soit ou non exacte dans toutes ses déductions, fut d'amener à rechercher si les modifications du rythme du cœur n'étaient pas dues à quelque altération de l'organe, recherche que l'on avait complètement négligé de faire jusque-là.

C'est Mackenzie qui fut le véritable initiateur de ces recherches, auxquelles ont pris également part Hering (de Prague), Wenckebach (de Groningue), et Hoffmann. Le but à atteindre était devenu tout différent de celui qui avait été visé par les auteurs précédents. Ce n'était plus simplement une question d'hydraulique qu'il s'agissait de résoudre, comme celle qui consistait à établir, par la comparaison des tracés, la réalité d'une insuffisance valvulaire ; c'était le rythme même du cœur que l'on allait essayer de fixer, dans ses conditions normales ou pathologiques.

Depuis les données nouvelles de la physiologie, le cœur n'était plus un organe destiné à recevoir passivement l'ordre de se contracter, et à le réaliser par la systole de ses cavités, comme il recevait le sang qui lui vient des vaisseaux : une plus haute fonction lui était reconnue. C'est à lui qu'il appartenait de produire le stimulus moteur, lequel prenait naissance à la terminaison des affluents veineux et se propageait à travers les oreillettes, la cloison interventriculaire, jusqu'à la pointe du cœur, pour provoquer la contraction successive des différents réservoirs et assurer la synergie de leur action.

Le cœur devenait donc maître de son rythme, et le système nerveux n'intervenait plus que pour en réfréner ou en accélérer la cadence ; dès lors, il était logique d'admettre que l'intégrité organique et fonctionnelle du myocarde était nécessaire pour que ce rythme s'effectuât dans les conditions voulues. Inversement, on était conduit à considérer les modifications du rythme cardiaque comme des témoignages, non plus d'une désharmonie du système nerveux, mais bien d'un trouble profond, organique ou non, d'une des fonctions essentielles du myocarde.

L'étude des arythmies s'offrait dès lors aux chercheurs comme un vaste champ inexploré. Des problèmes nouveaux d'une importance pratique considérable se présentaient à eux. Etablir sur des données précises le temps que met normalement l'influx moteur pour passer de la région sinusale à l'oreillette, de l'oreillette au ventricule pour arriver à produire son plein effet, qui est la systole active du cœur ; rechercher dans le système vasculaire, artères et veines, les manifestations qui correspondent à ces différents actes et permettent de les reconnaître ; transporter le résultat de ces observations dans l'examen des cas pathologiques ; étudier à leur lumière les diverses variétés d'arythmies, non plus au point de vue purement spéculatif, mais avec la pensée qu'elles pouvaient servir à déceler des lésions organiques ou des troubles inaccessibles jusque-là à nos moyens d'investigations : tels étaient les sujets d'études qui s'offraient à la curiosité des physiologistes et des médecins.

Des méthodes nouvelles d'examen furent imaginées : l'inscription graphique simultanée des mouvements du cœur, des veines et des artères fut poussée à une exactitude rigoureuse, on y joignit celle des contractions auriculaires par la voie œsophagienne ; l'électrocardiographie, créée de toutes pièces par Einthoven, fut appliquée à l'étude de la physiologie normale et pathologique du cœur.

De toutes parts les travaux affluèrent. Aux noms que je vous ai cités s'ajoutèrent ceux d'Erlanger, de Hewlett, de Thayer, en Amérique ; de Kraus et Nicolaï, en Allemagne ; de Gibson, de Hay, en Angleterre, etc. Dans ce dernier pays une école se révéla, suscitée par l'enseignement de Mackenzie. La littérature médicale s'enrichit de publications nombreuses qui élargirent le cercle de nos connaissances sur ces sujets passionnants. Nous nous y sommes consacrés nous-même depuis quelques années, avec l'aide de quelques-uns de nos élèves et notamment de MM. Esmein et Leconte, et nous avons pu, grâce à leur collaboration, apporter quelques éclaircissements à l'étude des bradycardies, des tachycardies et des extrasystoles.

IX. — **Importance de l'étude des arythmies pour l'estimation de l'aptitude fonctionnelle du cœur.** — Si nous nous y sommes ainsi appliqués, c'est qu'il nous a paru que de telles recherches étaient particulièrement utiles pour nous faire connaître les états de souffrance du myocarde, rebelles jusqu'ici à notre examen, et pour nous donner enfin la solution du problème qui s'est posé à nous dès le début de cette leçon : *la détermination de l'aptitude fonctionnelle du cœur*. Vous verrez, par la suite de ces leçons, si nous y avons réussi.

Mais en terminant cette conférence, une comparaison s'impose. Il y a quelque soixante ans, avant les travaux de Bouillaud, de Potain, de Traube et de Duroziez, la constatation de souffles de la région précordiale était considérée comme une anomalie, certainement curieuse, mais dont l'interprétation restait lettre morte. Nous savons aujourd'hui ce que révèlent ces souffles, la signification qui leur est attachée, la lésion organique cardiaque qui les produit. L'étude des arythmies cardiaques n'était pas plus avancée, il y a quelques années, que celle des souffles cardiaques avant les auteurs dont je vous ai rappelé les noms. Qu'il s'écoule encore quelque temps, et vous verrez de quelles richesses nouvelles elle aura doté la pathologie.

Lorsque chacun des troubles du rythme du cœur que nous offre la clinique sera dûment classé et interprété comme il convient, nous ne serons plus en peine d'établir, sur des données précises, le diagnostic de l'état fonctionnel du cœur, d'en déduire à longue échéance un pronostic qui se dérobait jusque-là à nos évaluations, et peut-être, car c'est là le plus noble but de la médecine, d'enrayer, au moment où il en est temps encore, l'évolution d'accidents qui, s'ils restaient méconnus, conduiraient à des dangers irrémédiables.

---

LEÇON II

# Rythme normal du Cœur

I. — Rôle du cœur dans le circulus sanguin; il lui donne l'impulsion et le rythme.
II. — Etude de la circulation chez le gobius niger.
III. — Comparaison avec le cœur de l'homme : à l'état adulte et dans les stades embryologiques antérieurs.
IV. — Persistance du bulbe aortique, du sinus.
V. — Disposition topographique, rôle fonctionnel, constitution histologique du sinus.
VI. — Reconstitution du tube cardiaque primitif : fibres sino-auriculaires, faisceau de His, nœud de Tawara.
VII. — Réseau des fibres de Purkinje.
VIII. — Progression du stimulus moteur.
IX. — Propriétés fondamentales des fibres myocardiques : excitation ou stimulus, excitabilité, conductibilité, contractilité ; tonicité ; phase réfractaire et inexcitabilité périodique du cœur.
X. — Alternance nécessaire des systoles et des diastoles cardiaques.
XI. — Rôle du système nerveux ; action du pneumogastrique sur les propriétés fondamentales du myocarde.
XII. — Fréquence des altérations organiques du myocarde au cours des arythmies.

Messieurs,

I. — **Rôle du cœur dans le circulus sanguin ; il lui donne l'impulsion et le rythme.** — Depuis le jour où Harvey a découvert la circulation du sang, on sait que, par un perpétuel mouvement, ce liquide passe alternativement des artères dans les veines, et que la force qui l'a projeté dans les vaisseaux, après l'avoir abandonné peu à peu, lui est restituée par son passage dans le cœur. Mais il y a plus. Le cœur ne borne pas son action à redonner au courant sanguin une énergie nouvelle; il en modifie également la forme. Le sang passe des veines dans le cœur avec une vitesse retardée, mais ininterrompue; il passe du cœur dans les artères par saccades rapides et espacées, entrecoupées de périodes de repos. Les unes et les autres se répètent un nombre donné de fois par minute, et de leur succession résulte ce qu'on appelle le rythme du cœur.

Aucun de vous n'ignore les manifestations objectives par lesquelles le rythme se révèle à notre examen : les battements successifs et réguliers de l'artère radiale nous en indiquent la fréquence, les deux bruits que l'auscultation du cœur nous permet de percevoir, séparés par des silences d'inégale durée, nous annoncent que le cœur passe tour à tour de sa phase de repos dans sa phase de contraction active. Nous saisissons donc sur le fait les divers éléments de cette alternance, nous savons à quels actes elle correspond, mais la raison même de son mécanisme ne nous apparaît pas. Or, c'est justement elle que nous devons essayer de comprendre, si nous voulons connaître les causes diverses des modifications du rythme cardiaque à l'état de santé et à l'état de maladie. Pour que l'étude des arythmies ne reste pas limitée, comme elle l'a été jusque dans ces dernières années, à de grossières constatations, il est nécessaire qu'elle s'appuie sur une compréhension plus pénétrante d'un phénomène dont les arythmies ne sont que la déformation. Comment parler avec quelque précision des irrégularités du cœur, de leurs causes, de leur signification, si nous persistons à ignorer les conditions physiologiques qui règlent et qui commandent le rythme normal du cœur ?

Je veux, aujourd'hui, compléter vos connaissances à ce sujet, sous peine d'être mal compris de vous lorsque j'aurai à étudier en détail chacune des variétés d'arythmies en face desquelles nous mettra la clinique. L'étude que nous allons faire du rythme normal du cœur, de ses causes, de son mécanisme, exige des développements nécessaires mais forcément étendus. Elle est d'une importance capitale pour la complète intelligence des sujets que nous aurons ensuite à traiter. Je vous demande donc toute votre attention.

Je vous ai dit que le courant sanguin, dont la force tendait à s'affaiblir progressivement, à mesure qu'il parcourt les derniers segments du système veineux, reprenait une énergie nouvelle par son passage dans les différentes cavités cardiaques : oreillettes et ventricules. C'est que le cœur, en se contractant activement, coordonne ses efforts dans un sens qui lui est rigoureusement parallèle ; la contraction, en effet, ne se produit pas indistinctement et simultanément sur les divers segments de l'organe, ce qui aurait pour conséquence une perturbation profonde dans la direction du courant sanguin. Elle naît à la partie supérieure du cœur, juste au point où le système veineux s'abouche dans l'oreillette ; elle se propage de haut en bas à travers la cloison auriculaire, la cloison interventriculaire, et n'assure la systole ventriculaire, but ultime de tous les actes antérieurs, que lorsque ceux-ci se sont régulièrement effectués.

Il vous apparaîtra donc de suite que le cœur doit posséder dans l'intimité de sa structure, qui semble tout d'abord homogène et non différenciée, des appareils cependant spéciaux et systématisés, les uns destinés à conduire le stimulus moteur et à en diriger le sens, les autres à en subir plus ou moins passivement les effets et à en exécuter les ordres. La partie qui commande est constituée par ce que l'on appelle le *faisceau primitif du cœur* dont le rôle va acquérir dès lors une grande importance dans la physiologie normale du cœur, dans la régulation du rythme de cet organe, et aussi dans les troubles de ce rythme.

Si, ouvrant le cœur d'un homme adulte nous essayions d'y distinguer chacun de ces systèmes différents, nous n'y parviendrions pas ; ce n'est pas ainsi qu'il faut procéder. Pour trouver les vestiges du faisceau primitif, il faut que nous sachions d'abord où nous devons le chercher, la direction qu'il affecte, la constitution anatomique et histologique qu'il revêt.

Or, cette connaissance préalable ne peut nous être fournie que par l'étude que nous aurons faite de cœurs moins compliqués dans leur structure que celui de l'homme adulte, et dont il nous sera permis de suivre pas à pas le développement embryologique. Si le cœur possède bien, comme je viens de vous l'indiquer, un appareil destiné à être le siège du stimulus moteur, et un autre surajouté au premier, propre à en réaliser les effets, il est logique de penser que dans les phases successives de l'évolution, le premier, organe de commandement, se sera développé avant le second, organe d'obéissance et de perfectionnement.

II. — **Étude de la circulation chez le gobius niger.** — Pour que ces stades évolutifs primaires nous livrent leurs secrets, il faut nous adresser à certaines espèces animales, inférieures par le degré de leur organisation, et où les phénomènes seront dès lors plus apparents. L'œuf de certains poissons osseux, du gobius niger notamment, est celui qui permet le mieux de suivre de près la formation du cœur, à cause de la transparence de ses parois. A travers la lame vitrée de cet œuf, on voit l'organe apparaître sous l'aspect d'un tube dont l'uniformité paraît complète pour l'œil, même armé du microscope. Et pourtant ce rudiment cache déjà, sous une apparente unité anatomique, une différenciation fonctionnelle accomplie de ses diverses parties. La contraction qui le parcourt en entier à intervalles réguliers, sous forme d'une onde péristaltique, a bien une vitesse égale sur tout son parcours; mais sa route, son sens, ses points de départ et d'arrivée sont déjà fixés selon des règles qui ne varieront plus. Prenant naissance à l'extrémité du cœur primitif, là où débouche le système veineux, elle finit à l'opposé, à la frontière cardio-artérielle. Ainsi, l'embouchure cardiaque des grosses veines apparaît comme déjà spécialisée dans le rôle capital de diriger le mouvement de l'organe entier, et, depuis l'origine de la vie, l'incessante progression du sang, avec son sens déterminé, se trouve assurée par cette disposition.

Plus tard elle est encore facilitée par la différenciation anatomique qui permet au cœur de s'adapter de façon croissante à sa fonction fondamentale, à mesure que s'accomplit le développement de l'être dont il fait partie. En effet, dans un stade embryologique qui fait suite au précédent, le tube contractile primitif perd sa forme régulièrement cylindrique pour devenir moniliforme. En deux points, toute la circonférence de sa paroi se boursoufle et s'épaissit, si bien que deux ampoules creuses et musclées sont bientôt

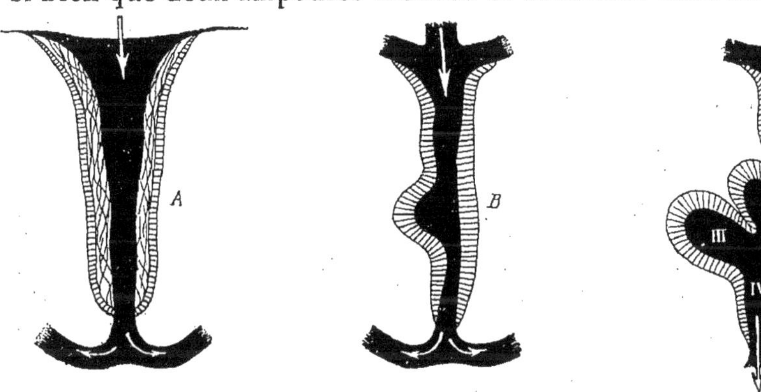


Fig. 3. — Développement du cœur chez le gobius niger : *A*. Premier stade, tube cardiaque non différencié. — *B*. Deuxième stade, ébauche des cavités ampullaires. — *C*. Troisième stade, cœur à quatre cavités étagées : I, sinus ; II, oreillette ; III, ventricule ; IV, bulbe aortique. — Les flèches indiquent la direction du courant sanguin.

formées, réunies l'une à l'autre par un défilé rétréci. Cette transformation de structure va de pair avec une transformation de fonction, car l'onde contractile qui anime le muscle cardiaque perd avec lui son uniformité ; sa rapidité de progression à travers le cœur est désormais inégale : elle court le long des dilatations ampullaires, elle se traîne à travers l'isthme intermédiaire.

Un pas de plus, et nous trouvons un organe composé de quatre réservoirs larges, bien renforcés d'appareils musculaires propulseurs, qui sont, en allant de l'extrémité veineuse vers l'extrémité artérielle, le sinus, l'oreillette, le ventricule, le bulbe artériel.

L'influx moteur circule à travers cet organe ainsi compliqué suivant les lois que nous avons vu s'établir à la période précédente, la durée de son parcours total étant toutefois prolongée proportionnellement à l'accroissement de substance et aussi aux progrès de la différenciation anatomique. Car avec le bourgeonnement progressif du cœur est apparu un second isthme rétréci, qui sépare l'oreillette du ventricule alors que le premier séparait le sinus de l'oreillette; comme lui il ne se laisse parcourir que très lentement par l'onde contractile. Le rôle de ces deux ponts étroits est capital. Le séjour du sang dans l'intérieur du cœur, déjà prolongé par l'épanouissement des vastes réservoirs dont la réplétion demande un temps appréciable, l'est encore bien davantage par suite de l'apparition du second défilé intercavitaire, étant donné le peu de réceptivité de ces languettes pour l'influx moteur. Elles l'accueillent même avec assez de paresse pour que l'évacuation de l'ampoule qui précède chacune d'elles ait eu le temps de se terminer au moment où elles transmettent la contraction à celle qui leur fait suite.

Les avantages de la complication anatomique et fonctionnelle du cœur, telle que nous venons de la décrire, sont de toute évidence. Grâce au travail régulièrement alterné de ses cavités, l'organe ne se contente plus de chasser le sang dans la circulation, il va l'y chercher vers la fin de sa course et il lui rend le mouvement par une véritable aspiration : car le premier de ses compartiments, le sinus, se trouve aussi le premier vidé, et fait ventouse en amont; et les autres cavités jouent tour à tour le même rôle vis-à-vis de celle qui les précède. Le cœur s'est transformé en pompe à double effet. Avec ce degré d'organisation, la perfection est atteinte chez les poissons osseux que nous venons d'étudier; et dans ces espèces le cœur restera, pendant la durée entière de la vie, tel que nous venons de le décrire.

III. — **Comparaison avec le cœur de l'homme : à l'état adulte et dans les stades embryologiques antérieurs.** — Mais chez les animaux plus élevés en organisation, et surtout chez l'homme, qui nous intéresse plus particulièrement, les transformations ne se bornent pas à cela. Toute trace du tube pulsatile primitif échappe bientôt à l'œil par suite de l'incurvation du cœur sur lui-même et de la prolifération exubérante de ses cavités musclées auriculaire et ventriculaire, dont chacune arrive à se séparer en deux, de sorte que, chez l'adulte, l'organe paraît uniquement constitué par les ectasies de seconde formation. Et cependant tout indique que, chez lui, les choses ont dû se passer comme chez les espèces inférieures. D'ailleurs, les constatations dont je vous ai parlé ne se sont pas limitées aux poissons osseux du type gobius niger, et nous savons déjà que le développement embryonnaire du cœur est, d'une façon générale, et pour toutes les espèces, réglé par des lois identiques; c'est ainsi que, malgré les difficultés plus grandes des recherches, Fano a pu voir que la formation du cœur de l'embryon de poulet se faisait d'après les données précédentes.

Or, le cœur de l'homme est, dans les premières phases de son développement, identique à celui des espèces moins différenciées, et comme ses propriétés fondamentales restent invariables depuis l'époque embryologique la plus reculée jusqu'au complet achèvement de sa structure anatomique, tout nous fait prévoir que si, par suite de changements progressivement apportés par son développement évolutif, l'organe semble ne présenter avec celui des animaux primitifs que des rapports lointains, cette dissemblance ne doit être qu'apparente. L'existence d'une chaîne zoologique ininterrompue qui nous relie aux animaux dont le tube cardiaque reste visible à l'âge adulte n'est-elle pas aussi pour nous prouver qu'un pareil organisme doit avoir également persisté chez l'homme, et qu'il ne dépend que de nous de le faire réapparaître aux yeux, avec sa constitution particulière et ses fonctions bien déterminées?

Comment y parvenir? Ce sera en reprenant ensemble l'histoire évolutive du cœur humain, mais à reculons pour ainsi dire, en partant du moment où son développement est devenu complet pour remonter à celui où, à travers des étapes successives, il n'était encore constitué que par le tube cardiaque primitif et où cependant il était déjà animé de battements rythmiques. Nous verrons alors comment ce tube cardiaque s'est progressivement dissimulé dans la masse charnue du cœur pour ne manifester, à l'état adulte, sa présence que par ses effets. Dans cette revision, nous aurons toujours pour nous guider les analogies avec les stades de développement du cœur du gobius niger que je viens de vous rappeler.

IV. — **Persistance du bulbe aortique, du sinus.** — Prenons, si vous le voulez bien, le stade où le cœur de ce poisson était déjà constitué par quatre cavités : le sinus, l'oreillette, le ventricule et le bulbe aortique, et, sachant que le cœur de l'homme a dû présenter, à un moment quelconque de son évolution, une disposition identique, cherchons si des traces n'en ont pas persisté, alors même que l'organe a atteint son plein développement.

L'oreillette et le ventricule sont les cavités les plus immédiatement apparentes; elles n'ont subi qu'une modification, qui est leur cloisonnement en cavités secondaires. Le bulbe aortique est facile à retrouver; ses traces sont restées incorporées à la partie inférieure du ventricule droit. Mais qu'est devenu le sinus?

A un premier examen, rien ne permet chez l'homme d'en déceler la présence, et cependant, si notre conception est exacte, si l'analogie que je vous ai signalée est bien réelle, il est impossible que nous n'arrivions pas à découvrir, même sur le cœur adulte, les vestiges d'une formation dont l'importance, au point de vue du sujet qui nous occupe, est de premier ordre.

Le sinus est, vous vous en souvenez, cette région du cœur, ou plutôt du tube cardiaque primitif, située au confluent immédiat des troncs veineux, au point précis où la force du courant sanguin est à son minimum et où elle va être reconstituée par son arrivée dans l'organe central de la circulation. C'est dans cette région, l'examen du cœur embryonnaire du gobius niger nous l'a révélé, que prend naissance le stimulus moteur qui se transmettra ultérieurement à tout l'organe pour en provoquer et en coordonner la contraction. Comme je vous l'ai laissé entrevoir, il était impossible que la présence du sinus ne se révélât pas à nous par quelques particularités démonstratives. Or, le sinus n'a pas disparu, et des recherches patientes nous l'ont fait retrouver, dissimulé dans la paroi de l'oreillette droite, entre l'embouchure des veines caves; sa présence en ce point n'est pas douteuse, tant sont nombreux et concordants les arguments qui tendent à la démontrer. Ces arguments sont d'ordre *anatomique*, *physiologique* et *pathologique*.

V. — **Disposition topographique, rôle fonctionnel, constitution histologique du sinus.** — La *réalité anatomique* du sinus a été prouvée par Keith et Flack. Ces auteurs ont, en effet, démontré qu'il existait à la jonction de l'oreillette droite et de la veine cave supérieure un anneau plus ou moins complet de fibres finement striées, anneau apparent surtout à la partie antérieure du vaisseau, tel qu'il n'en existe de semblable à l'embouchure d'aucune autre veine dans le cœur. Cette formation particulière a reçu le nom de nodule de Keith et Flack. Elle correspond justement au point où siégeait le sinus, lequel, par ce fait qu'il est situé entre les veines caves et qu'il établit le passage entre la partie terminale du système veineux et la partie originelle du cœur, a été également dénommé « sinus reuniens ».

Que cette région soit un vestige du stade primitif du développement embryonnaire, il n'y a pas à en douter si l'on considère que la constitution même des fibres qui la composent montre qu'elles appartiennent à un réseau dont l'antériorité embryologique est admise par tous les auteurs. En effet, la façon dont ces fibres réagissent sous l'influence de certains colorants, surtout chez diverses espèces animales, le veau et le mouton notamment, révèle qu'elles ont la plus grande analogie avec les fibres dites de Purkinje qui, comme vous le savez, composent presque exclusivement le tube cardiaque dans ses stades primitifs. Parmi les caractères qui soulignent cette analogie, je vous en rappellerai deux qui sont la faible striation du protoplasme des fibres cellules, et leur richesse en glycogène, apanages des fibres du nodule de Keith et Flack comme des fibres de Purkinje.

La *physiologie* va, à son tour, nous apporter des preuves indirectes que la formation dont je viens de parler est bien celle qui correspond au sinus et ne peut être qu'elle. Elle nous apprend, en effet, l'aptitude toute particulière, toute spécifique, dirai-je, de cette région pour réagir à toute incitation susceptible de donner ultérieurement naissance à une contraction; or, seuls les éléments qui, comme le sinus, se sont développés avec le tube cardiaque primitif jouissent d'une telle propriété. Eh bien! la région qui nous occupe est la seule qui, séparée du reste de l'organe, continue à battre sur le même rythme. Elle seule aussi peut, après réfrigération progressive du cœur, conserver son mouvement jusqu'à la mort même de cet organe, longtemps après que les autres parties ont été réduites à l'immobilité complète. Vient-on à sectionner le cœur à des niveaux différents pour étudier le mode de contraction des parties ainsi divisées, on verra la persistance du fonctionnement normal ne se manifester que dans les portions du cœur ayant gardé des connexions avec le « sinus reuniens ». Si, enfin, on ralentit expérimentalement les mouvements du cœur par l'excitation du pneumogastrique, de façon à dissocier les divers éléments qui, dans l'état normal, composent la systole de l'oreillette, on constate que cette systole débute par une systole préalable du « sinus reuniens », qui ne s'en distingue pas dans les conditions habituelles, l'intervalle, virtuel pour ainsi dire, qui sépare l'une de l'autre étant trop faible.

Il n'y a pas à en douter, Messieurs, les preuves sont formelles, multiples et convergentes. Le nodule de Keith et Flack représente bien, dans le cœur adulte, la formation embryonnaire qui correspond au sinus. Ces preuves forcent même la conviction jusque dans les *observations pathologiques*, qui nous révèlent qu'il existe chez l'homme des formes d'arythmies, à type extra-systolique, semblables à celles que détermine l'excitation expérimentale du sinus des batraciens, et d'autres, à types de dissociation sino-auriculaire, où le cœur humain se conduit comme celui des animaux inférieurs, réduit à l'immobilité, le sinus excepté.

VI. — **Reconstitution du tube cardiaque primitif : fibres sino-auriculaires; faisceau de His; nœud de Tawara.** — Il nous faut maintenant remonter encore plus avant. Nous avons étudié le stade où le cœur comprenait déjà plusieurs diverticules, oreillette, ventricule, bulbe aortique et sinus. Nous avons vu que tous ces appareils, y compris le sinus, se retrouvaient en puissance, disons plus, en réalité, dans le cœur adulte. Mais avant que ces diverticules aient ainsi apparu, il y avait déjà des contractions rythmiques dans le cœur embryonnaire, et ces contractions suivaient la voie du tube cardiaque primitif, allant de la région qui devait bientôt être le sinus pour aboutir à la frontière cardio-artérielle. Dans quelle partie du cœur adulte se dissimule, caché jusqu'ici à nos yeux, ce tube cardiaque primitif? C'est ce que nous allons rechercher maintenant.

La connaissance que nous avons prise de la constitution du sinus nous a révélé qu'un des caractères fondamentaux permettant de le rattacher au stade strictement embryonnaire consistait dans l'analogie de sa structure histologique avec celle du réseau de Purkinje. Instruits par cet enseignement, abandonnons maintenant le sinus et cherchons dans son voisinage, sur la voie qui descend le long des oreillettes et des ventricules, voie qui nous conduira insensiblement à la frontière cardio-artérielle, s'il ne s'y rencontre pas des prolongements des fibres du sinus doués du même pouvoir et destinés aux mêmes fonctions que le sinus lui-même.

Or, des recherches récentes, il résulte que le sinus ne nous apparaît déjà plus comme une région perdue, comme un îlot oublié au sein du tissu auriculaire. Wenckebach a, en effet, décrit un faisceau composé de fibres musculaires délicates, faisceau dit de Wenckebach, qui relierait le nodule de Keith et Flack au myocarde non différencié de l'oreillette. A la vérité, d'autres auteurs n'ont pas confirmé absolument le fait signalé par Wenckebach, ni la description particulière qu'il avait donnée du faisceau qui porte son nom, mais, en élargissant sa conception, ils ont admis, Keith et Flack, Gibson et Thorel notamment, que les fibres d'union inter-sino-auriculaires constituaient non pas un, mais plusieurs faisceaux. L'existence de connexions entre les deux régions ne s'en trouve donc que plus solidement établie. Poursuivant plus avant cette étude, Aschoff, Koch, Hering ont constaté, au pourtour du sinus coronaire de l'oreillette droite, la présence certaine d'un troisième appareil entièrement comparable aux précédents et se reliant à eux. Il y a donc, en partant du « sinus reuniens », toute une traînée de tissu spécial et de structure identique, car j'ai omis de vous dire, mais vous avez bien compris, que ces formations sous-jacentes au nodule de Keith et Flack appartenaient comme lui au réseau de Purkinje; il y a, dis-je, une traînée de tissu spécial, semé le long de l'oreillette droite et se dirigeant vers sa partie inférieure, c'est-à-dire vers la région où les oreillettes vont, au-dessous de leur septum, se mettre en rapport avec la cloison interventriculaire.

Ce tissu différencié est apte à réagir au stimulus moteur qui, normalement, prend naissance au niveau du sinus, et à en propager les effets tout le long de ses fibres, assurant ainsi la coordination des contractions auriculaires suivant un rythme qu'il a pour mission de régler.

Mais, pas plus que le tube cardiaque primitif, le stimulus moteur ne s'arrête à la base des oreillettes; il doit intéresser à leur tour les ventricules à l'action synergique du cœur. Aussi est-il nécessaire qu'il trouve, au-dessous des oreillettes, une région différenciée où il puisse être recueilli, se propager toujours plus avant, suivant la marche même du courant sanguin. Cette région différenciée se reliera évidemment au nodule de Keith et Flack par l'intermédiaire des faisceaux sino-auriculaires et péri-coronariens que je vous ai signalés; cette région, enfin, devra aussi appartenir au réseau de Purkinje et représenter dans sa structure, sa disposition et ses fonctions, le tube cardiaque primitif perdu dans les formations secondaires qui constituent le cœur de l'adulte.

Messieurs, malgré la grossière apparence de discontinuité que la disposition anatomique a semblé réaliser entre les oreillettes et les ventricules, il est aujourd'hui certain que ces divers appareils sont réunis fonctionnellement par des faisceaux musculaires, de nature particulière, qui transmettent successivement à l'une et l'autre de ces cavités le stimulus moteur né au niveau du sinus et propagé par les faisceaux qui sillonnent l'oreillette droite. Ces fibres d'union, dont l'existence n'est plus discutable et dont la disposition anatomique est de jour en jour mieux connue, sont dénommées fibres du *faisceau de His*, du nom de l'auteur qui les a le premier fait connaître. Leur importance physiologique et pathologique en rend nécessaire une étude détaillée.

En 1876, Paladino, puis Gaskell, tirèrent d'une série de recherches qu'ils avaient entreprises une conclusion bien inattendue et, en tous cas, en complet désaccord avec ce que l'on croyait savoir de la physiologie du myocarde. Ces auteurs affirmèrent, en effet, à la suite d'expériences pratiques sur la tortue et sur l'embryon de poulet, que, contrairement aux conceptions généralement admises, la contraction cardiaque se propageait d'une manière ininterrompue à travers le myocarde, de la base à la pointe du cœur.

Les preuves fournies par ces novateurs ne parurent pas convaincantes, et, comme par le passé, on continua à admettre que la contraction des fibres auriculaires ne pouvait se transmettre aux fibres ventriculaires, radicalement interrompue qu'elle était, entre les deux cavités, par un désert conjonctif infranchissable au muscle.

Il fallut se remettre à l'ouvrage. En 1893, Stanley Kent signala la présence dans le cœur du rat d'appareils musculaires particuliers établissant une véritable continuité entre les fibres de l'oreillette et celles du ventricule. Ces appareils consistaient en un cordon musculaire bien différencié, situé à la jonction des septa interauriculaire et interventriculaire, et aussi en un réseau de cellules musculaires, éparses dans le tissu conjonctif des anneaux fibreux auriculo-ventriculaires.

La description que Stanley Kent avait donnée de ces appareils était un peu flottante, elle n'entraîna pas non plus la conviction.

Il n'en fut pas de même des constatations faites par His junior de 1893 à 1899. Cet auteur, dans une série innombrable de recherches, compléta et ratifia en partie les observations faites par Stanley Kent. Il ne retrouva pas la disposition en réseau épars des cellules musculaires décrites par ce dernier, et les travaux ultérieurs ne furent pas plus heureux, mais il confirma la présence du cordon plein anastomotique aperçu par son devancier. Il étudia le développement de ce faisceau communiquant et montra sa présence constante chez tous les oiseaux et mammifères adultes, l'homme compris. Il en établit de plus le rôle en montrant que la section de ce ruban d'union rompait définitivement l'accord des différentes parties du cœur, qu'elle ralentissait le rythme des ventricules et en modifiait la forme, alors que les battements auriculaires conservaient leur fréquence et leurs caractères normaux. Enfin, prévoyant les conséquences que ses travaux ne pouvaient pas manquer d'entrainer dans l'observation clinique, il invita les médecins à rechercher si, dans la maladie connue d'eux sous le nom de « pouls lent permanent », il n'existait pas quelque altération pathologique de la formation intra-cardiaque nouvellement verdocutée, altération qui se traduirait objectivement par des modifications du rythme cardiaque analogues à celles que l'expérimentation lui avait révélées.

Les cliniciens, vous le savez, Messieurs, ont répondu à l'invitation de His junior; leurs constatations ont confirmé ses prévisions. Le temps a permis, d'autre part, de contrôler les constatations anatomiques de cet auteur. Le faisceau de His ne constitue pas seulement une simple vue de l'esprit, c'est une réalité anatomique dont l'importance est considérable. Il représente, disons-le de suite, un des éléments de ce tube cardiaque primitif que nous voulions retrouver dans le cœur adulte, au même titre que le « sinus reuniens » et que les formations accessoires qui unissent celui-ci à la base des oreillettes.

Il se trouve, à vrai dire, bien dissimulé chez l'homme, recouvert qu'il est par la prolifération secondaire du cœur, mais sa présence n'en est pas moins indiscutable; elle est prouvée, comme l'est celle du sinus reuniens, par des arguments tirés de l'anatomie, de la physiologie et de la pathologie.

Il est des espèces animales, le veau et le mouton notamment, où le faisceau de His apparaît à un simple examen macroscopique, du moins dans ses dispositions principales : l'ouverture des cavités cardiaques permet d'en retrouver une partie à la surface du septum interventriculaire où elle est en relief; l'autre est si peu enfoncée dans l'endocarde, qu'une dissection rapide la met sans peine à jour. On a alors tout l'appareil d'union sous les yeux.

Chez le veau, pris habituellement comme sujet d'étude, cet appareil commence sur la paroi septale de l'oreillette droite, en avant de la veine coronaire, où il fait justement suite à ce reste embryonnaire peri-coronarien que je vous ai déjà signalé. Il se dirige en avant et un peu en bas, caché sous la valve interne de la tricuspide, qu'il faut enlever avec quelques fibres musculaires pour le mettre à nu. Il affecte alors la forme d'un cordon d'un blanc un peu rosé, parfaitement isolé dans un manchon fibreux, et portant près de son origine un renflement, dit *nœud de Tawara*. Puis il traverse bientôt le cartilage central du cœur de veau, et, après un trajet de 2 à 3 centimètres, il se bifurque en plein septum interauriculo-ventriculaire.

Les deux branches de division deviennent immédiatement superficielles, soulevant, comme nous l'avons indiqué, l'endocarde qui recouvre les deux surfaces de la cloison interventriculaire, où elles se présentent alors sous l'aspect de cordons blanchâtres. Enfin ces branches descendent verticalement vers la pointe du cœur, et, en pleine vallée ventriculaire, elles se divisent en plusieurs ramifications. La branche droite, qui est la principale, se termine dans la bandelette ansiforme et les muscles papillaires. La branche gauche, apparue au dessous des valves aortiques, se décompose ensuite en plusieurs rameaux qui se perdent dans le myocarde et les piliers contractiles de la mitrale.

Chez l'homme, la disposition générale est la même, mais aucune des parties du faisceau communiquant n'apparaît avec une netteté semblable. Il faut avoir recours aux méthodes histologiques pour mettre en évidence le tronc du faisceau et ses deux branches principales de division. Encore n'est-on pas arrivé, même par ce moyen, à suivre jusqu'au bout les rameaux les plus fins, dont le mode de terminaison dans le myocarde reste incertain.

On a d'abord pensé que la fusion des fibres de ce faisceau et du myocarde proprement dit se faisait à la partie supérieure du septum interventriculaire, c'est-à-dire très haut dans le cœur. Les travaux de Tawara ont montré qu'il n'en était pas ainsi, et que le système des fibres de His s'étendait beaucoup plus loin qu'on ne l'avait cru à l'origine. Pour cet auteur, le faisceau de His se distribuerait à toute la surface interne des ventricules, dans laquelle il s'étalerait en éventail et où il serait reconnaissable, non pas à sa disposition topographique comme chez le veau, mais à sa structure histologique. Il se mettrait en relation avec le myocarde proprement dit par deux sortes de fibres : les unes, dont le trajet est court, aboutiraient aux muscles papillaires ; les autres, beaucoup plus longues, descendraient jusqu'à la pointe des ventricules ; mais là, elles n'affecteraient aucun rapport avec le tissu environnant. Elles rebrousseraient chemin au moyen de fibres rétrogrades, et ce n'est que sur leur trajet de retour

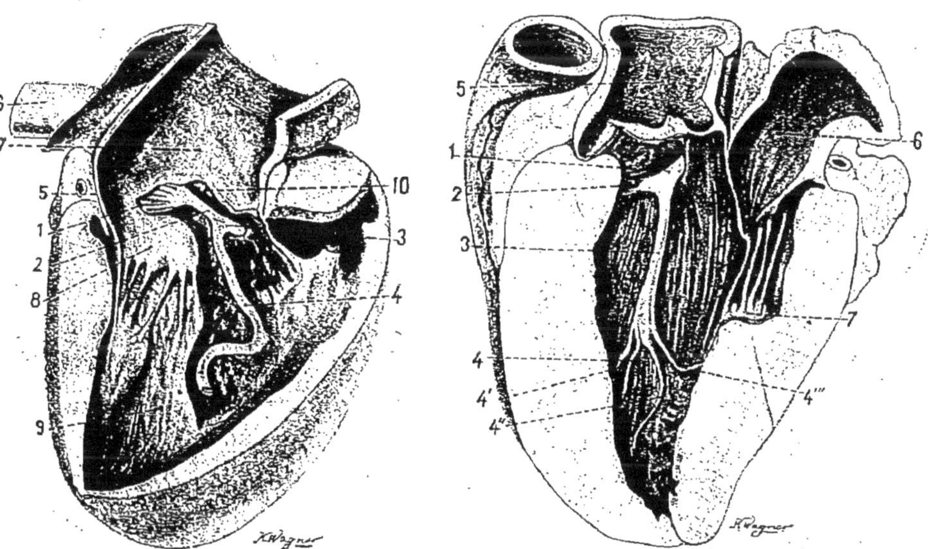


Fig. 4 et 5. — Faisceau de His du cœur de veau. — A gauche, on voit, dans le cœur droit ouvert, le tronc du faisceau (1, 2) mis à nu par dissection, l'origine de sa branche gauche (3) et de sa branche droite (4), coupée près de son extrémité ; 5. Sinus conaire ; 6. Veine cave inférieure ; 7. Oreillette droite ouverte ; 8. Valve septale de la tricuspide ; 9. Paroi septale du ventricule droit ; 10. Cartilage central du cœur de veau. — A droite, cœur gauche ouvert. On voit, s'étalant sur la cloison interventriculaire, au-dessous de l'origine de l'aorte (5), la branche gauche de division du faisceau de His (1, 2, 3) et ses terminaisons dans le myocarde (4, 4', 4'', 4''') ; 6. Oreillette gauche ; 7. Valvule mitrale.

qu'elles se confondraient avec les fibres myocardiques communes.

Si vous avez bien suivi la description que je viens de faire, vous en concluerez que la terminaison des fibres dans les piliers se fait bien avant leur terminaison dans le ventricule. Mais alors, si l'on accepte le rôle directeur du faisceau primitif, faisceau de His pour le moment, dans la systole cardiaque, les piliers doivent donc répondre à sa sollicitation avant les parois ventriculaires ? C'est là une conclusion logique, mais inattendue. Eh bien! Messieurs, cette conclusion est conforme à la réalité des faits, et, comme nous le verrons plus loin, des recherches récentes ont modifié sur ce point, et dans le sens que je vous indique, nos conceptions sur le mécanisme de la systole ventriculaire, et confirmé le bien-fondé des constatations de Tawara.

VII. — **Réseau des fibres de Purkinje.** — Les fibres terminales du faisceau de His vont donc rejoindre des filaments que l'anatomie normale nous avait montrés épars dans le cœur, et que l'on rattachait déjà au réseau de Purkinje. On savait que ce réseau se retrouvait sous l'endocarde des cavités cardiaques dans le cœur du veau et du bœuf, au niveau de la cloison interventriculaire et sur les muscles papillaires. On se demandait la raison de la persistance de ce système musculaire embryonnaire, et si l'on connaissait, depuis les recherches de V. Hessling, les connexions qu'il affecte avec les fibres myocardiques, on ignorait encore que ce réseau se poursuivait sans interruption depuis le sinus reuniens jusque dans les oreillettes et les ventricules, représentant ainsi une formation systématisée incluse dans le cœur adulte.

La topographie de ce réseau a été établie par les travaux de His et Tawara, qui en ont montré la continuité ainsi que les relations terminales qu'il affecte avec le myocarde. Ces constatations résultent de la disposition apparente que ce réseau revêt chez certaines espèces animales, et aussi de ses caractères histologiques qui, dans toutes ses parties, l'identifient aux fibres de Purkinje.

La méthode de coloration qui permet le mieux de faire apparaître ces caractères dans le faisceau de His est celle de Van Gieson. Le faisceau est facilement reconnaissable à sa teinte jaune clair, qui tranche dans une auréole rouge de tissu conjonctif. Il est composé de fibres et de ganglions nerveux, et surtout de fibres musculaires spéciales, parfaitement identiques chez le veau et le mouton aux fibres de Purkinje; chez l'homme adulte elles sont seulement un peu plus pâles et moins complètement striées que le tissu du myocarde proprement dit, mais elles se rapprochent encore singulièrement des éléments de Purkinje par certaines particularités que je vous ai déjà signalées, notamment par leur richesse en glycogène.

Les raisons précédentes, tirées de l'anatomie macroscopique et de l'histologie, ont entraîné la conviction des anatomistes. Il est aujourd'hui assez universellement admis que le faisceau décrit d'abord par His, puis plus complètement étudié par Tawara, est bien un des éléments, le plus important peut-être, du tube cardiaque primitif dont nous avons retrouvé les premiers vestiges dans le sinus reuniens et les parois de l'oreillette droite.

Les constatations précédentes ont été confirmées par les recherches des physiologistes.

M. His junior avait signalé ce fait important, que la section du faisceau qui porte son nom entraînait une discordance manifeste dans le rythme respectif des battements auriculaires et ventriculaires, mais ses recherches manquaient de précision parce qu'elles ne s'appuyaient pas sur l'inscription graphique des phénomènes anormaux.

M. Humblet y remédia en publiant des tracés qui montraient péremptoirement que la section des fibres auriculo-ventriculaires provoquait le ralentissement des contractions des ventricules, dont les mouvements devenaient indépendants de ceux des oreillettes.

M. Fredericq obtint des résultats identiques, non plus en sectionnant le faisceau de His, mais en le comprimant au moyen d'une pince à forcipressure. J'ajouterai enfin que les expériences instituées par Hering et par Erlanger les ont conduits à de semblables constatations.

VIII. — **Progression du stimulus moteur**. — Mais la consécration la plus curieuse, à coup sûr, de toutes celles que la physiologie a données aux travaux des anatomistes a trait au mode de progression de la contraction systolique dans l'intérieur même du ventricule.

Je vous en ai dit déjà quelques mots en vous annonçant que Tawara avait tiré de ses recherches sur la disposition topographique du faisceau de His cette conclusion inattendue que celui-ci, arrivé à la pointe du cœur, s'y réfléchissait pour envoyer des fibres rétrogrades vers la base du cœur. Comment concilier ce fait avec cet autre que Tawara admettait comme certain, que l'excitation motrice descendait vers la pointe du cœur en suivant la direction du faisceau de His? D'après sa description, les premières fibres terminales détachées du faisceau, et les plus courtes en même temps, se rendaient aux piliers, alors que les plus longues, après avoir gagné le sommet des ventricules, revenaient jusqu'à la base des mêmes cavités, en se fusionnant avec les diverses parties du myocarde pariétal, au fur et à mesure de leur progression rétrograde. Si cela était exact, il en fallait conclure que les parois ventriculaires n'entraient en contraction que sensiblement après les muscles papillaires, et que l'onde contractile qui les parcourt cheminait de la pointe du cœur vers la région auriculo-ventriculaire! Cette conception nouvelle et hardie du mécanisme de la systole ventriculaire était en parfaite opposition avec les connaissances généralement admises, et cependant elle était vraie. Rehfisch, en ralentissant expérimentalement le cœur par l'excitation du pneumogastrique, a constaté que la pointe des ventricules se contractait avant la base, fait incompréhensible si l'on n'admet pas la réalité de la disposition topographique de Tawara. Saltzmann a confirmé cette donnée et montré de plus qu'effectivement les muscles papillaires se contractaient avant toute autre partie du ventricule. Hering, à son tour, a accepté et fortifié ces conclusions par des recherches dont la rigueur ne donne prise à aucune critique.

Vous voyez, Messieurs, quelle éclatante consécration les expériences de la physiologie ont apportées aux données audacieuses qui résultent des travaux de Tawara. Le système de transmission du stimulus, « Reizleitungssystem », est bien tel qu'il l'a décrit; sa fonction physiologique nous apparaît aujourd'hui très clairement. Prenant son origine au niveau du sinus reuniens, il parcourt les oreillettes, le septum interventriculaire, les piliers et la pointe du cœur, pour se mettre en rapport avec les fibres non différenciées du myocarde ; sa structure embryonnaire, identique sur tout ce trajet, le rend apte à faire naître l'excitation ou en tout cas à la recueillir et à la transmettre successivement à toutes les parties du cœur, dont elle commande et coordonne les mouvements.

Tout ceci ressort, d'une façon indiscutable, des considérations que je viens de vous exposer ; il ne serait pas besoin d'autres confirmations, et cependant je dois vous en signaler d'un ordre différent et qui nous intéressent tout particulièrement, car elles sont d'ordre pathologique.

Lorsque His fit appel aux médecins pour les engager à rechercher si la maladie de Stokes-Adams, dont le caractère essentiel consiste dans la dissociation des battements auriculaires et ventriculaires, n'était pas due à une lésion du faisceau communiquant, il prévoyait bien que la clinique lui ferait une réponse affirmative. Cette réponse, elle est venue de toutes parts : s'il est excessif d'affirmer que tous les ralentissements pathologiques du pouls sont liés à une altération du faisceau auriculo-ventriculaire, il est sûr cependant que certaines lésions de ce faisceau reproduisent trait pour trait les particularités que l'expérimentation provoquée crée dans le rythme respectif des battements auriculaires et ventriculaires. La leçon que nous consacrerons ultérieurement à ce sujet complètera les données précédentes et les confirmera. Elle ne peut être comprise que si elle s'appuie sur l'exposé que je viens de vous faire de la disposition topographique et des fonctions du faisceau primitif du cœur.

IX. — **Propriétés fondamentales des fibres myocardiques : excitation ou stimulus, excitabilité, conductibilité, contractilité,**

**théories neurogène et myogène, tonicité; excitabilité périodique du cœur et phase réfractaire.** — Je vous ait dit, Messieurs, au début de cette conférence, que le rôle du cœur consistait à rendre au courant sanguin la force propulsive qui l'avait abandonné à son arrivée dans l'oreillette, et aussi à modifier la forme de sa progression : celle-ci, de lente et continue qu'elle était dans le système cave terminal, devient rapide et saccadée quand le sang aborde le système artériel, et de cette transformation résulte le rythme de la circulation. Il me reste à vous faire connaître maintenant les raisons mêmes de cette transformation, c'est-à-dire du mouvement rythmique ainsi créé. Pour cela, quelques développements sont encore nécessaires. Ils nous feront connaître la cause de l'alternance des systoles et des diastoles en nous apprenant, en premier lieu, que le myocarde est doué de propriétés fondamentales qui permettent à la systole de s'effectuer; en deuxième lieu, que ces propriétés s'épuisent par le fait même de cette systole et ont besoin d'un certain temps de repos pour en provoquer une nouvelle.

Quelles sont donc ces propriétés fondamentales du myocarde? Pourquoi leur mise en œuvre épuise-t-elle ainsi momentanément leur activité? C'est ce que je vais vous exposer maintenant.

Les fibres myocardiques, sollicitées par le stimulus ou excitation, se contractent activement parce qu'elles jouissent de plusieurs propriétés fondamentales : la première est de réagir à l'excitation; la deuxième, de la transmettre aux fibres voisines encore au repos; la troisième, de lui répondre par une contraction.

Les propriétés fondamentales sont donc : l'excitabilité, la conductibilité, la contractilité. Mais elles ne suffiraient pas à produire dans le cœur la série diverse des phénomènes qui doivent aboutir à sa contraction, si elles n'étaient pas sollicitées ou mises en jeu par un acte qui les commande toutes et qui est l'excitation.

Excitation et excitabilité sont deux fonctions très différentes, et nous devons à Engelmann une comparaison qui permet de les distinguer. Cette comparaison, il l'a tirée du mécanisme des vieilles armes à feu fonctionnant avec un chien et une amorce. L'excitabilité est représentée par la propriété qu'a l'amorce d'éclater sous un choc donné ; l'excitation, c'est le chien qui se rabat sur l'amorce et qui produit le choc.

Aussi, Messieurs, avant d'étudier plus en détail la nature et les effets des trois propriétés fondamentales du myocarde, il faut que vous sachiez en quoi consiste l'excitation, en quel lieu elle prend naissance, et quelle est la raison intime de sa production.

L'*excitation* ou stimulus, acte initial qui déclanche toute la série des opérations ultérieures, a comme lieu habituel d'origine le sinus, ou, à son défaut, toute autre région du cœur, pourvu que celle-ci fasse elle-même partie du réseau des fibres de Purkinje. C'est une condition essentielle. Les parois ventriculaires sont à cet égard indifférentes ou stériles; seules les dispositions anatomiques qui font suite au sinus sont capables de produire l'excitation, parce qu'elles ont la même constitution embryologique que lui; aussi nous arrivera-t-il souvent, dans l'étude que nous ferons des diverses variétés d'arythmie, de signaler des cas où le sinus ayant perdu son aptitude à créer l'excitation, cette aptitude se sera trouvée transportée dans une des parties constituantes du faisceau de His.

Quoi qu'il en soit, le stimulus se renouvelle à des intervalles déterminés, lorsque l'accumulation de l'énergie indispensable à sa manifestation a atteint son maximum, et c'est à cause du rythme régulier de son apparition que l'on a donné à la fonction qui en règle le retour le nom de fonction chronotrope (de χρονος, temps). On nomme positivement chronotropes les influences qui agissent sur l'excitation d'une manière telle qu'elles raccourcissent l'intervalle qui sépare deux de ses manifestations successives ; les influences inverses sont dites négativement chronotropes ou chronotropes négatives.

Quelle est la cause première, intime pour ainsi dire, du stimulus ? Nous allons aborder ici, Messieurs, une question de la plus haute importance au point de vue des discussions auxquelles elle a donné lieu et qui ne sont pas encore closes. Cette question soulève, en effet, un point de doctrine fondamental.

L'excitation ou stimulus peut être une propriété inhérente à la fibre cardiaque elle-même, mais on conçoit aussi qu'elle ne dérive que d'une action nerveuse. Cette dernière conception est celle qui a fait loi jusque dans ces dernières années, où l'on déniait à la fibre musculaire tout pouvoir de faire naître en elle-même l'excitation.

M. Gaskell, en défendant l'opinion contraire, a élevé contre la vieille théorie neurogène de la contraction cardiaque la théorie myogène, ardemment attaquée encore par de nombreux auteurs. Pour lui, le myocarde est apte à susciter le stimulus comme à réagir aux autres propriétés que je vous ai énumérées. L'excitation et l'excitabilité seraient alors deux fonctions dérivant de sa constitution même, et, à ce point de vue, en reprenant la comparaison d'Engelmann, la fibre musculaire serait à la fois le chien et l'amorce. L'automatisme cardiaque trouverait dans le cœur même la cause de tous ses mouvements, et le système nerveux n'interviendrait que pour exciter ou réfréner les fonctions propres au myocarde. Ce n'est pas à nous, cliniciens, qu'il appartient de départager les physiologistes sur ce point délicat de doctrine, mais nous devons être reconnaissants aux promoteurs de la théorie myogène d'avoir rappelé l'attention sur le rôle primitif et essentiel du cœur dans la pathogénie de certains troubles de son rythme.

C'est une orientation toute nouvelle et qui, à mon avis, sera féconde en résultats. Elle est conforme à la clinique qui, depuis longtemps, nous a appris que si des irrégularités cardiaques peuvent marcher de pair avec une intégrité complète de l'organe, elles sont cependant incomparablement plus fréquentes au cours de certaines scléroses myocardiques, celles du vieillard notamment. Mais à quoi aurait-il servi jusqu'à ce jour de chercher à rattacher à une variété particulière d'arythmie telles ou telles lésions du myocarde constatées à l'autopsie, puisque les physiologistes avaient posé comme un dogme inattaquable que, seul, le système nerveux était capable de régler ou de dérégler le rythme du cœur ? Une pareille affirmation ne se soutiendrait plus aujourd'hui et, comme j'aurai à vous le répéter souvent, c'est le cœur même que nous aurons à examiner après la mort et avant tout autre organe, chez des sujets qui auront, pendant la vie, présenté une arythmie de quelque forme que ce soit. Cette orientation nouvelle des recherches, nous la devons à la théorie myogène qui aura, en la décidant, rendu un service signalé à la clinique.

Reprenons maintenant, Messieurs, notre étude des diverses propriétés inhérentes à la fibre myocardique. Elles sont, vous le savez, au nombre de trois : l'excitabilité, la conductibilité, la contractilité. Je vais vous dire quelques mots de chacune d'elles.

L'*excitabilité* est la réceptivité de la fibre musculaire pour l'excitation. C'est, en vous rappelant la comparaison d'Engelmann, l'amorce qui va réagir sous le choc du chien qui se rabat. Elle est l'intermédiaire nécessaire entre l'excitation et les phénomènes que celle-ci détermine dans la fibre musculaire, la contraction, par exemple. La réceptivité de la fibre musculaire pour l'excitation, l'excitabilité en un mot, ne sera pas toujours semblable à elle-même. L'amorce n'est pas toujours de qualité identique ; le degré d'excitabilité varie suivant l'état du muscle et l'intensité des excitants. Vous comprendrez aisément qu'une même quantité donnée d'excitant puisse provoquer une réaction très vive sur telle fibre musculaire cardiaque, tandis qu'elle serait sans effet sur telle autre. Le point d'où s'élève l'excitabilité s'appelle le seuil de l'excitabilité, et ce seuil est facilement ou difficilement abordable, selon la hauteur où il se trouve spontanément placé, ou suivant l'énergie des excitants qui tendent à le franchir. Comme ce seuil est variable, son inscription ne peut se faire sur une ligne droite, mais sur une ligne ondulée; c'est pourquoi la fonction de l'excitabilité a reçu le nom de bathmotrope (de βαθμος, onde). Quand les conditions qui agissent sur elle sont telles qu'un stimulus normalement insuffisant soit suivi d'effet, on dit que ce sont des conditions bathmotropes positives, et bathmotropes négatives dans le cas contraire.

La *conductibilité* est une propriété qui se comprend d'elle-même. Elle consiste dans la faculté dévolue à la fibre musculaire de conduire le long de sa propre étendue, et de transmettre à la fibre suivante, l'excitation qu'elle a reçue et à laquelle elle a réagi. Le pouvoir de conductibilité porte l'épithète de dromotrope (de δρομος, course). Les influences qui en accélèrent les effets sont dites dromotropes positives et celles d'action contraire, négatives.

La troisième propriété de la fibre musculaire cardiaque, qu'elle partage, comme d'ailleurs les précédentes, avec toutes les fibres musculaires de l'économie, est la *contractilité*; elle a reçu le nom de pouvoir inotrope (de ις, ινος, substance rétractile). Les conditions qui en modifient l'exercice sont dites, suivant les cas, inotropes positives ou négatives.

Les fibres musculaires cardiaques jouissent toutes également de la propriété de répondre à une excitation, de la propager aux fibres voisines et de se contracter sous son effet. Les fibres du faisceau primitif ont seules, pour les raisons que je vous ai dites, le pouvoir de faire naître l'excitation ou stimulus et de le transmettre du sinus aux oreillettes, et des oreillettes aux ventricules, car seules elles peuvent assurer la continuité entre ces diverses régions qui ne reconnaissent pas d'autres liens d'union.

Vous voyez le rôle important que va revêtir, dans les études qui suivront, cet appareil spécialisé du cœur qu'est le faisceau primitif, tant à cause de sa disposition topographique que de ses propriétés physiologiques. Alors que d'autres parties de l'organe peuvent être profondément atteintes sans qu'il en résulte un trouble appréciable dans le rythme cardiaque, celle au contraire qui correspond à ce faisceau ne saurait être effleurée par un processus pathologique quelconque sans qu'il s'ensuive une modification profonde dans la révolution cardiaque, modification qui se traduira, le plus souvent, par une variété particulière d'arythmie. Vous comprenez aussi, d'après cela, l'intérêt toujours plus grand qu'il y aura pour nous à préciser la disposition topographique d'une lésion plus encore que son degré ou sa nature. Telle sclérose étendue des parois ventriculaires ne produira aucun effet appréciable sur le rythme du cœur, tout en déterminant une insuffisance progressive de l'organe; telle autre, au contraire, plus minime peut-être, mais localisée sur une région du faisceau primitif, provoquera un trouble profond du rythme et sera cependant compatible avec une longue survie, parce qu'elle ne gênera pas sensiblement le fonctionnement utile du cœur. Ces notions doivent nous devenir familières, parce qu'elles reposent dès aujourd'hui sur une interprétation plus rationnelle des phénomènes cliniques, basée elle-même sur des données physiologiques bien établies.

Messieurs, aux propriétés fondamentales reconnues par les physiologistes à la fibre musculaire cardiaque, il faut en ajouter une autre, essentielle en clinique, bien que les troubles qui l'affectent ne jouent qu'un rôle très accessoire et, en tout cas, indirect dans la production des arythmies : je veux parler de la *tonicité*.

Il ne m'est pas possible de passer sous silence, encore bien que cela ne soit pas essentiellement lié à notre sujet, l'étude de cette autre propriété du myocarde dont la connaissance est capable de nous renseigner sur la pathogénie de certains cas pathologiques et de dissiper l'obscurité qui règne encore sur l'interprétation de nombre des accidents majeurs des cardiopathies.

Je vais, à ce sujet, vous rapporter une observation clinique qui posera nettement à vos yeux les termes du problème que, seule, la notion de tonicité sera capable de résoudre.

Un homme de cinquante ans vint, il y a quelques semaines, à la consultation de l'hôpital Saint-Antoine, se plaignant de troubles dyspnéiques et angoissants qui l'avaient assailli tout récemment. Il avait été pris, en effet, quelque temps auparavant, la nuit, d'une oppression ayant de suite atteint une acuité extrême, avec douleurs déchirantes dans la poitrine, s'irradiant dans les deux épaules et jusque dans les bras, et s'accompagnant de sueurs froides, de lividité du visage avec menace imminente de mort : les accidents s'étaient calmés progressivement, laissant après eux de la lassitude et une gêne respiratoire revenant au moindre effort.

L'examen que je pratiquai me montra l'existence d'une dilatation excessive du cœur dont la pointe était très abaissée et rejetée en dehors. A l'auscultation, on entendait un bruit de galop très net, sans lésion orificielle du cœur. Le foie était gros, congestionné, douloureux à la palpation. On notait la présence de quelques râles fins dans toute la hauteur de la poitrine. La tension artérielle mesurait alors au sphygmosignal 13 centimètres de mercure.

M. le Dr Bordet, chargé dans mon service des examens radiologiques, releva le tracé orthodiagraphique et me remit la note suivante: « Cœur extrêmement dilaté, la pointe est abaissée de 2 cm. 1/2 au dessous de l'ombre diaphragmatique et très rejetée en dehors. L'aire de projection mesure 172 cm. 5, la normale étant de 100, le diamètre longitudinal 20 cm. 8, le diamètre horizontal 16 cm. 5 ».

Il s'agissait, comme vous le voyez, d'une dilatation considérable du cœur, dilatation aiguë, pouvons-nous ajouter, étant donné les circonstances dans lesquelles elle s'était produite. La genèse des accidents, assez obscure au premier abord, devait bientôt être facilement expliquée par la marche ultérieure des événements.

Quelques jours après, en effet, ce même sujet, qui avait

été mis au repos complet et à la médication digitalique, vint nous voir à nouveau. Il était transfiguré. Sa respiration était calme, ses poumons étaient libres de râles ; à peine présentait-il un léger degré de dyspnée d'effort. Le foie avait repris ses dimensions normales, il n'était plus douloureux ; la pointe du cœur avait remonté et, à la percussion, le volume de l'organe paraissait s'être très considérablement réduit. Un nouvel examen orthodiagraphique donna les résultats suivants : « Cœur très notablement réduit de volume, la pointe du cœur s'est relevée et portée en dedans, l'aire de projection ne mesure plus que 116 cm. 5, le diamètre longitudinal 15 cm. 2, le diamètre horizontal 14 cm. 6. » Enfin, Messieurs, le chiffre de la pression artérielle, très supérieur à la normale, j'insiste spécialement sur ce point, était ce jour-là de 19 centimètres de mercure.

Reprenant alors l'interrogatoire du malade, nous apprenions que sa santé, bonne en apparence dans les jours qui avaient précédé l'accident pour lequel il était venu nous consulter, laissait en réalité à désirer depuis longtemps déjà. Il y avait plusieurs mois au moins qu'il était sujet à de la dyspnée d'effort ; qu'il se relevait la nuit à trois ou quatre reprises pour uriner, et qu'il ressentait dans la marche des crises d'oppression qui se calmaient par le repos. La filiation des accidents nous apparaissait dès lors clairement. Nous avions affaire à un homme qui, atteint de sclérose rénale à évolution très lente et dont la date de début était d'ailleurs impossible à déterminer exactement, avait été pris d'une crise aiguë de dilatation cardiaque, phénomène inter-

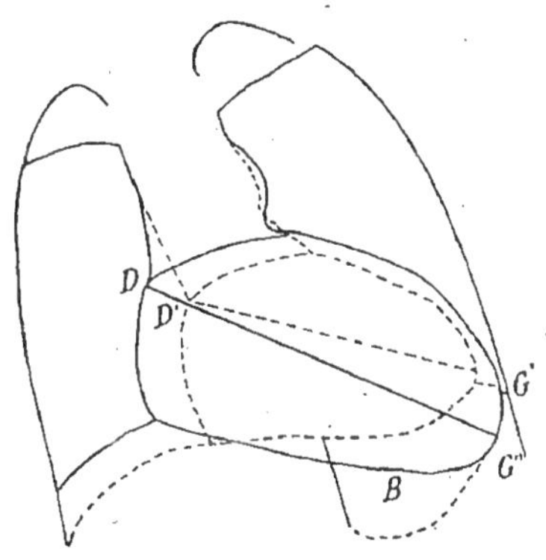

Fig. 6. — Dilatation aiguë du cœur par perte momentanée de la tonicité chez un sujet atteint de sclérose rénale. — En trait plein, contour du cœur dilaté. En trait pointillé, contour du même organe revenu sur lui-même quelques jours plus tard (Tracé orthodiagraphique de M. le docteur Bordet).

current, qui s'était rapidement dissipé pour laisser les choses en l'état où elles étaient auparavant.

Eh bien, Messieurs, il importe de savoir que si nous nous en tenions aux données de la physiologie sur les propriétés du muscle cardiaque et si nous n'y ajoutions pas une notion nouvelle directement tirée de la clinique, nous serions dans l'impossibilité d'expliquer la genèse d'accidents, formidables pourtant, puisqu'ils ont mis en danger la vie du malade. Je dirai plus : supposez que vous ayez pu procéder à un examen anatomique et histologique du muscle cardiaque au cours des deux étapes de l'affection, à quels résultats seriez-vous parvenus? Vous auriez bien retrouvé les modifications macroscopiques, la dilatation des cavités notamment, que la clinique vous aurait d'ailleurs révélées, mais, à votre grande surprise, vous n'auriez constaté aucune différence notable dans l'examen histologique.

Je m'appuie, pour en arriver à cette affirmation, sur des recherches nombreuses que j'ai pratiquées sur le cœur de sujets ayant succombé après de pareils accidents et qui m'ont conduit à la constatation de lésions de valeur si minime qu'il était impossible de comprendre par elles la pathogénie d'accidents dont j'avais été témoin.

La notion nouvelle dont je vous ai parlé tout à l'heure et qui, seule, est capable d'expliquer les troubles pareils à ceux que je viens de vous décrire, est celle de la tonicité. Elle a échappé, en partie tout au moins, aux physiologistes, et les effets que peuvent produire les troubles de cette fonction ne sont pas encore susceptibles d'un contrôle anatomo-pathologique. MM. Gaskell et Gossage ont cependant consacré des études très instructives à cet important sujet et ont appliqué à la physiologie du myocarde les connaissances que nous avions de la propriété du tonus des muscles de la vie de relation.

Le mot de tonus indique suffisamment par lui-même de quoi il s'agit; vous comprendrez de suite que la tonicité soit une propriété essentielle du muscle cardiaque et soit nécessaire pour que toutes les autres puissent s'exercer librement. M. Gossage a étudié les rapports qu'il y avait entre la tonicité du myocarde et ses autres propriétés fondamentales, et montré que la dilatation de cet organe, due à la diminution du tonus cardiaque, s'accompagnait d'une augmentation simultanée des autres propriétés essentielles du myocarde. Nous ne serons donc pas surpris de voir des arythmies à type particulier apparaître au cours de ces états morbides, comme la clinique nous l'enseigne d'ailleurs, et c'est pour cela que je vous ai dit que cette question du tonus du cœur, si importante, d'une façon générale, pour l'interprétation de certains accidents des cardiopathies, se rattachait encore, mais alors d'une façon indirecte, à celle des arythmies. Nous en comprenons maintenant la raison.

X. — **Alternance nécessaire des systoles et diastoles cardiaques.** — Messieurs, les considérations que je viens de vous faire connaître vont nous mettre en état de résoudre le terme ultime du problème qui s'est posé à nous dès le début même de cette leçon : celui de la rythmicité des mouvements du cœur. Nous savons qu'il y a dans cet organe un appareil spécialisé dans lequel pourra naître l'excitation et suivant lequel elle se propagera, depuis le sinus jusqu'aux confins du parcours cardio-aortique. Nous savons que les fibres musculaires sont aptes à réagir sous l'influence de cette excitation, à la transmettre aux fibres voisines et à se contracter activement. Il nous reste à mettre en œuvre toutes ces propriétés que nous n'avons étudiées jusqu'ici qu'à l'état statique ou, en un mot, à les voir en action, à l'état dynamique. Cette dernière étude nous permettra de comprendre la raison de l'alternance des phases de mouvement et de repos, alternance qui donnera au courant sanguin sa forme désormais rythmée.

Ce sont les travaux de l'école française qui nous ont permis d'élucider le problème de la rythmicité des mouvements du cœur. Ces travaux sont dus à MM. Ranvier, Marey, Dastre et Gley.

M. Ranvier a depuis longtemps établi ce fait que la réaction du cœur à une excitation était toujours maxima, pourvu que l'excitation fût suffisante pour produire une pulsation. Le phénomène se caractérise par la formule donnée par l'auteur : « *tout ou rien* ». Il semblerait donc que des excitations énergiques discontinues, mais progressivement rapprochées, dussent être suivies de systoles légitimes, séparées par des intervalles de plus en plus courts. C'est ainsi, vous le savez, que les choses se passent pour les muscles ordinaires qui, à la limite, finissent par se tétaniser. Rien de pareil pour le cœur dont la contraction reste toujours discontinue, même si l'on emploie les courants galvaniques, et un espace toujours appréciable sépare deux contractions consécutives ; c'est donc que certaines excitations ont été incapables de provoquer des contractions actives ou que plutôt, à de certains moments, le cœur n'a pas été en état de réagir aux excitations électriques.

Or cette dernière explication est seule valable, et si la contraction n'a pas eu lieu, cela tient bien à ce que le cœur est devenu momentanément inexcitable.

C'est à Marey que nous devons la connaissance de cet état particulier du myocarde ; il a montré que le fait même de s'être contracté activement privait pour un certain temps le cœur des propriétés fondamentales que nous lui avons reconnues, et le plongeait dans une période dite réfractaire. Pendant cette période le cœur a perdu toute réceptivité pour une excitation nouvelle, d'abord d'une façon absolue, ensuite d'une façon relative.

A l'état normal, la phase réfractaire commence avec le début même de la systole ou même, suivant Engelmann, dans le temps de latence où se prépare cette systole. Elle persiste jusqu'à son summum pour ne disparaître qu'à la fin de la contraction. Il se produit alors nécessairement une période de repos succédant à la période de travail, en d'autres termes, une diastole après une systole, jusqu'au moment où la fibre musculaire cardiaque redevient apte à subir les efforts de son excitant physiologique ou stimulus, pour produire une nouvelle systole. Cette loi de l'inexcitabilité pério-

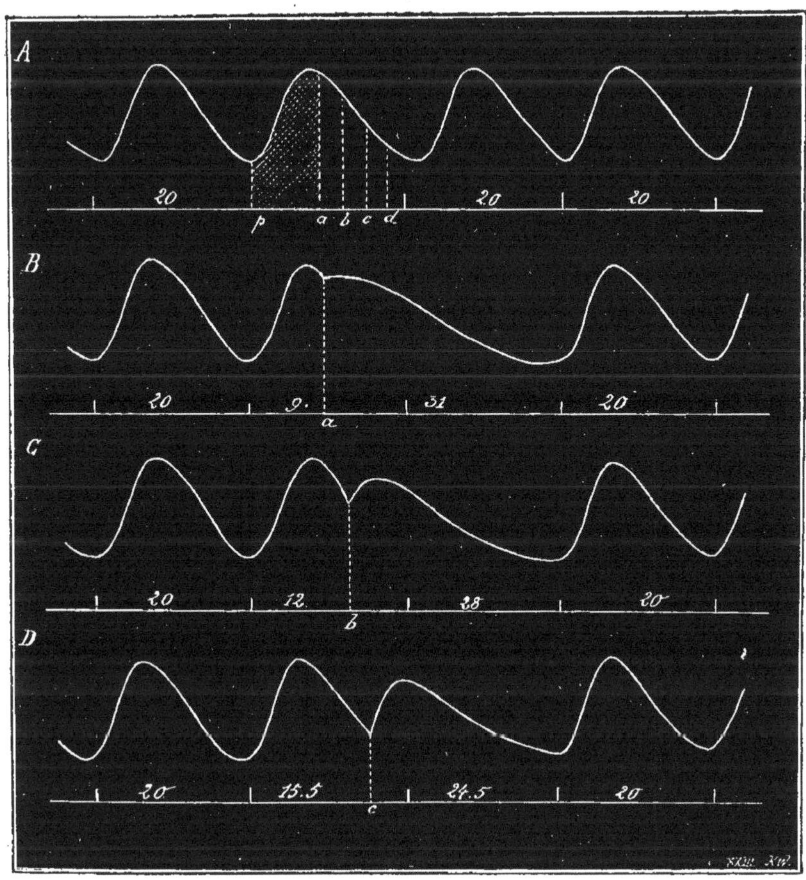


Fig. 7. — Schéma de l'inexcitabilité périodique du cœur. Chaque systole est suivie (de *a* à *p*) d'une période où toute excitation reste inefficace (phase réfractaire). A celle-ci succède la phase d'inexcitabilité relative, où les excitations fortes produisent une systole prématurée (extrasystole) d'autant plus énergique qu'elle est plus tardive.

dique du cœur établie par les travaux de Marey, de Dastre et de Gley, dérive de la constitution et de la structure anatomique du muscle cardiaque ; elle nous explique pourquoi le mouvement continu qui animait la circulation se trouve changé en un mouvement forcément discontinu. On comprend dès lors que les cavités cardiaques puissent alternativement se remplir et se vider parce que les fibres musculaires qui les constituent ont elles-mêmes, après leur contraction active, besoin d'un moment de repos avant de se contracter à nouveau. Ce repos donne le temps nécessaire pour que toutes les propriétés du muscle : excitabilité, conductibilité, contractilité, se soient reconstituées. Si l'on reprend la comparaison d'Engelmann, on dira qu'après chaque coup de fusil il faut relever le chien, recharger et remettre une amorce. Le temps que ces opérations nécessitent, comme l'a rappelé Wenckebach, détermine le nombre de coups dans l'unité de temps, c'est-à-dire la rapidité du tir ou la fréquence du pouls.

Vous voilà, Messieurs, en possession de tous les termes du problème que nous nous étions posé. Vous savez maintenant pourquoi et comment le courant sanguin, progressivement ralenti lorsqu'il parvient aux confins du système veineux dans le cœur, aura, à l'origine du système artériel, au niveau de la région du bulbe aortique, retrouvé l'énergie qui allait l'abandonner, et son mouvement rythmique particulier. Cela est dû, d'abord à la disposition topographique et à la constitution anatomique particulière du faisceau primitif, seul propre à faire naître et à conduire l'excitation; cela est dû ensuite aux propriétés physiologiques de la fibre musculaire cardiaque qui, en s'évanouissant temporairement, par le fait même qu'elles se sont exercées, règlent ainsi l'alternance des phases de mouvement et de repos du cœur et rendent compte de la contraction rythmique de l'organe.

XI. — **Rôle du système nerveux, action du pneumogastrique sur les propriétés fondamentales du myocarde.** — Vous aurez sans doute remarqué, Messieurs, que, dans cette étude déjà longue des causes des mouvements du cœur, nous n'avons pas encore parlé du rôle qu'y prend forcément le système nerveux. Ce rôle n'est pas négligeable et aucune école ne l'a prétendu, mais il ne paraît déjà plus si essentiel à la rythmicité cardiaque qu'on le pensait jusqu'ici. A coup sûr, une influence nerveuse de quelque intensité peut troubler le fonctionnement normal du cœur, mais, en général, d'une façon toute transitoire. Les grandes arythmies ont leur origine dans le cœur lui-même et à proprement parler dans sa musculature ; le système nerveux, seul, n'est pas plus apte à les faire disparaître qu'à les provoquer. Personne n'a songé à nier que les centres cérébro-spinaux ou les appareils périphériques, nerfs ou ganglions intra-cardiaques, ne fussent capables d'accélérer ou de ralentir les mouvements du cœur, mais le seul point, sur lequel la discussion soit encore ouverte, est de savoir dans quelle mesure s'exerce cette action.

L'automatisme cardiaque est-il sous la dépendance exclusive et absolue du système nerveux ? Trouve-t-il, au contraire, sa raison dans les propriétés inhérentes à la fibre musculaire, les nerfs ou les ganglions n'intervenant que pour en modifier les effets ? Là est tout le débat entre les neurogénistes et les myogénistes. Pour les premiers, représentés surtout par de Cyon et Kronecker, l'action nerveuse est si essentielle que le muscle cardiaque doit être considéré comme purement destiné à recevoir les excitations qui lui sont transmises par les nerfs et les ganglions nerveux du cœur. Pour les autres, Gaskell, Engelmann et Muskens, notamment, ces nerfs ou ganglions n'ont qu'une action modératrice ou excitatrice sur les propriétés du muscle cardiaque. Les camps, vous le voyez, sont nettement opposés.

Les défenseurs de la théorie la plus récente ont multiplié les preuves, accumulé les recherches. Je n'entreprendrai pas de vous les exposer toutes ; mais je vous signalerai cependant, sans vouloir prendre aucunement parti dans le débat, que certains des arguments, présentés par les auteurs de la théorie myogène, ont déjà perdu de leur valeur, ce qui n'implique pas d'ailleurs que la théorie soit forcément erronée.

Ces auteurs ont, entre autres preuves, considéré comme

un fait démontré et propre à confirmer leur théorie la persistance de la rythmicité dans les parties du cœur séparées de l'organe et privées de tout élément nerveux, la région de la pointe, par exemple.

M. Mollard, dans son excellent livre sur *Les Nerfs du Cœur*, a réfuté, au point de vue anatomique, l'erreur sur laquelle s'appuyait cette interprétation. Il a rappelé que les recherches de Smirnow et de Waledenski avaient restitué à la pointe du cœur les éléments nerveux dont on l'avait privée tout d'abord. Nous pouvons ajouter à ces constatations celles plus récemment faites par Tawara et qui les confirment de tous points. Cet auteur a fait plus encore ; il a démontré qu'aucune partie du cœur n'était dépossédée d'éléments nerveux, puisqu'on peut retrouver des fibres nerveuses avec cellules ganglionnaires jusque dans le faisceau de His. C'est un point d'anatomie sur lequel je n'ai pas à m'étendre ; il me suffit de vous l'avoir signalé tout en faisant remarquer que, même en attribuant au système nerveux un simple pouvoir de régulation, il n'est pas surprenant de constater la présence de ces derniers éléments, fibres ou cellules ganglionnaires, partout où il y a des fibres myocardiques dont il lui faudra réfréner ou exciter les propriétés fondamentales.

Mais à quel moment précis intervient le système nerveux dans la rythmicité des mouvements du cœur ? Est-ce à son début même, au moment où se crée le stimulus ? Est-ce plus tardivement, lorsque, l'impulsion ayant été donnée, il faudra en régler les effets ? La question posée ainsi reste encore pendante, et si nous savons, d'une façon aujourd'hui bien certaine, que l'excitation prend naissance à l'embouchure des troncs veineux dans le cœur, au niveau du sinus, nous ignorons encore si elle provient d'un acte nerveux ou d'une propriété inhérente aux fibres embryonnaires qui constituent le sinus. La raison première du phénomène initial de la contraction cardiaque nous échappe, mais cette obscurité n'a que peu d'importance pour nous, car, comme je vous le montrerai, les irrégularités du rythme cardiaque liées à un trouble de l'excitation, ou irrégularités sinusales, ne présentent relativement que peu d'intérêt. Mais une fois que l'excitation s'est produite, il importe qu'elle soit suivie du maximum d'effets utiles, et c'est ici que le système nerveux intervient pour coopérer, mais de seconde main pour ainsi dire, avec les propriétés fondamentales de la fibre musculaire, afin d'assurer au travail du cœur une régularité et un rendement parfaits.

Je dis que c'est de seconde main, car il paraît aujourd'hui bien évident que la fibre musculaire est capable de fonctionner automatiquement, en vertu de ses aptitudes naturelles, ne laissant au système nerveux que le soin de régler son travail et de l'adapter à chaque instant aux besoins changeants de l'organisme.

L'intérêt de cette conception nouvelle a frappé de nombreux auteurs et les a décidés à reprendre les expériences antérieures relatives à l'action des nerfs sur les mouvements du cœur, dans le but de savoir si l'influence connue de certains de ces nerfs s'exerçait par un mécanisme particulier que nous n'aurions pas encore étudié, ou si, au contraire, elle était due aux modifications qu'elle pouvait imprimer à telle ou telle propriété fondamentale du myocarde.

Les recherches poursuivies dans cette voie demanderont encore beaucoup de temps et d'assiduité ; car elles devront conduire, non pas à une revision complète de tous les phénomènes déjà connus des physiologistes, mais à une interprétation peut-être différente de leurs manifestations. Elles ont été inaugurées par Muskens (d'Amsterdam), qui a repris l'étude de l'action du nerf vague sur le cœur dans le sens même que je vous ai indiqué.

Si vous avez présents à la mémoire les résultats auxquels on s'était arrêté sur ce sujet d'après les expériences classiques des physiologistes, vous devez vous souvenir que l'excitation du pneumogastrique provoque les effets suivants : tout d'abord un ralentissement des battements du cœur pouvant aller jusqu'à leur suspension complète, c'est là une constatation bien établie depuis les travaux des frères Weber, de Budge, et sans cesse confirmée par d'innombrables publications ; — en deuxième lieu, et dans certaines circonstances, un effet inverse, consistant dans l'accélération des battements : cette action paradoxale paraissant due à la présence de fibres accélératrices dans le tronc même du pneumogastrique ; — en dernier lieu un affaiblissement de la force de contraction, soit de l'oreillette, soit des ventricules, soit des deux à la fois ou, inversement, un renforcement de la contraction de ces deux réservoirs.

Dès le début des études qui conduisirent à fonder la théorie myogène, on s'appliqua à concilier ces données anciennes avec celles nouvellement acquises et à élucider les contradictions qu'elles semblaient impliquer. Gaskell et Mac William, Bayliss et Starling avaient prétendu démontrer que l'action du vague sur la fréquence des battements du cœur s'expliquait par le fait que ce nerf agissait sur la conductibilité des fibres de l'oreillette ou des fibres d'union de celles-ci avec le sinus, soit en la diminuant, soit exceptionnellement en l'augmentant. Mais les procédés de technique, auxquels avaient eu recours ces auteurs, étaient trop imparfaits pour faire accepter l'interprétation qu'ils avaient proposée.

M. Muskens, dans une série de travaux publiés depuis 1896 jusqu'à ces dernières années, a multiplié les expériences, perfectionné les méthodes d'examen et est parvenu à des résultats prêtant moins à la critique. Ce qu'il a cherché surtout à élucider, c'est la modification que l'action du vague peut apporter au pouvoir de conductibilité du myocarde : et il était logique qu'il procédât ainsi, puisque les recherches de Gaskell avaient fait pressentir que l'influence du pneumogastrique s'exerçait principalement sur cette propriété fondamentale du muscle cardiaque.

M. Muskens a d'abord constaté que l'excitation du nerf vague avait pour premier effet d'augmenter l'intervalle qui sépare la contraction de l'oreillette de celle du ventricule ; parfois même l'incitation motrice qui va de l'une à l'autre peut être si complètement entravée que les battements ventriculaires disparaissent momentanément. Cela est donc conforme aux observations des anciens auteurs et le ralentissement des battements ventriculaires s'explique tout naturellement par la difficulté qu'éprouve l'onde de contraction à passer de l'oreillette aux ventricules. Un pareil retard ne peut dépendre que d'un trouble plus ou moins profond apporté dans la conductibilité des fibres myocardiques, au niveau des fibres unissantes auriculo-ventriculaires.

Si le ralentissement des battements affecte l'oreillette en même temps que le sinus, ce sera nécessairement parce que l'obstacle apporté au passage de la transmission motrice siégera en un point plus élevé, qui correspondra alors aux fibres sino-auriculaires, c'est-à-dire aux fibres chargées de conduire l'excitation du sinus à l'oreillette. On en aura la preuve en mesurant le temps qui sépare la contraction de l'un et l'autre de ces appareils, temps qui, comme dans le cas précédent, sera également retardé. Le ralentissement des battements auriculaires provoqué par l'excitation du nerf vague serait donc, lui aussi, dû à un trouble de la conductibilité.

Mais si le ralentissement affecte le cœur dans sa totalité, sinus, oreillettes ou ventricules, comment prouver qu'il provient encore d'un trouble de la même fonction ? Ne serait-il pas plus logique d'invoquer un retard dans la production du stimulus même, c'est-à-dire une modification du pouvoir chronotrope ? Muskens n'admet pas cette interprétation. Pour lui, ce serait encore un trouble de la conductibilité qu'il faudrait incriminer, trouble dont le siège ne serait pas telle ou telle partie du faisceau primitif, mais le sinus lui-même.

L'excitation du nerf vague provoquerait, dans le cas particulier qui nous occupe, une contraction non plus simultanée de la totalité du sinus, mais une contraction discontinue, intéressant successivement et tour à tour chacune des parties de la zône sinusale, ce qui prouverait bien que les fibres constitutives de la région ont elles-mêmes perdu le pouvoir de transmettre la contraction comme à l'état normal.

En un mot, le ralentissement que l'on observe alors et qui affecte nécessairement tout le cœur, puisqu'il a pour cause une perturbation siégeant à l'origine même du faisceau primitif serait dû encore à un trouble de la conductibilité.

Bref, tous les phénomènes d'inhibition dont est capable le nerf pneumogastrique dériveraient sans exception, pour Muskens, d'une modification du pouvoir de conductibilité ou, pour traduire cette interprétation dans le langage physiologique, résulteraient d'une influence dromotrope négative. L'explication serait également valable pour les troubles accessoires que provoque aussi l'excitation du nerf, notamment la diminution de la force des contractions que je vous ai déjà signalée et qui, pour certains auteurs, serait due à un affaiblissement de la contractilité ou, autrement dit, à une influence inotrope négative. Cette diminution de la force des contractions, Muskens ne l'a constatée que chez les animaux anémiés ou inanitiés, en un mot, en mauvaises conditions d'expériences. Elle résulterait de ce fait que la conductibilité étant troublée ou abolie sur un certain nombre de fibres, la somme totale de l'effet produit serait moins grande qu'à l'état normal.

En résumé, d'après l'auteur dont je viens de vous rapporter les recherches, l'influence du pneumogastrique sur le cœur ne se manifesterait que par l'intermédiaire des propriétés fondamentales du myocarde, la conductibilité dans l'espèce, et toutes les actions qu'elle provoque résulteraient d'un trouble de cette fonction. Ainsi, l'intervention du système nerveux dans l'automatisme cardiaque ne serait, comme je vous l'ai déjà dit, que de seconde main.

J'ajouterai enfin que dans un travail récent, Di Cristina a pu modifier, dans le détail, certains de ces résultats sans en changer le sens général.

XII. — **Les principales arythmies ont, comme substratum anatomique, une altération myocardique.** — Ce n'est pas sans raison, Messieurs, que j'ai retenu si longtemps votre attention sur la part qui revient au système nerveux et à la fibre myocardique dans la rythmicité des battements du cœur. Cette question qui intéresse si particulièrement les physiologistes ne doit pas laisser les médecins indifférents. De sa solution dépend l'orientation des recherches anatomo-cliniques.

Jusque dans ces dernières années, par une confiance trop aveugle dans la physiologie, on s'est contenté, à l'autopsie de sujets qui avaient, pendant leur vie, présenté des troubles du rythme du cœur, d'examiner les centres nerveux ou les nerfs périphériques, sans tenir compte de l'état du myocarde ; cela a conduit, comme vous le verrez, à des oublis vraiment regrettables.

Faut-il aujourd'hui, par un exclusivisme inverse, dénier toute influence à l'action du système nerveux dans la genèse des arythmies, et ne considérer comme efficace que le rôle joué par les altérations de la fibre myocardique ? Assurément non. Mais les recherches récentes ont eu justement pour effet de ne plus nous faire rejeter ce rôle comme négligeable.

Déjà, elles ont montré que quelques-uns des troubles du rythme du cœur les mieux caractérisés étaient dus à des lésions du muscle cardiaque même dont la topographie a pu être déterminée. Je vous citerai, entre autres, certaines bradycardies, l'arythmie perpétuelle, le pouls alternant, etc., dont l'origine myocardique paraît des plus vraisemblables.

C'est dans ce sens qu'il faudra poursuivre nos investigations. Désormais on ne sera plus en droit de conclure qu'une arythmie est imputable à une influence nerveuse, si l'on n'a pas prouvé au préalable que cette influence est capable de provoquer l'arythmie et que le myocarde est indemne de toute lésion. De la même façon, on ne sera autorisé à rattacher l'irrégularité des battements du cœur à une altération déterminée du muscle cardiaque qu'après s'être assuré qu'une pareille altération peut, à elle seule et en l'absence de tout autre trouble, produire l'irrégularité en question.

Vous voyez à quelles précautions il est nécessaire de s'astreindre et de quelles garanties il faut s'entourer dans la recherche des faits nouveaux. Mais c'est seulement à ce prix et grâce aux efforts combinés des médecins et des physiologistes qu'on réalisera des progrès durables dans l'étude du rythme du cœur et de ses troubles.

---

LEÇON III

# Méthodes graphiques

I. — Des erreurs dues à une connaissance imparfaite de la méthode graphique.
II. — Technique de la méthode graphique. — *a*) Sphygmographe direct de Marey. — *b*) Inscriptions simultanées et appareils à transmission aérienne. — *c*) Notation du temps et repérage des tracés.
III. — Indications données par la méthode graphique. — *a*) Pouls radial. — *b*) Cardiogramme. — *c*) Inscription et interprétation des soulèvements jugulaires. — *d*) Pouls hépatique.
IV. — Résultats généraux fournis par la méthode graphique.
V. — Inscription des mouvements de l'oreillette gauche par la voie œsophagienne.
VI. — Electrocardiographie : sa technique et ses résultats.

MESSIEURS,

Malgré les travaux de Marey, de Potain et de tant d'autres auteurs, la méthode graphique est restée jusqu'ici un procédé d'exploration assez négligé des cliniciens. Parmi les appareils qui rendent quotidiennement de si grands services aux physiologistes, un seul, le sphygmographe, est d'un emploi courant, et encore le bénéfice qu'on en peut tirer est-il trop souvent contesté.

La valeur des indications qu'il fournit n'est pas jugée par tous de la même façon. Les uns la considèrent comme négligeable et d'intérêt pratique aasez minime; d'autres, inversement, en exagèrent l'importance, et attribuent, sans discernement, une signification pathologique aux plus petits accidents des tracés recueillis par eux. En présence de divergences aussi extrêmes, beaucoup de bons esprits tiennent la méthode graphique en suspicion et la relèguent au dernier rang des procédés d'exploration médicale.

Un pareil jugement est erroné. Les appareils graphiques sont, en effet, capables de compléter avantageusement les renseignements que nous donnent nos sens, mais leur emploi demande de multiples précautions. Aucun appareil de précision n'a le privilège de livrer des documents inattaquables ; tous demandent une connaissance approfondie de leur fonctionnement et une interprétation rigoureuse de leurs indications.

I. — **Des erreurs dues à une connaissance imparfaite de la méthode graphique.** — Si on l'emploie avec prudence, la méthode graphique vient utilement en aide à la clinique. Aussi est-il indispensable que vous soyez bien renseignés sur son principe, son application et ses erreurs possibles. Cela l'est d'autant plus que cette méthode s'est considérablement enrichie au cours de ces dernières années. Des procédés nouveaux d'exploration ont, en effet, permis d'interroger le système circulatoire, non plus seulement au pouls, mais dans des régions jugées d'abord inaccessibles. Nous aurons à les passer successivement en revue et à juger de leur valeur.

Le premier de ces procédés est, à coup sûr, l'inscription du pouls par le sphygmographe de Marey. L'introduction de cet appareil dans l'observation clinique fut une véritable révélation. On n'imaginait pas qu'on pût un jour fixer, d'une façon objective et durable, les mouvements fuyants de la circulation, que, seul, pendant des siècles, le palper de l'artère avait permis de reconnaître ; par une déduction toute naturelle, mais excessive, on en arriva à penser que l'on était en possession d'une méthode qui donnerait enfin la faculté de rapporter à une altération définie du cœur ou des vaisseaux les modifications que le pouls présente dans sa forme. Partant de cette idée, on s'obstina, pendant une assez longue période, à demander au sphygmographe la solution de tous les problèmes délicats de la pathologie cardio-vasculaire.

Le livre de Lorain publié en 1870 est le reflet de ce désir ambitieux, et aussi des déplorables erreurs auxquelles il donna lieu. La forme du tracé du pouls fut étudiée à la loupe, une signification précise fut attribuée à ses moindres variations, dont chacune devint caractéristique d'un état morbide déterminé ; Lorain n'en était-il pas arrivé à décrire un type de pouls spécial au delirium tremens! C'était montrer une singulière ignorance des conditions purement physiques qui interviennent dans l'application de la méthode graphique.

Marey n'avait cependant manqué de signaler le danger de ces interprétations arbitraires. Il avait eu soin d'indiquer que la méthode nouvelle dont il avait posé les bases, peut, en multipliant les renseignements, multiplier aussi les erreurs. Un tracé n'est qu'un document; sans doute, la forme qu'il figure résulte principalement des mouvements de l'organe sur lequel a été appliqué l'appareil, mais cette forme est aussi influencée, dans des proportions qui sont loin d'être négligeables, par l'inévitable imperfection de cet appareil même, qui intercepte certains mouvements, en modifie d'autres et en crée parfois de supplémentaires.

Si l'on ne tient pas compte de ces diverses causes d'erreur, on en arrive, comme l'avait fait Lorain, à considérer la forme d'un tracé comme la représentation exacte du pouls, alors qu'elle n'en est souvent que la déformation : Le lieu où l'appareil est appliqué, la pression qu'il exerce sur l'artère, la résistance opposée au style inscripteur par la surface de papier sur laquelle il court, sont des conditions multiples qui interviennent, chacune pour leur part, dans cette déformation et changent, en fin de compte, un tracé, au point de le rendre méconnaissable. Voyez ceux que je mets sous vos yeux; serait-il possible, tant leurs aspects sont différents, d'imaginer qu'ils ont été recueillis sur le même sujet? Il en est cependant bien ainsi et, pour modifier de la sorte la forme de ces tracés, il m'a suffi de faire varier les conditions extrinsèques dont je vous parlais tout à l'heure, notamment la pression du levier sur la surface de l'artère.

Si vous avez toujours présente à l'esprit la possibilité de ces déformations artificielles des tracés, vous verrez s'évanouir, ou se réduire à néant, nombre de particularités signalées tour à tour comme caractéristiques de certaines formes de pouls, voire de certains troubles cardio-vasculaires.

D'une façon plus générale, ce souvenir vous mettra en garde contre la valeur excessive, que nombre d'auteurs attribuent à la forme présentée par les tracés sphygmographiques. Il n'est pas de jour, actuellement encore, et tout averti que l'on soit de sa médiocre signification, où la méthode graphique, réduite à ce que je viens de vous dire, ne soit appelée à l'aide pour prouver l'excellence de telle ou telle médication, et où elle ne réponde alors, de la façon qu'on lui demande, en confirmant le bien fondé de ce que l'on avance.

II. — **Technique de la méthode graphique.** — Examinons ensemble et en détail la technique de la méthode graphique appliquée à la clinique, et voyons les causes d'erreur qu'elle peut comporter. Pour ce qui nous intéresse plus particulièrement, souvenez-vous que la méthode sera utilisée pour inscrire les battements du pouls, ceux du cœur, et les soulèvements de certaines régions du système vasculaire. Nous aurons donc à parler d'inscriptions simultanées, et pour que celles-ci aient toute leur valeur, il faudra qu'elles soient recueillies dans des conditions de fidélité absolue. Vous y parviendrez facilement, malgré la difficulté apparente, si vous voulez bien vous astreindre aux précautions que je vais vous indiquer.

A). — *Sphygmographe direct de Marey.* — Tout appareil propre à inscrire les mouvements d'une région quelconque

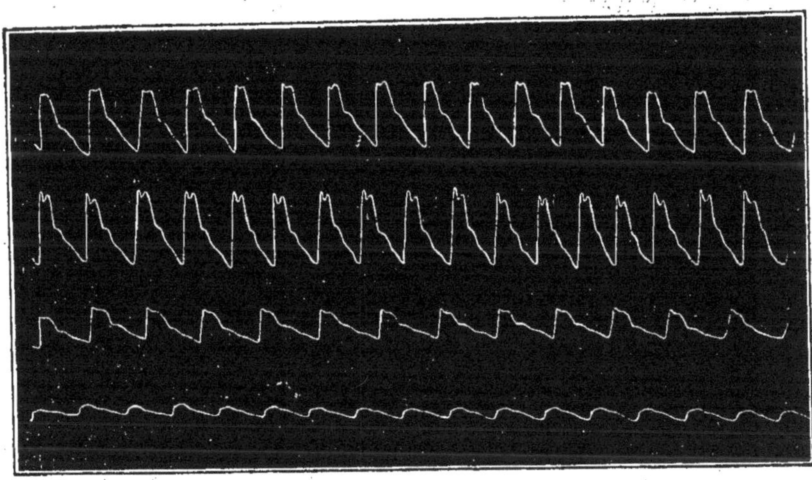

Fig. 8. — Déformations du tracé radial provoquées par la compression progressive du vaisseau. Les quatre tracés, qui se succèdent de haut en bas, ont été pris chez le même individu à quelques secondes d'intervalle, dans des conditions identiques. Seule la compression exercée par le levier du sphygmographe sur l'artère a été de plus en plus forte (Sphygmographe direct de Marey).

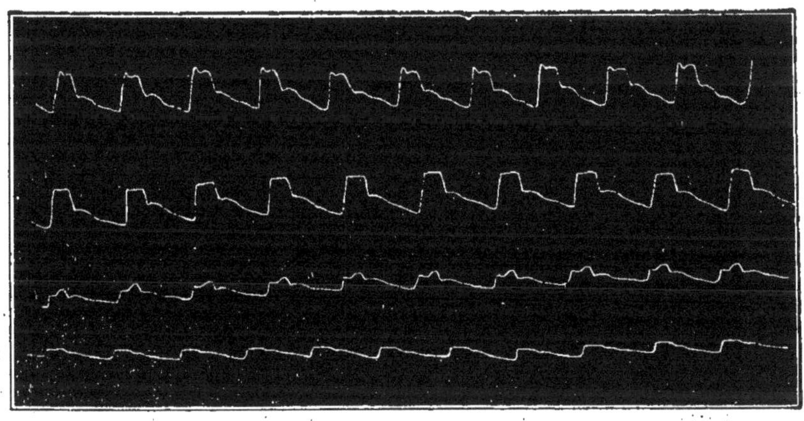

Fig. 9. — Équivalente de la précédente : a été recueillie chez le même malade, mais à l'aide du sphygmographe à transmission. Remarquer que, au cas même où la compression de l'artère est minime, les détails du pouls sont moins nettement indiqués. Dans le 3e tracé, anacrotisme.

de l'appareil circulatoire peut être schématiquement décrit comme composé de trois parties : l'une qui recueille les mouvements, la seconde qui les transmet, la troisième qui les enregistre.

Le sphygmographe direct de Marey est un excellent instrument parce qu'il supprime les erreurs possibles dues à la transmission. Ses différentes parties sont, en effet, solidaires les unes des autres et l'on peut considérer que les mouvements sont bien enregistrés tels qu'ils se sont produits.

Les modifications que l'on pourra constater sur les tracés dépendront donc souvent d'une application défectueuse de l'appareil ou de la pression plus ou moins forte qu'il exercera sur l'artère. C'est à cette dernière condition que sont dues les formes si différentes des tracés que je viens de vous montrer ; son influence est si prépondérante que, comme je vous l'ai dit également, et à part quelques particularités bien spéciales à certaines affections : le crochet de l'insuffisance aortique, le plateau de la sclérose artérielle, il n'y a pas à faire grand fond sur la forme présentée par un tracé.

Cependant ces réserves faites, si l'on pouvait se contenter, pour les études qui nous intéressent, du sphygmographe direct de Marey, les résultats qu'on en obtient seraient facilement utilisables pour la clinique. Malheureusement il devient insuffisant quand on veut recueillir simultanément des tracés en différentes régions du système vasculaire, tracés qui doivent s'inscrire sur un appareil enregistreur unique et dont la comparaison fournira des données du plus grand intérêt.

B). — *Inscriptions simultanées et appareils à transmission aérienne.* — Pour obtenir des tracés comparés, on est forcé de recourir aux appareils à transmission aérienne, singulièrement plus compliqués, et avec lesquels les causes d'erreur se multiplient.

Dans ces instruments, la partie qui recueille les mouvements à étudier et celle qui les inscrit sont complètement indépendantes et peuvent être placées à distance l'une de l'autre. Mais il est facile de les rendre solidaires. Chacune est, en effet, munie d'une chambre à air (ou tambour) bien close, limitée d'un côté par une paroi métallique, de l'autre par une membrane de caoutchouc, et dont la cavité ne communique avec le milieu extérieur que par un orifice tubulaire. En fixant sur l'orifice de chacun des tambours un tuyau de caoutchouc qui s'y adapte hermétiquement, on réalise un espace complètement fermé, dans l'intérieur duquel l'air vibre au moindre choc et transmet intégralement, d'une membrane à l'autre, les impulsions qui se font sentir à l'une des extrémités du système.

Ainsi les pulsations qui ont impressionné l'organe récepteur sont reproduites par l'organe enregistreur, et impriment à la tige mobile dont il est pourvu (levier ou style), des oscillations qu'il est aisé d'inscrire sur une surface lisse.

Ces appareils sont un peu moins sensibles que les appareils directs : mais on passerait facilement sur ce faible inconvénient, s'ils n'avaient le défaut plus grave de créer de toutes pièces de nouvelles déformations des tracés, c'est-à-dire de nouvelles causes d'erreur.

Parmi celles-ci, les unes sont dues à la réaction propre des tambours, d'autres à la présence du tube de caoutchouc interposé, d'autres enfin aux conditions particulières dans lesquelles on est amené à faire fonctionner les leviers inscripteurs.

Chaque fois qu'un choc trop brusque vient frapper un tambour, il entraîne, en dehors de la vibration et du mouvement consécutif du levier auxquels il donne directement naissance, une déformation du tambour qui, pour reprendre sa forme primitive, ne peut manquer d'accomplir un ou plusieurs mouvements supplémentaires. Ces déplacements, régulièrement communiqués au levier, sont inscrits par lui; si bien que l'appareil répond par plusieurs oscillations à une secousse unique.

La présence du tube d'union en caoutchouc introduit encore des causes d'erreurs inattendues. On croirait volontiers que n'importe quel tube, pourvu qu'il soit hermétique, peut être employé sans inconvénient. Il n'en est rien ; et on doit tenir le plus grand compte de sa largeur et de sa longueur. Un tuyau large ne peut être utilisé, car, s'il transmet bien les vibrations, il en crée aussi de nouvelles, assez fortes pour imprimer au levier enregistreur des mouvements appréciables. Dans un tuyau long, certaines vibrations peuvent se perdre. De plus, bien que les ondes vibratoires progressent très rapidement à son intérieur, elles finissent par mettre un temps appréciable à le parcourir en totalité et n'arrivent au mécanisme inscripteur que sensiblement après le moment où elles se sont produites. Ce retard, d'ordinaire indifférent si l'on prend un seul tracé, pourrait cesser de l'être si l'on en recueille plusieurs simultanément. Dans ce cas, les rapports chronologiques des mouvements qui se marquent sur chaque courbe étant surtout dignes d'intérêt, il est de la plus grande importance que le temps qui s'écoule entre leur production et leur inscription sur le papier soit le même pour tous : et comme la majeure partie de ce temps est employée à la traversée du tube de caoutchouc, les tubes qui réunissent chaque récepteur à l'enregistreur correspondant doivent être de la même longueur, faute de quoi les rapports chronologiques des mouvements respectifs seront faussés

Une dernière cause d'erreur tient à la nécessité, avec des appareils à transmission, d'employer comme leviers inscripteurs des tiges spéciales ou tout au moins disposées d'une façon particulière.

Aucun levier, quel qu'il soit, n'exécute avec une fidélité absolue les mouvements qui lui sont transmis. Après toute impulsion trop violente ou trop rapide, il ne manque pas d'être entraîné par la force d'inertie, au-delà du point où il devrait s'arrêter; il peut même exécuter de ce fait un mouvement supplémentaire. Ces mouvements surajoutés sont réduits au minimum lorsque, comme dans le sphygmographe direct, le levier inscripteur est sous la dépendance directe du reste de l'appareil et est maintenu par lui. Mais il n'en est pas de même dans les appareils à transmission. Avec ceux-ci, le style se trouve beaucoup plus libre, n'étant relié qu'à la membrane mobile et déformable d'un tambour ; de plus, comme une partie des mouvements à étudier risque de se perdre ou de s'atténuer outre mesure dans le long parcours des tubes, on est amené à augmenter considérablement la sensibilité du levier, et il est difficile d'y réussir sans sacrifier une grande partie de son exactitude.

Pour donner au levier la faculté de répondre aux plus faibles mouvements que lui communique le tambour, on est, en effet, conduit à employer l'un des deux dispositifs suivants : ou bien on répartit toute la masse du levier en avant de l'axe suivant lequel il se déplace, ce qui le rend d'une sensibilité exquise, mais augmente, dans une large mesure, les erreurs dues à l'inertie ; ou bien on laisse derrière cet axe un contre-poids qui fait équilibre à l'inertie, mais, en diminuant les causes d'erreurs qui proviennent de celle-ci, on nuit à la sensibilité du levier. Dans le premier cas, les tracés auront une grande amplitude, mais ils seront souvent faux ; dans le second, leur course sera plus réduite, mais leur exactitude sera plus grande.

Les amateurs de beaux tracés préfèrent les premiers ; je vous conseille de vous contenter des seconds, que vous pourrez faire ultérieurement amplifier si vous voulez rendre quelques détails plus apparents.

J'ajouterai qu'il y a entre ces deux écueils, dont le premier est le plus dangereux, une solution optima qui permet de donner aux tracés le maximum d'amplitude avec le minimum d'erreur.

Les tambours et leviers construits par M. Boulitte, que j'emploie dans mes recherches cliniques, sont parfaits à cet égard; j'utilise de même le sphygmographe à transmission et le cylindre enregistreur de Marey, également établis par ce constructeur.

Certains auteurs font au cylindre enregistreur deux reproches, dont l'un au moins peut paraître justifié. Le premier est que le mouvement qui entraîne l'appareil n'a pas toujours la régularité désirable. Or, ceci n'a qu'une médiocre importance, si l'on a soin d'inscrire en même temps que les tracés le temps suivant lequel ils s'inscrivent eux-mêmes. D'ailleurs on peut perfectionner l'appareil en y adaptant le régulateur de Foucault. J'ai contrôlé les cylindres dont je me sers et je les ai trouvés très suffisamment réguliers pour les besoins de la clinique.

Enfin, que l'on emploie ou non le régulateur de Foucault, il est loisible de faire varier la vitesse d'entraînement du cylindre de la façon la plus appropriée aux recherches que l'on doit effectuer.

Le second reproche, plus valable, est relatif à l'étendue de la surface d'inscription. Celle-ci est toujours limitée avec les cylindres dont nous faisons usage, et ne va pas plus loin que le déroulement même de ces appareils, recouverts, comme vous le savez, de noir de fumée ; cela peut être un défaut, car il est parfois nécessaire de recueillir les mouvements à étudier pendant un temps relativement considérable, et il arrive que l'accident qui interrompt la suite régulière de ces mouvements et que l'on désire justement connaître, ne se reproduise qu'à des intervalles éloignés, échappant à une inscription de trop courte durée.

Aussi, de nombreux auteurs ont-ils abandonné le mode d'enregistrement sur le cylindre enduit de noir de fumée pour s'adresser seulement aux appareils qui permettent le déroulement ininterrompu d'une feuille de papier blanc sur laquelle le tracé s'inscrit en noir, au moyen d'une plume chargée d'encre. Les avantages de ce second procédé paraissent d'abord précieux. Il évite, en effet, les manipulations successives nécessitées par l'emploi du cylindre : noircissement du papier, fixation du tracé, etc... Enfin, il permet une inscription de durée presque indéfinie. Mais il y a une contre-partie. Je ne parlerai pas des inconvénients accessoires : nettoyage et remplissage des réservoirs, des plumes, à chaque examen ; il y a plus. Ces appareils ne peuvent naturellement fonctionner qu'au moyen de styles métalliques, c'est-à-dire lourds, et surtout mal équilibrés à cause de l'obligation d'adapter à leur tête un réservoir à encre, d'un poids relativement considérable. Cette disposition diminue, dans une certaine mesure, la sensibilité de l'appareil dont elle augmente par contre l'inertie. Il en résulte que les tracés comportent moins de détails propres aux mouvements que l'on veut recueillir et plus de déformations imputables à l'appareil lui-même. Cependant M. J. Mackenzie a fait construire, suivant ce dernier modèle, un polygraphe très commode et très portatif, qui est à coup sûr un instrument précieux et très convenable pour les besoins de la clinique.

Excusez-moi, Messieurs, d'avoir retenu longtemps votre attention sur un sujet aussi fastidieux en apparence que celui de la technique de la méthode graphique. Malgré l'ennui qui a pu en résulter pour vous, un pareil exposé était nécessaire, à en juger par les erreurs que l'on commet tous les jours en attribuant une valeur pathologique à certains accidents des tracés alors que leur production est purement artificielle.

c). — *Notation du temps et repérage des tracés.* — Puisque j'en suis à ce chapitre, vous me permettrez encore de vous signaler deux précautions indispensables pour une bonne interprétation de la méthode graphique. La première est d'adjoindre toujours aux tracés l'inscription du temps, soit en secondes, soit en cinquièmes ou cinquantièmes de seconde. Elle peut être obtenue par un métronome, un pendule ou une montre. De ces trois instruments, le pendule est théoriquement le meilleur, à cause de sa grande exactitude et de la rapidité de ses oscillations qui peuvent marquer jusqu'au 1/100e de seconde ; mais, dans les conditions habituelles, le chronographe de Jaquet ou les autres appareils donnant le 1/5e de seconde sont parfaitement suffisants.

La seconde précaution, également indispensable, consiste à « repérer » exactement les tracés obtenus. Il est clair que si l'on veut interpréter convenablement des tracés comparatifs et rapprocher les unes des autres certaines de leurs particularités, on doit d'abord être sûr de leur concordance. Ce repérage peut être facilement établi pour des appareils comme celui de Mackenzie où il répond à des lignes droites ; il suffit d'en tracer une en un point déterminé pour qu'elle serve de point de repère à tout le tracé. On n'a plus alors qu'à mesurer la distance qui sépare de cette ligne tel détail que l'on veut étudier, pour en reporter l'intervalle sur le deuxième ou le troisième tracé pris, et établir ainsi une concordance exacte.

Il n'en est pas de même avec nos appareils à cylindre où l'inscription se fait suivant une ligne courbe. La concordance existe parfois entre des points qui sont très éloignés de l'axe de cette courbe. Cela est vrai surtout si les tracés présentent une très grande amplitude. Pour obtenir alors des repères synchrones, vous procéderez de la façon suivante : sitôt les tracés pris, vous abaisserez les styles à nouveau sur le papier, au point même que vous voulez repérer, sans que leur situation respective ait été changée, et vous ferez décrire *à chacun d'eux* un arc de cercle qui coupera, en un point déterminé, le tracé qu'il vient de figurer. Les points d'intersection seront rigoureusement synchrones, pourvu que la pression des styles sur le papier soit restée la même. M. Pachon a imaginé un système d'excentrique que nous avons adapté à nos appareils et qui permet de procéder pour cela avec la plus rigoureuse exactitude.

Je vous donne ici un exemple des résultats obtenus et, sur la figure 10, ce n'est qu'en observant la précaution indiquée que l'on peut être convaincu de la parfaite concordance du point + base du soulèvement radial avec le doint + marqué sur le tracé supérieur. Ce dernier n'apparaît à une aussi grande distance du premier que parce qu'il est situé sur la partie la plus supérieure de la courbe décrite par le style inscripteur, courbe cependant synchrone à celle

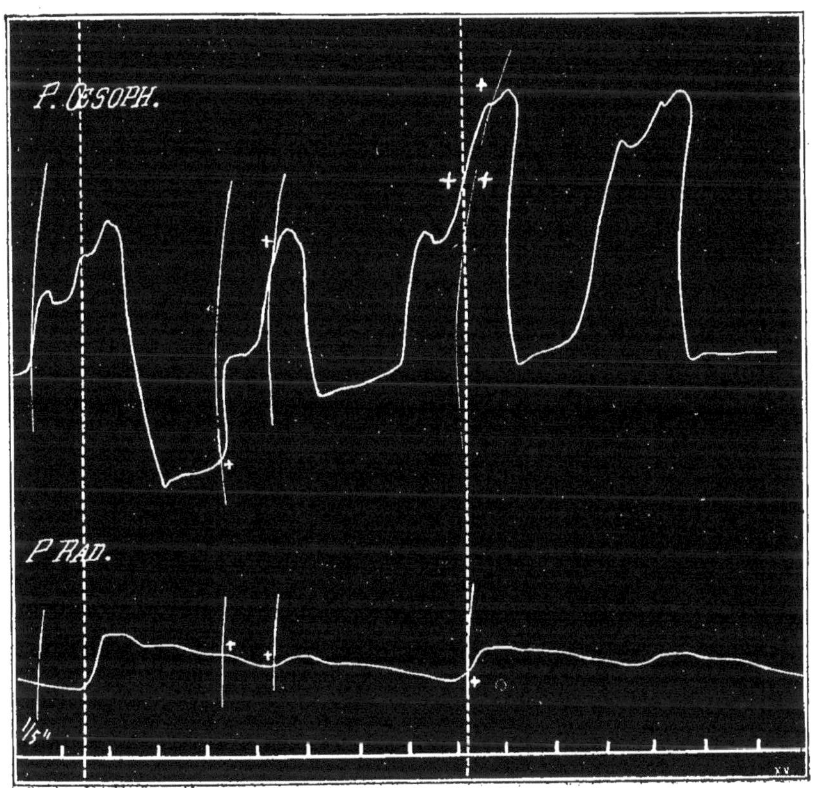


Fig. 10. — Repérage de tracés comparés pris avec un appareil à cylindre. Les points concordants des deux tracés + +, marqués par des repères courbes, ne paraissent pas, au premier abord, se correspondre, à cause de la hauteur du tracé supérieur. Un repère droit, partant d'un point donné de la courbe inférieure, rencontrerait la supérieure très en avant du point où celle-ci est atteinte par le repère exact.

qui a permis d'inscrire le point + inférieur. Cette recommandation d'un repérage exact des tracés ne me paraît pas inutile ; elle serait superflue pour des physiologistes, mais il est bon de la rappeler à des médecins, étant donné le nombre de ceux qui ne semblent pas s'en être souciés !

III. — **Indications données par la méthode graphique.** — Nous voici, Messieurs, en possession de tous les renseignements nécessaires à l'emploi de la méthode graphique et à la bonne interprétation de ses résultats. Je n'ai plus qu'à vous dire comment nous en userons dans les recherches que nous avons à faire ensemble.

Il ne manque pas de régions du système circulatoire où nous puissions fixer nos appareils pour étudier la façon dont il fonctionne et, en particulier, pour connaître le rythme propre du cœur. L'artère radiale, la surface précordiale, notamment la pointe du cœur, l'hypocondre droit, les veines jugulaires sont le siège habituel de soulèvements perceptibles à nos instruments, et qui, convenablement interprétés, nous renseignent sur le mode de propagation du sang dans les artères, le cœur et le système veineux superficiel ou profond. Dans ces dernières années, la technique s'est encore enrichie de l'enregistrement direct des mouvements de l'oreillette gauche par la voie œsophagienne et de l'inscription des phénomènes électriques de la contraction cardiaque. Nous aurons à passer successivement en revue tous les procédés particuliers qui dérivent de ces diverses méthodes d'examen et à juger de la valeur des renseignements qu'ils peuvent nous fournir.

A). — *Pouls radial.* — L'exploration du pouls radial par le sphygmographe, direct ou à transmission, vous est connue, je n'y insisterai pas. Je vous ai signalé également les erreurs qui peuvent résulter de l'application défectueuse de l'appareil et je vous rappellerai seulement que, pour les études qui vont suivre, nous aurons bien plus à tenir compte du rapport chronologique du soulèvement artériel avec les soulèvements cardiaques ou jugulaires, que de la forme même du tracé radial.

B). — *Cardiogramme.* — L'inscription des mouvements du cœur par l'exploration directe de la paroi, à l'endroit où ils se manifestent, n'est pas chose aussi aisée qu'on l'avait cru tout d'abord. Cependant les travaux de Chauveau et de Marey, qui nous avaient permis de connaître avec exactitude la succession des phénomènes qui préparent ou accompagnent la contraction cardiaque, avaient fait concevoir l'espérance de transporter dans l'observation clinique les résultats obtenus par ces physiologistes. Cette espérance est loin d'être toujours réalisée et même il n'est pas habituel de reproduire, à l'aide du cardiographe, appliqué sur la poitrine, la forme des tracés recueillis sur l'animal par Chauveau et Marey. C'est qu'en effet, les battements apexiens ne sont pas toujours transmis à la paroi dans les mêmes conditions. Parfois la pointe du cœur se dissimule derrière un espace intercostal; et la partie qui donne des soulèvements perceptibles est notablement située au-dessus ou au-dessous d'elle. De plus, il suffit souvent de faire varier la position du sujet pour que les tracés cardiographiques présentent des aspects très différents. M. Pachon a insisté avec juste raison sur ce point, et il a montré que ces tracés ne peuvent être de quelque valeur que s'ils sont recueillis dans le décubitus latéral gauche. Alors ils sont presque toujours assez semblables entre eux et presque superposables aux cardiogrammes de Chauveau et Marey.

Roy et Adami sont allés jusqu'à dénier toute signification aux tracés obtenus sur l'homme en prétendant que, toutes choses égales d'ailleurs, et pour une même position, ces tracés pouvaient varier du tout au tout suivant la pression plus ou moins grande du bouton du cardiographe. Cette assertion nous paraît très exagérée si l'on suit les précautions indiquées par M. Pachon.

En résulte-t-il que les tracés cardiographiques soient d'une rigueur qui autorise à trouver en eux des points de repère précis pour les mouvements qu'il nous importe de connaître ? Une conclusion aussi simpliste ne serait malheureusement pas légitime et l'interprétation des tracés de la pointe du cœur a donné lieu à de nombreuses controverses.

Il est difficile d'admettre, sans discussion, que le pied du soulèvement, donné chez l'homme par le cardiographe, corresponde exactement au début même de la systole ou, autrement dit, à l'instant précis où s'ouvrent les valvules sigmoïdes artérielles. Si les physiologistes, comme l'a marqué Potain, s'accordent pour accepter comme valables, et comparables aux tracés cardiographiques de Chauveau et Marey, les tracés recueillis sur l'homme dans des conditions données, ils sont loin de les interpréter de la même façon. Sur le cardiogramme normal que voici (voir fig. 11), le point correspondant au début vrai de la systole cardiaque, c'est-à-dire à l'ouverture des sigmoïdes artérielles, est placé par Marey au sommet de la ligne d'ascension, par Landois vers le milieu, par Martius au pied même de cette ligne et par Paul Hilbert un peu en avant. Dans le premier cas, la portion progressivement ascendante serait presque toute entière présystolique, aussi bien qu'une notable partie de la ligne d'ascension qui la suit. D'après Potain, elles auraient, dans certains cas pathologiques tout au moins, une origine auriculaire.

Pour Chauveau et Pachon, elles seraient dues à l'*intersystole* cardiaque; cette intersystole résulterait de la contraction des muscles papillaires et pourrait être envisagée « comme une phase préparatoire de tension préalable des valvules auriculo-ventriculaires ».

Nous n'avons pas à prendre parti dans les débats auxquels ces interprétations différentes ont donné lieu, encore bien que les constatations que nous avons pu faire, par l'emploi de la méthode d'inscription œsophagienne des battements auriculaires, nous conduisent à ne pas rejeter complètement le rôle de l'oreillette dans la production du soulèvement présystolique. Aussi sommes-nous toujours en droit de demander aux physiologistes s'ils se sont enfin mis d'accord sur le point du tracé cardiographique de l'homme correspondant exactement au début vrai de la systole cardiaque, c'est-à-dire à l'ouverture des valvules artérielles. Jusque là nous devons tenir ces cardiogrammes, fussent-ils recueillis avec toute la rigueur désirable, comme peu propres à nous servir de repères fidèles dans l'interprétation des différents phénomènes qui se passent dans le cœur, au cours de la contraction de ses diverses cavités.

Certains auteurs, Mackenzie notamment, n'ont cependant pas perdu toute confiance dans les tracés cardiographiques. Tout en considérant ces tracés comme beaucoup moins instructifs, en général, que ceux de la jugulaire et de la radiale, Mackenzie n'a jamais cessé d'affirmer qu'on pouvait tirer de leur forme même des renseignements précis sur le fonctionnement cardiaque. Voici sur quoi se base cette affirmation, qui paraît cadrer assez mal avec ce que nous enseigne par ailleurs la méthode graphique.

On sait depuis longtemps que la systole ventriculaire

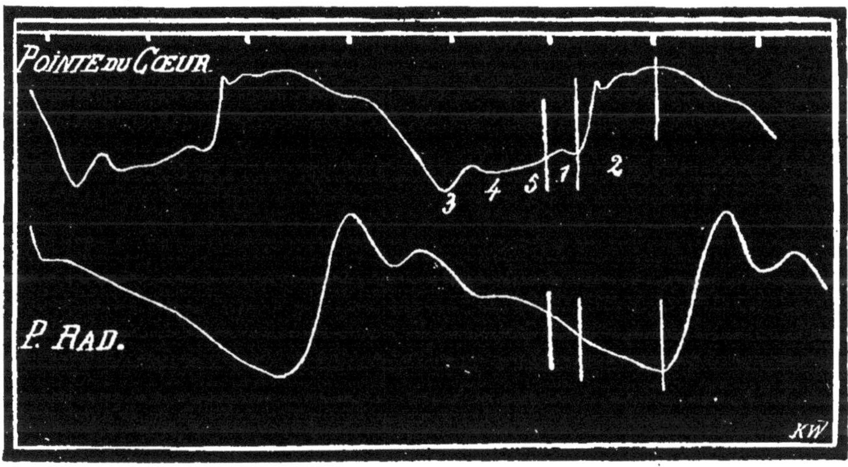


Fig. 11. — Forme typique du tracé de la pointe du cœur. 1. Soulèvement présystolique. 2. Début de la systole. 3. Dépression et ressaut postsystolique. 4-5. Diastole. Le temps est marqué en 1/5e de seconde.

peut s'exprimer sur les courbes apexiennes de deux façons opposées. Tantôt elle prend la figure d'un soulèvement, et tantôt celle d'une dépression (cardiogramme interverti). D'après Mackenzie, le premier de ces deux aspects représenterait le cardiogramme du ventricule gauche et le second celui du ventricule droit.

Le premier s'observerait quand, le cœur n'étant pas distendu, la pointe est formée par le ventricule gauche. Le second se rencontrerait au contraire quand, les cavités cardiaques étant dilatées, le ventricule droit repousse son congénère sous l'aisselle, l'éloigne des espaces intercostaux, le remplace dans sa situation superficielle, et bat seul au niveau de la paroi. Ainsi, le cardiogramme négatif aurait une signification précise : il devrait être tenu pour un phénomène pathologique et nous révèlerait un état fonctionnel particulier du cœur.

Cette façon de voir ne peut malheureusement être adoptée intégralement, car de nombreux travaux physiologiques, dont Mackenzie ne paraît pas avoir tenu un compte suffisant, s'accordent assez mal avec la conception de l'auteur.

On sait, depuis Chauveau et Marey, que le cardiogramme positif, qui seul traduit exactement l'élévation systolique de la pression intracardiaque, est celui qu'on obtient le plus souvent lorsque le bouton cardiographique est exactement placé sur la pointe d'un cœur normal. Mais il ne s'ensuit nullement que le cardiogramme négatif ait un sens pathologique. Il est simplement attribuable à une application défectueuse de l'appareil enregistreur qui, au lieu de porter directement sur la pointe du cœur, s'égare sur les parties adjacentes. Celles-ci sont, vous le savez, attirées vers l'intérieur du thorax, au moment même de la systole, par suite de la rétraction active des masses ventriculaires, ce qui se traduit par une dépression corrélative du tracé.

Ces faits, qui sont amplement démontrés, s'opposent à ce qu'on admette, sans discussion, la doctrine de Mackenzie.

Cet auteur a eu le mérite de constater que dans le cas où les cavités droites sont distendues, le cardiogramme ne traduit plus, pour les raisons exposées tout à l'heure, les mouvements du ventricule gauche et qu'il se présente souvent alors sous sa forme négative. Mais de là à attribuer à cette variété de tracés un caractère pathologique immuable et déterminé, il y a un abîme que, pour notre part, nous ne saurions franchir. Ne suffit-il pas que, dans des conditions d'ailleurs physiologiques, la pointe du cœur batte derrière une côte, pour que les soulèvements accessibles s'inscrivent négativement. Ne peut-il arriver également que, du fait même de l'asystolie, cette pointe, jusqu'alors cachée, devienne, par le refoulement du cœur, plus apparente, redonnant alors au tracé sa forme positive ? Ne voit-on pas enfin des cas où cette dernière forme coïncide, à n'en pas douter, avec des dilatations certaines et parfois considérables du ventricule droit ? Pour toutes ces raisons, il ne nous paraît pas possible d'accepter complètement les conclusions de Mackenzie, malgré la part de vérité qu'elles peuvent contenir.

Nous avons d'ailleurs assez de moyens fidèles de diagnostiquer l'insuffisance cardiaque, pour nous dispenser de prendre en considération les indications données par les tracés cardiographiques, alors que l'on discute encore sur la valeur exacte de leurs modifications.

c). — *Inscription des soulèvements jugulaires et leur interprétation.* — La méthode qui consiste à recueillir sur les tracés les soulèvements de la veine jugulaire est, à coup sûr, bien plus féconde que la précédente.

Je vous ai rappelé, dans la première de ces conférences, que l'importance de cette méthode avait été pressentie par Stokes, et que cet auteur avait même affirmé, ce qui était bien audacieux pour l'époque où il écrivait, que l'examen des mouvements des veines jugulaires pourrait peut-être nous donner d'utiles indications sur le rythme normal du cœur. Cette prévision devait mettre longtemps à se réaliser; elle ne le fut que grâce aux recherches simultanées des physiologistes et des médecins.

En 1867, Friedreich et Potain eurent l'idée d'inscrire avec les instruments de Marey les soulèvements des veines jugulaires. Friedreich n'obtint, à vrai dire, que des résultats grossiers, car il faisait usage du sphygmographe de Marey, peu convenable pour ce genre d'exploration. Potain, de son côté, recueillit les battements de la jugulaire à l'aide d'un petit entonnoir de verre qui faisait office de stéthoscope et qui, par un tube de caoutchouc, transmettait les impulsions reçues au tambour de l'annexe que Marey avait ajouté à son instrument pour le transformer en cardiographe. Ce dispositif permettait d'inscrire simultanément, sur un même tracé, les soulèvements de la jugulaire et ceux de la radiale. Potain put même y ajouter les battements du cœur, et il obtint des graphiques superposés qui sont encore actuellement des modèles du genre. Il n'est que juste de rappeler que mon vénéré maître fut ici, comme en bien d'autres circonstances, non seulement un précurseur, mais encore un artisan accompli d'une des méthodes les plus utiles qui aient servi à l'étude des affections de l'appareil cardio-vasculaire. Il eut le grand mérite de reproduire fidèlement, dans ses tracés, les élévations et les abaissements qui se rencontrent dans les veines jugulaires à l'état physiologique, de noter les variations qu'ils peuvent subir dans certains états pathologiques et surtout de montrer que l'interprétation des courbes veineuses n'avait de valeur que si on les comparait à d'autres tracés, recueillis en des régions différentes de l'appareil circulatoire. Aujourd'hui encore, c'est de la technique proposée par Potain que l'on fait usage, et c'est, comme il l'a indiqué, de la comparaison des tracés graphiques que l'on tire les renseignements les plus utiles à la connaissance du rythme du cœur et de ses anomalies.

L'inscription des soulèvements de la veine jugulaire nécessite l'emploi d'appareils à transmission ; elle se fait de préférence du côté droit du cou, où les veines sont généralement beaucoup plus apparentes, comme d'ailleurs les souffles qui prennent naissance dans les mêmes vaisseaux.

Habituellement la région où les ondulations ont leur plus grande amplitude est située immédiatement au-dessus de la clavicule, assez près de l'extrémité interne de cet os, et correspond au bulbe ou sinus de la veine jugulaire interne. C'est donc en ce point que sera pratiquée le plus souvent l'exploration. Toutes les fois qu'on procédera ainsi, la tête du sujet devra être inclinée du côté examiné, de façon à relâcher le muscle sterno-mastoïdien qui recouvre la veine, et dont la contraction peut masquer les soulèvements.

Mais la disposition et le volume respectif des veines du cou sont on ne peut plus variables, et assez souvent le tronc le plus pulsatile sera situé assez loin du lieu que nous venons d'indiquer, et même sur le trajet de la jugulaire externe. Dans ce cas, il est inutile de tenter, au niveau du bulbe jugulaire, l'inscription de mouvements imperceptibles : c'est sur la région battante qu'on devra faire porter l'exploration, et alors il sera souvent avantageux d'incliner la tête du malade du côté opposé à celui où l'on se tient.

Vous voyez, en somme, que la seule règle précise consiste à chercher le lieu où les battements sont les plus évidents, avec l'attitude qui les fait le mieux apparaître, et à les recueillir là où ils sont manifestes.

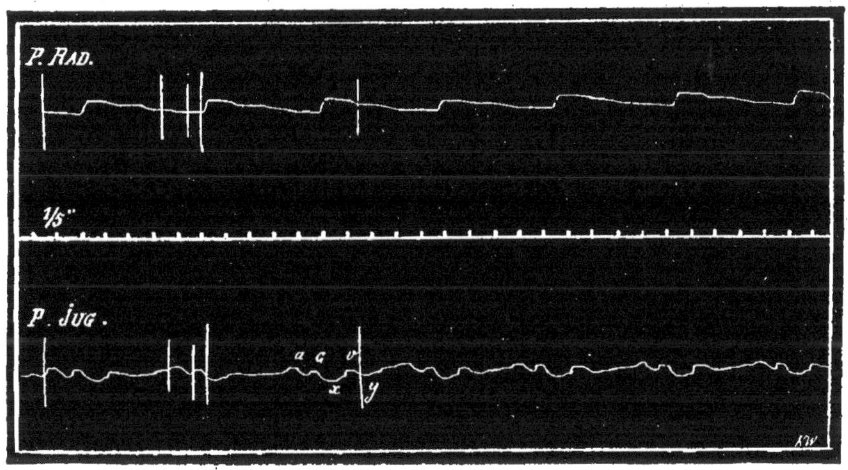


Fig. 12. — Pouls jugulaire normal. Les oscillations, quoique très distinctes, sont petites, car il s'agit d'un sujet sain et indemne de toute affection cardio-vasculaire. Le soulèvement *v* est composé de deux ondulations successives.

Pour cela, on peut employer soit une capsule d'aluminium, comme le fait Mackenzie, soit un petit entonnoir en verre comme celui dont se servait Potain, l'un ou l'autre étant appliqué exactement pour avoir une transmission fidèle des mouvements, mais faiblement, pour empêcher une inscription trop exclusive des battements carotidiens, d'ordinaire beaucoup plus forts que ceux de la veine. Souvent, d'ailleurs, les battements artériels seront enregistrés, quoi qu'on fasse, et les tracés obtenus seront mixtes, ce qui est sans grand inconvénient si l'on a soin de dissocier ce qui appartient aux deux vaisseaux dans la courbe commune. Il est facile d'y parvenir en recueillant simultanément le pouls d'une artère, manière de faire qui s'impose encore pour une série d'autres raisons que je préciserai plus tard.

Examinons maintenant le tracé obtenu par ce moyen et voyons les accidents qu'il présente (voir fig. 12).

Vous y remarquerez tout d'abord une série de soulèvements et de dépressions qui se succèdent régulièrement et dont nous aurons eu soin d'établir la concordance avec la pulsation radiale et le battement de la région apexienne.

Pour chaque révolution cardiaque, le tracé jugulaire comprend trois soulèvements *a*, *c*, *v*, séparés par deux affaissements *x* et *y*.

Si nous faisons provisoirement abstraction du soulèvement *c*, dont la nature encore incertaine demande à être étudiée à part, nous restons en présence de quatre événements dont l'ordre et la signification sont faciles à établir.

Le rapport chronologique du soulèvement *a* avec les mouvements du cœur se déduit aisément de la place même où il se trouve sur le tracé. Il correspond à la systole de l'oreillette et dépend directement de l'élévation de la pression dans l'intérieur de cette cavité : *a* est donc présystolique.

L'affaissement *x* qui le suit est contemporain de la chute de cette même pression auriculaire, à la fin de la systole de l'oreillette, au moment où le ventricule entre à son tour en contraction.

La signification des deux phénomènes qui sont marqués par *a* et *x* n'est pas douteuse, car ils se retrouvent sur les tracés pris directement dans l'oreillette, chez l'animal, avec les mêmes caractères que sur la courbe jugulaire.

Le soulèvement *v*, qui vient ensuite, a été appelé par Mackenzie onde ventriculaire, parce que cet auteur l'a attribué à l'accumulation du sang dans l'oreillette, pendant que se termine la systole ventriculaire.

Il est possible d'ailleurs que d'autres éléments contribuent à sa production. On peut en effet admettre que ce soulèvement dépende du refoulement des valves tricuspides vers l'oreillette, et d'une diminution de la capacité de cette dernière. Ces valves sont, on le sait, moins fortement tendues par leurs muscles papillaires à la fin de la systole, et, comme la pression intra-ventriculaire est cependant encore supérieure à la pression intra-auriculaire, on comprend qu'elles aient, à cet instant, tendance à faire saillie dans l'intérieur de l'oreillette. Peut-être aussi faudrait-il incriminer le retour à sa position de repos du septum auriculo-ventriculaire, abaissé au début de la systole ventriculaire. Ces causes diverses aboutissent, en tout cas, aux mêmes effets qui sont une diminution de la capacité de l'oreillette, et, pour ce qui nous intéresse plus particulièrement, un gonflement consécutif des veines afférentes se propageant jusque dans les troncs cervicaux.

Il se peut que le soulèvement *v* soit dû, tantôt à l'une, tantôt à l'autre de ces influences; ce qui tendrait à le faire croire, c'est qu'il apparaît à des moments variables et qu'il se dédouble fréquemment en deux ondes jumelles.

Quoi qu'il en soit, l'affaissement *y*, qui se manifeste aussitôt après lui, est d'interprétation facile. Il est incontestablement produit par l'ouverture des valves tricuspides et par le passage dans la cavité ventriculaire du contenu de l'oreillette. Si, comme nous l'avons vu, l'élévation *v* qui l'a précédé manque de fixité, cet affaissement *y* occupe au contraire, dans le tracé jugulaire, une situation invariable et constitue dès lors un point de repère très précieux, car il correspond exactement à l'ouverture des appareils auriculo-ventriculaires, c'est-à-dire au début même de la diastole.

Il est, Messieurs, un accident du tracé jugulaire dont nous avons laissé volontairement la signification en suspens; c'est celui que vous voyez désigné par la lettre *c*. Je vous ai dit qu'il méritait qu'on s'y arrêtât, car son interprétation a donné lieu à de nombreuses controverses, et l'accord à son sujet n'est pas définitivement établi.

La plus ancienne opinion, à son égard, est due à Gerhardt, qui invoqua l'ébranlement communiqué à la veine cave supérieure et à ses branches afférentes par la pulsation de l'aorte au moment de la systole ; l'onde *c* était pour lui le témoignage graphique de la répercussion de cet ébranlement. Cette explication ne paraît pas exacte, et est de plus en plus abandonnée.

Ceci dit, nous restons encore en présence de deux théories : l'une qui attribue le soulèvement *c* à des causes extracardiaques, l'autre à des causes intra-cardiaques.

Potain n'avait pas manqué de prévoir et de discuter les arguments sur lesquels chacune d'elles pouvait s'appuyer et, avec certaines réserves, il s'était rallié à la première. Elle part de ce fait que le soulèvement *c* jugulaire et le pouls carotidien sont synchrones, ou approximativement, et vous verrez tout à l'heure pourquoi je fais cette restriction ; d'où la conclusion que ce même soulèvement ne peut être dû qu'à la compression exercée par les grosses artères en diastole sur les troncs veineux du voisinage. Mackenzie adopte cette interprétation ; aussi propose-t-il d'indiquer par la lettre *c* (carotidien) le soulèvement dont il s'agit.

Je viens de vous dire que le synchronisme du soulèvement *c* et du pouls carotidien n'était qu'approximatif ; ce fait a son importance, car il a suffi pour déterminer certains auteurs à ne pas accepter la théorie précédente.

Potain en avait tenu compte : il n'avait pas omis de signaler que, dans certains cas, l'ondulation *c* anticipait légèrement sur le pouls carotidien. Aussi avait-il pensé que cette anticipation pouvait dépendre d'une cause cardiaque, qui était l'ébranlement rétrograde communiqué au système veineux cave par la systole ventriculaire, au moment où se ferment les valves tricuspides. En résumé donc, pour Potain, la cause essentielle qui produit le soulèvement *c* était d'ordre périphérique, et due au voisinage de la carotide et de la jugulaire, et ce n'est qu'accessoirement que le cœur pouvait y participer.

Nombre d'auteurs ont été plus loin et ont délibérément rejeté la théorie périphérique de l'ondulation *c*, pour attribuer exclusivement sa production à des phénomènes qui se passent dans le cœur. Je dois dire que cette interprétation a rallié beaucoup de cliniciens et la plupart des physiologistes. Fredericq et Cushny, entre autres, l'ont adoptée en se basant sur ce fait que le soulèvement *c* persiste, même si l'on se met dans des conditions expérimentales telles que toute influence carotidienne soit sûrement annihilée. On leur a, il est vrai, objecté que ce même soulèvement faisait défaut sur le tracé du pouls hépatique, où la carotide n'est plus en cause, alors qu'on devrait s'attendre à le voir persister si cet accident était d'origine cardiaque. A cela, ils ont répondu que l'éloignement relatif du système veineux hépatique suffisait à rendre compte de l'absence de ce soulèvement, la répercussion de phénomènes intra-cardiaques pouvant parfaitement impressionner la jugulaire, et ne pas se faire sentir au niveau du foie.

Enfin David et Bachmann ont repris l'étude des tracés ; ils ont montré que l'anticipation du soulèvement *c* sur le pouls carotidien était un phénomène habituel et toujours appréciable, si l'on donne aux appareils enregistreurs une très grande vitesse. Cette anticipation, selon eux, atteint même jusqu'à 2 à 4 centièmes de seconde.

Pour toutes ces raisons, les auteurs précédents admettent que le soulèvement *c* est exclusivement la répercussion d'un phénomène intra-cardiaque, contemporain de la fermeture de la valvule tricuspide. Mais quel est exactement ce phénomène ? Pour Fredericq, ce serait la brusque projection de bas en haut des valves au moment de la systole, projection qui aurait pour effet d'augmenter la pression dans l'oreillette et les vaisseaux dont elle recueille le sang.

Pour M. François-Franck, la simple secousse de fermeture de ces valves suffirait à déterminer une onde vibratoire qui se transmettrait aux veines cervicales. M. Bard, enfin, invoquerait plutôt la violente oscillation imprimée au sang par la mise en tension brusque des voiles membraneux tricuspidiens.

Sans nous soucier de ces interprétations différentes, et tout en reconnaissant que les arguments sur lesquels s'appuie la théorie intra-cardiaque sont d'une valeur indiscutable, la question primordiale que nous avons à nous poser est celle-ci : le soulèvement *c*, de quelque origine qu'il relève, constitue-t-il un point de repère fidèle pour l'étude des tracés comparatifs ? A cela on peut répondre affirmativement, car ce soulèvement occupe, par rapport à la révolution cardiaque, une situation assez fixe pour nous renseigner utilement sur la succession des phénomènes qui s'accomplissent dans le cœur.

Vous voyez donc, en résumé, Messieurs, que l'on parvient parfaitement à décomposer un tracé jugulaire en ses éléments constituants, et vous découvrez, je pense, la série des indications qu'il fournira, indications qui seront en tout cas bien supérieures à celles que nous donne le cardiogramme apexien.

En pratique, la lecture de la courbe veineuse devient facile, avec un peu d'habitude, sous la triple condition qu'elle soit *superposée* à un tracé artériel recueilli simultanément, que les *concordances* soient convenablement établies, et que le *temps* soit également inscrit.

Procédons de la sorte, et essayons de nous orienter. — Reportons-nous au tracé normal de la jugulaire, accompagné d'un tracé radial, la ligne des temps étant indiquée en cinquièmes de seconde (fig. 12). Suivant la technique que je vous ai apprise, marquons sur les tracés encore en place, en abaissant leurs styles respectifs, les accidents que nous voulons repérer. — Prenons d'abord le pied de la pulsation radiale, et établissons le point correspondant de la courbe jugulaire ; ce point ainsi fixé va nous permettre de reconstituer les principaux éléments de cette courbe. Pour cela, souvenons-nous que, de l'avis de tous les auteurs, le pouls carotidien avance d'un dixième de seconde sur le pouls radial, et que le soulèvement *c*, quelle que soit d'ailleurs sa cause, peut être considéré comme à peu près synchrone à la pulsation carotidienne. Donc, puisque le repère jugulaire que nous venons d'inscrire est contemporain de la pulsation radiale, nous n'aurons plus qu'à nous reporter en arrière, à une distance égale à un dixième de seconde, pour avoir un premier repère, qui sera le point *c* cherché. Le report peut se faire très simplement et très correctement si le repérage est établi avec des lignes droites ; il suffira que la première et la seconde soient parallèles pour que le point *c* soit établi en toute certitude. Si le tracé s'inscrit sur une surface courbe, le repérage demandera plus d'attention. Si vous n'avez pas pris soin de l'effectuer, sur place, de la façon que je vous ai dite, vous aurez encore la ressource d'y procéder, lorsque le tracé, ayant été retiré du cylindre, sera à plat devant vous. Vous évaluerez au compas la longueur du rayon qui correspond à la courbe construite par le style inscripteur des mouvements de la jugulaire, et, augmentant alors l'ouverture du compas de la valeur de un dixième de seconde, vous ferez décrire à l'instrument un arc de cercle qui coupera le tracé jugulaire à un endroit quelconque, mais répondant sûrement au point *c* que vous cherchez. Celui-ci étant connu, il sera facile de trouver le soulèvement *a* qui commence un cinquième de seconde avant lui.

Il reste enfin à déterminer le soulèvement *v*. A cette fin, nous utiliserons un renseignement précieux donné par Mackenzie. Cet auteur a constaté que le début de l'affaissement *y* qui, comme vous devez vous en souvenir, annonce sur les tracés veineux l'ouverture des valves tricuspides, coïncidait avec le dicrotisme du pouls. Rien de plus aisé alors que de repérer le point *v* qui le précède. Il suffit de marquer sur le tracé de l'artère radiale l'encoche caractéristique du dicrotisme, de reporter sur la courbe jugulaire le point synchrone qui lui correspond : celui-ci marquera la fin du soulèvement *v*.

Vous voyez qu'on arrive facilement à repérer sur un tracé jugulaire les divers accidents qu'il nous importe de connaître. La lecture en devient aisée et fidèle ; elle nous donne, d'autre part, toutes les indications utiles à l'interprétation de la série des phénomènes successifs qui se passent dans le cœur au cours d'une de ses révolutions, car elle nous enseigne la place exacte de la systole auriculaire, celle du début de la systole et de la diastole ventriculaires. Nous ne pouvons demander plus.

D) *Pouls hépatique*. — Les veines jugulaires ne sont pas les seules formations anatomiques dont les mouvements traduisent l'activité du cœur droit. On peut trouver, au cours de certains états pathologiques tout au moins, dans le domaine de la veine cave inférieure, un organe qui révèle avec la même exactitude les changements de la pression intracardiaque, et cet organe n'est autre que le foie.

Véritable éponge vasculaire, ce viscère se gorge de sang dès qu'il y a stase dans le système veineux, et devient une manière d'angiôme annexé au cœur droit, qui lui communique des battements manifestes.

Ce pouls hépatique, depuis longtemps connu des médecins, avait été déjà inscrit par Potain et Mahot ; mais c'est encore Mackenzie qui l'a étudié dans le détail et a achevé d'en fixer la signification. Il a montré qu'il était, en effet, en tous points semblable au pouls jugulaire, à cette différence près qu'on n'y trouve point le soulèvement *c*, ce qui, je vous le rappelle, a été donné comme un argument important en faveur de la théorie qui attribue le soulèvement en question au choc transmis par le battement carotidien.

Quoi qu'il en soit, il est certain que le tracé du pouls hépatique porte, ainsi que le pouls jugulaire, dans les cas où il est typique, le soulèvement auriculaire *a*, l'abaissement systolique $x$, dû à la diastole auriculaire, l'onde $v$ et enfin la dépression $y$ dont le début marque l'ouverture des

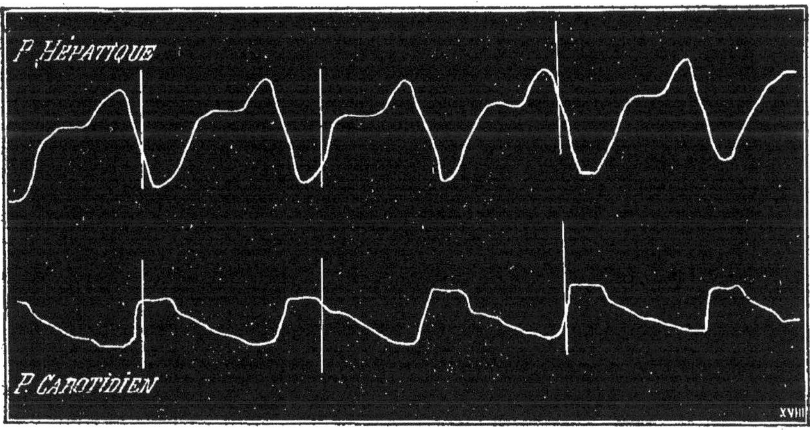


Fig. 13. — Pouls hépatique normal (à forme auriculaire). A chaque révolution, on constate deux soulèvements, l'un précédant le pouls carotidien (soulèvement $a$ produit par la systole auriculaire), l'autre légèrement antérieur au dicrotisme du pouls (soulèvement $v$).

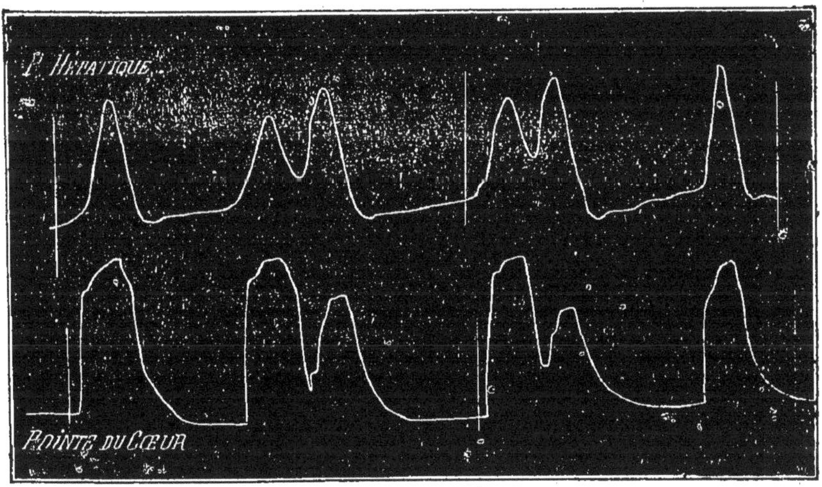


Fig. 14. — Pouls hépatique à forme ventriculaire chez un sujet présentant du bigéminisme cardiaque. Il n'existe, pour chaque battement ventriculaire, qu'un soulèvement du tracé hépatique, qui commence après le soulèvement du cardiogramme.

valvules auriculo-ventriculaires et annonce le commencement de la diastole (fig. 13).

Il est également vrai que, chaque fois que la systole auriculaire disparaît de la courbe jugulaire pour donner à celle-ci la forme dite « ventriculaire », dont nous aurons à reparler, le pouls hépatique subit la même transformation (fig. 14).

Ainsi, il n'est pas douteux que les deux tracés varient parallèlement, et restent toujours comparables entre eux.

Il en résulte qu'on peut, en clinique, substituer au tracé jugulaire le tracé hépatique qui donne les mêmes renseignements, pourvu que l'inscription en soit aisée. A en croire Mackenzie, cette éventualité serait assez fréquente. Nous avouons néanmoins qu'elle s'est rarement présentée à nous. Les battements des veines jugulaires nous ont paru infiniment plus habituels que ceux du foie ; dans les cas où les uns et les autres coexistaient et semblaient au premier abord également manifestes, les soulèvements cervicaux restaient les plus propres à l'inscription. Néanmoins la connaissance de la courbe hépatique est à retenir, non-seulement à cause de son intérêt théorique, qui est considérable, mais encore à cause de son utilité pratique, dans quelques cas particuliers.

IV. — **Résultats généraux fournis par la méthode graphique.** — Si vous avez présentes à l'esprit les considérations que je vous ai exposées dans nos deux premières conférences, relativement à l'orientation nouvelle que la conception actuelle de la physiologie cardiaque a donnée à nos recherches, vous vous convaincrez que la méthode graphique, dont je viens de vous rappeler la technique, nous arme suffisamment pour faire œuvre utile.

La régularité du rythme cardiaque n'est assurée que si le stimulus moteur, créé au niveau de la région sinusale, peut librement se propager le long du faisceau primitif, à travers les oreillettes, les fibres unissantes, etc., et déterminer, en fin de compte, la contraction synergique des parois ventriculaires pour réaliser la systole cardiaque, but ultime de tous ces actes. Afin qu'il en soit ainsi, il faut que les propriétés primordiales du myocarde s'exercent normalement. Mais que, pour une raison ou une autre, influence fonctionnelle nerveuse, lésion organique, etc., l'excitabilité, la conductibilité, la contractilité, soient transitoirement ou définitivement troublées, le rythme normal subira des déformations dont la constatation et l'interprétation devront être l'objet d'études attentives.

Cette constatation et cette interprétation, c'est la méthode graphique qui nous les rend possibles. Elle seule nous permet de suivre sur les tracés du pouls radial, de la jugulaire, ou de la pointe du cœur, les effets d'une systole provoquée à contre-temps par excitabilité anormale du myocarde; elle seule nous révèle la difficulté que l'onde de contraction éprouve à passer de l'oreillette au ventricule par suite d'un trouble organique ou fonctionnel de la conductibilité; elle seule enfin nous accuse l'inégalité de valeur des contractions ventriculaires, due à un affaiblissement du pouvoir de contractilité des fibres musculaires. Nous retrouvons sur les tracés, comme sur un miroir, l'image des phénomènes normaux ou anormaux qui se passent dans l'intimité du cœur, et souvent, grâce à eux, et bien avant que l'examen clinique nous en avertisse, nous reconnaîtrons l'approche de l'insuffisance cardiaque aux premiers balbutiements de l'arythmie.

V. — **Inscription des mouvements de l'oreillette gauche par la voie œsophagienne.** — Et cependant, Messieurs, les méthodes précédentes, si fidèles qu'elles fussent, ne nous autorisaient pas encore à dire que nous pouvions lire désormais dans le cœur comme dans un livre complètement ouvert. Certains de ses replis paraissaient soustraits à nos investigations. Si l'examen de la pointe du cœur et de l'artère radiale nous permettait de savoir ce qui se passe dans les cavités ventriculaires; si l'inscription des soulèvements jugulaires nous renseignait sur la façon dont l'excitation est conduite de l'oreillette droite aux ventricules, les mouvements de l'oreillette gauche semblaient encore se dérober à nos recherches.

Cette lacune vient d'être comblée par l'introduction, dans la méthode graphique, d'un procédé nouveau, qui est l'exploration de cette oreillette par la voie œsophagienne. Je vais vous en donner la technique, et vous indiquer la valeur des constatations qu'elle nous a fournies.

L'anatomie nous apprend que, sur une étendue d'environ 6 centimètres, à partir de 2 centimètres au-dessus du diaphragme, l'oreillette gauche et l'œsophage sont dans un contact intime. Il résulte de ce voisinage que la paroi du tube digestif est, dans cette région, soulevée rythmiquement par une pulsation assez forte pour être recueillie par nos appareils, et dont le tracé paraît *a priori* devoir reproduire le mouvement de l'oreillette. Fredericq (de Liège) et son élève Sarolea eurent, en 1886, l'idée d'introduire dans l'œsophage du chien ou de l'homme un instrument enregistreur approprié, et obtinrent ainsi un graphique qui semblait bien être celui de l'oreillette gauche.

Cette méthode d'exploration était tombée dans l'oubli, lorsqu'en 1906 Minkowski et Rautenberg la reprirent et en tirèrent des renseignements d'un intérêt incontestable, mais dont la signification eut bientôt besoin d'être discutée.

C'est à cette discussion que nous allons procéder, après avoir, au préalable, exposé la technique de l'exploration œsophagienne.

Elle peut être réalisée très simplement en faisant déglutir au malade un tube de Faucher muni à son extrémité inférieure d'un doigtier de caoutchouc, lequel est assujetti au-dessus de l'ouverture latérale du tube. Les mouvements imprimés à ce doigtier se transmettent facilement à l'extérieur, et sont recueillis par un appareil enregistreur. MM. Clerc et Esmein ont, pour des recherches faites dans mon service, perfectionné la méthode de la façon suivante :

A l'extrémité inférieure d'une sonde en gomme, graduée en centimètres, longue d'environ 60 centimètres, et large de 5 millimètres, est adapté un petit ballon de caoutchouc à parois minces, d'environ 4 centimètres de long. A l'extrémité opposée de l'instrument fait suite un tube en caoutchouc, muni d'un robinet latéral relié à un tambour inscripteur de Marey et portant, sur son trajet, un régulateur de pression, dont un simple spyhgmoscope fait parfaitement l'office.

Le malade à examiner doit être placé dans la position assise, qui est de beaucoup la plus favorable à la manifestation des battements. Le ballon, dégonflé, lubréfié au moyen de glycérine, est introduit dans l'œsophage jusqu'à une profondeur de 50 centimètres environ, c'est-à-dire jusque dans l'estomac. Cette manœuvre s'accomplit assez facilement ; l'anesthésie de l'arrière-gorge proposée par quelques auteurs n'est point indispensable, et, si la première tentative est souvent entravée par des nausées et des contractions péristaltiques de l'œsophage, dès la seconde, des tracés convenables peuvent généralement être obtenus.

Pour les recueillir, le ballon est gonflé modérément, puis retiré doucement et progressivement jusqu'au moment où les battements apparaissent et se relèvent par des oscillations du style enregistreur. A partir de cet instant, les mouvements respiratoires doivent être suspendus dans la mesure du possible, car ils s'inscrivent avec une déplorable facilité sur la courbe œsophagienne dont ils rendent l'interprétation malaisée.

Il faut noter avec soin en quelle région de l'œsophage se trouve le ballon, au moment où les battements se manifestent, et ne pas se contenter de recueillir les premiers apparus. Une fois ceux-ci inscrits, on doit, pour des raisons que nous exposerons plus loin, continuer à retirer méthodiquement le ballon, en s'arrêtant chaque fois qu'apparaît sur la sonde une division nouvelle. A chaque arrêt, on prend un nouveau tracé, à côté duquel est mentionnée la situation occupée par le ballon au moment où le tracé est recueilli.

A cet effet, la sonde est graduée en centimètres, les chiffres allant de 1 à 60, puisque cette sonde a une longueur totale de 60 centimètres ; rien n'est donc plus facile que de savoir la profondeur exacte où a pénétré le ballon. Il suffit pour cela de lire le numéro de la division au niveau d'un repère précis qui sera, dans l'espèce, les incisives médianes du sujet.

Il ne faut pas croire que l'on obtienne du premier coup, ou même ultérieurement, des tracés toujours semblables à eux-mêmes et faciles à lire. Les mouvements involontaires de déglutition y font apparaître des accidents; souvent, sans cause appréciable, l'aspect de la courbe se modifie grossièrement, au point même que certains de ses caractères disparaissent. C'est de la comparaison des divers tracés, de la répétition de formes identiques, que l'on peut déduire ce qui appartient à l'activité de l'oreillette et ce qui est artificiel.

En procédant de cette façon et avec soin, on obtient des documents qui suffisent à fournir matière à l'interprétation.

Pour l'entreprendre utilement, il faudra avoir soin de comparer les tracés œsophagiens à d'autres tracés pris en des régions différentes du système circulatoire, artère radiale, pointe du cœur, veines cervicales, etc.

S'il est habituellement facile d'inscrire en même temps le pouls radial ou les mouvements de la pointe du cœur, il est, par contre, souvent difficile de prendre des tracés simultanés des veines jugulaires. Il faut pour cela que les mouvements de ces veines aient une amplitude toute particulière, car la position assise, favorable à l'enregistrement de la pulsation œsophagienne, se prête généralement mal à l'enregistrement des ondulations jugulaires.

Il est inutile, je pense, de rappeler que l'inscription de la mesure du temps est ici plus que jamais indispensable. C'est faute d'avoir pris toutes les précautions indiquées que les auteurs sont arrivés à des conclusions différentes, en ce qui concerne l'interprétation des tracés obtenus à l'état normal.

Conclusions différentes : elles ne sont que trop. Opposées, pourrait-on dire. Mais rassurez-vous; comme vous allez le voir, tout cela n'est qu'apparence.

La systole de l'oreillette, disent les uns, s'inscrit par une dépression; par un soulèvement, disent les autres. Pour les premiers, l'oreillette, en se contractant, se redresse et vient, au moment de la systole, s'appliquer sur le canal digestif, comprimer le ballon et redresser le style : l'onde systolique sera positive. Pour les seconds, cette onde sera au contraire négative, parce que la systole de l'oreillette amène une diminution du volume de l'organe et son éloignement de l'œsophage, lequel se distend, en même temps que le style s'abaisse.

On est d'autant plus embarrassé pour prendre parti entre

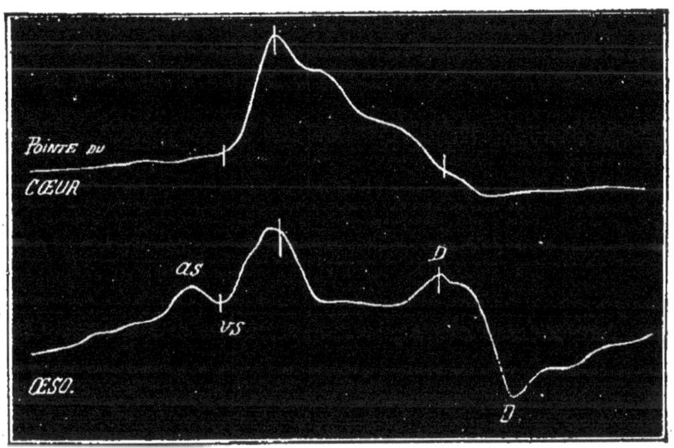


Fig. 15. — Tracé œsophagien normal, comparé à celui de la pointe du cœur, d'après Rautenberg. La systole de l'oreillette est positive.

ces deux théories, qu'elles s'appuient sur des arguments qui paraissent également excellents.

Je vais mettre de suite sous vos yeux les tracés typiques dus à Rautenberg et à Fredericq, et représentant les deux opinions adverses.

Le tracé de Rautenberg (fig. 15) est facile à interpréter. Il paraît bien en faveur de la théorie de l'onde positive. J'ajouterai qu'il a été contrôlé par l'inscription, chez le chien, des battements de l'oreillette droite, recueillis directement au moyen de la sonde intracardiaque. En voici les principaux éléments.

Tout d'abord un soulèvement *as;* celui-ci est synchrone à la systole de l'oreillette droite, inscrite simultanément chez le chien, de la façon que je viens de dire. Il paraît difficile de ne pas admettre que ce soulèvement ne soit pas dû à la systole de l'oreillette.

Les résultats sont les mêmes chez l'homme, si l'on prend comme comparaison les tracés de la jugulaire. Le soulèvement *as* de la pulsation œsophagienne correspond bien à l'encoche *a* de la courbe jugulaire. Le reste s'explique facilement. Immédiatement après *as* survient une profonde dépression, due au retrait de l'oreillette qui s'affaisse après s'être vidée. Puis cette dépression est interrompue par un ressaut *vs,* qui coïncide sûrement avec le début de la systole ventriculaire. Après ce ressaut, la courbe se relève, par suite de la réplétion de l'oreillette qui est à son maximum en *d.* A ce moment les valves auriculo-ventriculaires s'ouvrent, et l'oreillette de *d* en $d_1$ commence à se vider dans le ventricule, au début de la diastole; la réplétion de cet appareil fait remonter progressivement la pression dans l'oreillette; la courbe reprend une direction ascendante jusqu'à ce que, l'onde *as* se reproduisant, une nouvelle période recommence.

Passons maintenant au tracé présenté par Fredericq (fig. 16). Il a été recueilli chez le chien, au moyen de méthodes identiques, et ne diffère de celui de Rautenberg que sur un seul point, mais qui est capital. La contraction auriculaire, marquée ici en *ab,* est figurée par une dépression : elle correspond à l'accident *as* positif de Rautenberg; l'opposition est donc absolue.

Chacune de ces interprétations a reçu des confirmations de la part des cliniciens; Pace a publié des tracés analogues à ceux de Rautenberg; Young et Hewlett en ont recueilli d'autres non moins favorables à la théorie de Fredericq. Quant à ceux de Minkowski, je crois que, contrairement à l'avis de leur auteur, ils appuieraient plutôt la thèse de Rautenberg. Si Minkowski leur attribue la signification inverse, c'est qu'il considère comme présystolique, non le soulèvement *as*, mais la dépression qui lui fait suite. Compris ainsi, ses tracés seraient, en effet, démonstratifs au point de vue de la théorie de l'onde négative ; mais ils ne peuvent justement pas être lus de la sorte, car si l'on prend la mesure du temps, on s'aperçoit que la dépression qui fait suite à *as* est beaucoup trop proche de la systole ventriculaire pour être due à la systole auriculaire. L'influence de celle-ci doit être reportée plus en arrière, c'est-à-dire à l'ondulation *as* de Rautenberg. Ainsi donc, les tracés de Minkowski ne sont pas valables pour ce qu'ils prétendent démontrer, et, malgré leur auteur, ils sont plutôt confirmatifs du contraire.

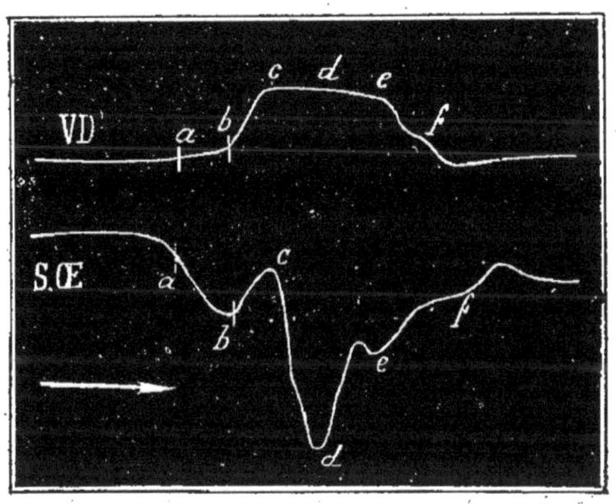


Fig. 16. — Tracé œsophagien normal (S. Œ), comparé a celui du ventricule droit, d'après Fredericq. La systole de l'oreillette gauche est négative.

Revenons-en donc aux tracés de Rautenberg et de Fredericq, et demandons-nous pourquoi, recueillis par des auteurs également consciencieux, avec des méthodes à peu près identiques, ils peuvent être si profondément dissemblables. C'est, à notre avis, que l'événement qui fait l'objet de la discussion, c'est-à-dire l'onde *as*, n'est pas immuable dans son aspect, et qu'elle peut se manifester alternativement sous des formes opposées.

M. Lian a soutenu l'opinion que l'onde présystolique était négative aussi bien que positive; MM. Clerc et Esmein, sont arrivés à la même conclusion, et en ont trouvé la raison. Ils ont tout d'abord confirmé le fait de la variabilité du sens de l'onde présystolique, et ont publié des tracés qui ne laissent aucun doute à cet égard; ils ont montré que cette variabilité résultait de la situation du ballon dans l'œsophage et de la position du malade pendant l'exploration. Il suffit, en effet, d'un très faible déplacement de la sonde dans le canal digestif pour déterminer un renversement du sens de l'ondulation *as*, qui sera positive en un point donné, négative à quelques millimètres de ce point. D'une façon générale, cependant, il semble que la pulsation auriculaire normale s'inscrive habituellement sous forme d'une onde positive (fig. 17 et 18).

Au surplus, cette opposition entre les auteurs est-elle de nature à jeter le discrédit sur l'inscription des mouvements de l'oreillette gauche par la voie œsophagienne ? Nullement. Ce qui nous importe, comme je vous l'ai souvent répété, ce n'est pas tant la forme d'un tracé que l'inscription graphique, en un moment déterminé, d'un phénomène que nous désirons repérer. C'est le rapport chronologique des événements qui est seul utile à leur interprétation. Que la contraction auriculaire s'inscrive par un soulèvement ou par une dépression, cela est de minime importance : l'essentiel est qu'elle se signale à nous par un accident du tracé qui en sera le témoignage. Or, ce renseignement, les tracés œsophagiens nous le fournissent; aussi peuvent-ils être facilement utilisables dans la clinique.

En fait, l'inscription des mouvements de l'oreillette gauche par voie œsophagienne a servi déjà à de nombreux auteurs pour contrôler, dans certains cas pathologiques, les données fournies par les autres méthodes. De plus, elle a confirmé la valeur des tracés jugulaires normaux. Nous pensions bien que l'interprétation que nous en donnions était exacte, mais nous n'en avions pas la preuve directe, car, au résumé, ce que nous inscrivions, ce n'était pas les mouvements propres de l'oreillette droite, mais seulement leur répercussion sur la jugulaire. Ici, plus de doute; c'est l'oreillette gauche qui inscrit elle-même sa courbe, et puisque l'accident *as* est synchrone à l'ondulation *a*, l'accident $dd_1$ à la dépression *y*, on est autorisé à admettre qu'ils signifient la même chose et qu'ils sont contemporains, les premiers de la contraction auriculaire, les seconds du début de la diastole ventriculaire.

L'accord se poursuit d'ailleurs dans les cas pathologiques, et je vous montrerai, lorsque nous étudierons la maladie de

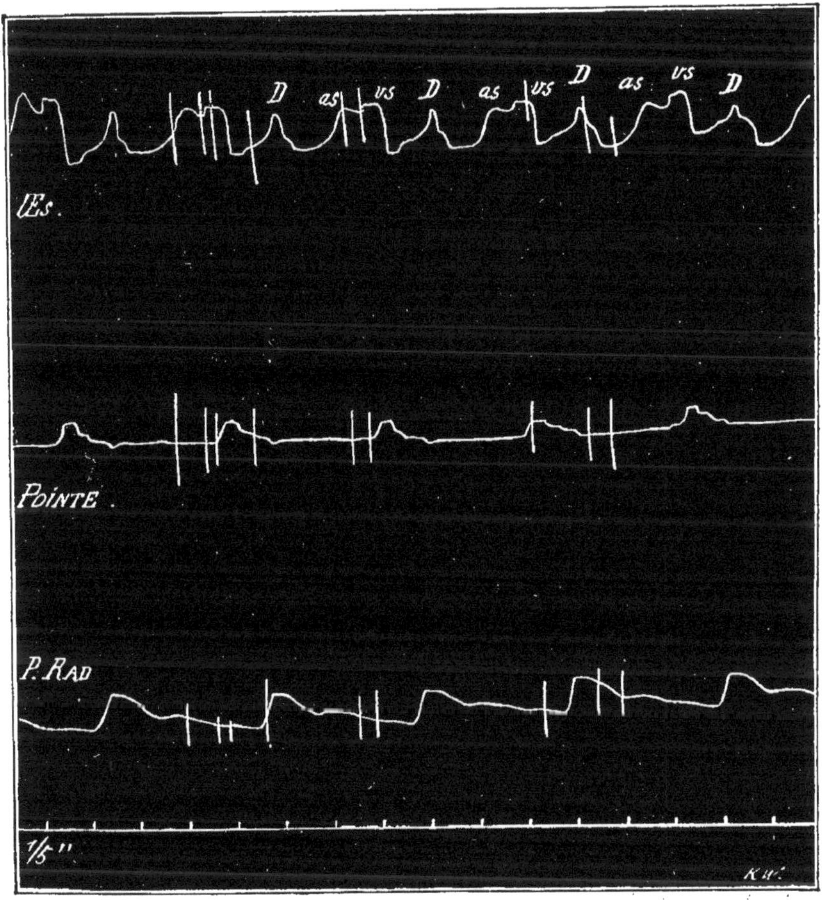


Fig. 17. — Tracés comparés de la pulsation œsophagienne, de la pointe du cœur et du pouls radial (Clerc et Esmein). La systole de l'oreille gauche est positive.

Stokes-Adams, que la dissociation auriculo-ventriculaire est prouvée aussi bien par les tracés œsophagiens que par les phlébogrammes jugulaires.

La méthode que je viens de vous faire connaître a donc rendu de signalés services ; à coup sûr, elle en rendra d'autres encore. Elle ne saurait, malheureusement, être d'un usage courant, car elle demande, de la part de l'observateur, une technique rigoureuse, et, de la part du malade, beaucoup de bonne volonté. Mais elle intéressera toujours le physiologiste, et sera d'un utile secours au médecin dans les cas litigieux. Je n'aurai pas perdu mon temps en vous la faisant connaître.

VI. — **Electrocardiographie : sa technique et ses résultats.** — Messieurs, parmi toutes les ressources dont la méthode graphique a enrichi la clinique, il n'en est sûrement pas de plus curieuses, de plus suggestives pour l'avenir que celles fournies par l'électrocardiographie, dont le principe est dû à Waller, de Londres, et l'application à Einthoven, de Leyde.

L'électrocardiographie est une méthode qui a pour but de traduire graphiquement les changements de l'état électrique du corps, liés à l'activité du cœur : l'électrocardiogramme est, comme l'a dit Mendelsohn, un tracé qui représente la courbe des variations électriques pendant les diverses phases de la révolution cardiaque. Il s'ensuit que des modifications dans la forme de ces tracés nous révéleront des troubles du fonctionnement du cœur. La méthode est séduisante, comme vous le voyez, et sa portée serait considérable, si les espoirs qu'elle a fait naître se réalisaient. Il est donc nécessaire que vous en connaissiez dès aujourd'hui le principe, la technique et les résultats.

Le principe est dû, je le répète, à Waller. Il repose sur ce fait, actuellement bien démontré, que toute matière vivante est le siège de phénomènes électriques. Ceux-ci sont peu appréciables lorsque les éléments constituants de la substance animée sont au repos, parce qu'alors il règne entre eux un état parfait d'équilibre électrique. Mais il suffit que certains d'entre eux commencent à dépenser leur énergie accumulée pour qu'il s'établisse, entre ces éléments et ceux qui sont restés inactifs, une différence de potentiel assez considérable pour pouvoir être appréciée par des appareils appropriés : d'où production d'un courant électrique, connu sous le nom de courant d'action.

Dans un être complexe, les organes qui, de par leur fonction, font une dépense d'énergie particulièrement grande sont aussi ceux qui engendrent les perturbations électriques

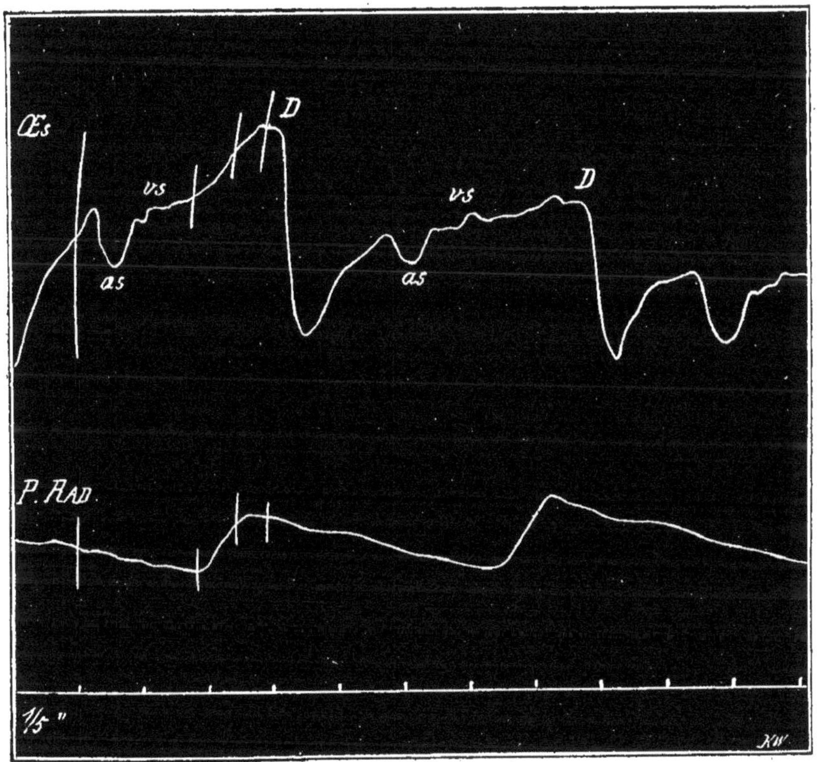


Fig. 18. — Tracé œsophagien comparé au pouls radial (Clerc et Esmein). La systole de l'oreillette est négative.

les plus profondes. Les plus remarquables à cet égard sont, chez les animaux supérieurs, le système nerveux et les muscles, dont la contraction amène des variations de potentiel très étendues ; on conçoit que le cœur, par le fait de sa contraction incessante, constitue une source incomparable de phénomènes électriques.

Il était tentant d'essayer d'inscrire ces variations pour

recueillir ainsi le témoignage de l'activité cardiaque, mais on était de suite arrêté par l'imperfection des procédés, et aussi par cette idée que la situation profonde du cœur devait nous dérober toute trace même de ces perturbations.

La crainte était mal fondée, comme l'a montré Waller. Cet auteur a, en effet, prouvé qu'il était possible de dériver chez l'homme, à travers la peau intacte, les courants d'action du cœur : celui-ci étant, par sa situation et sa nature, un muscle isolé, entouré de tissus tous bons conducteurs d'électricité.

Deux électrodes, placées respectivement dans chaque main, peuvent être considérées comme prolongées jusqu'au myocarde par le bras correspondant et les diverses formations anatomiques intrathoraciques : si bien, qu'en reliant chacune d'elles au même galvanomètre, on peut lire sur cet instrument les variations périodiques du potentiel intracardiaque, aussi nettement que si elles avaient été recueillies au lieu même de leur origine.

Pour mener à bien une semblable opération, la première précaution requise consiste dans un repos absolu de la musculature volontaire, dont le fonctionnement entraînerait de nouvelles perturbations électriques, difficiles à distinguer de celles qui résultent directement de l'activité du cœur.

Il faut, en outre, prendre soin d'appliquer les électrodes réceptives en des régions spéciales du tégument externe, car les courants d'action du cœur ne se transmettent pas à toutes avec une égale perfection. Waller a déterminé les combinaisons qui permettent d'obtenir une dérivation aussi parfaite que possible des phénomènes en question. Parmi les plus favorables, il faut citer la dérivation de la main gauche à la main droite et de la main droite au pied droit.

Partant de ces constatations, Waller est arrivé à recueillir et à enregistrer les variations électriques du potentiel du cœur. Le principe était trouvé, mais l'application en restait défectueuse, étant donné les imperfections des appareils alors en usage.

Einthoven, de Leyde, en inventant le galvanomètre à corde, permit de mener à bien l'œuvre que Waller avait seulement ébauchée. Son instrument a, pour partie essentielle, un fil de quartz étiré et argenté d'une grosseur de 2 à 3 μ, tendu entre les deux pôles d'un électro-aimant très puissant. Ce fil est capable de traduire les moindres variations du champ électrique où il se trouve placé, par des oscillations qui, invisibles à l'œil nu, ont besoin d'être notablement amplifiées. Dans ce but, une lentille de mi-

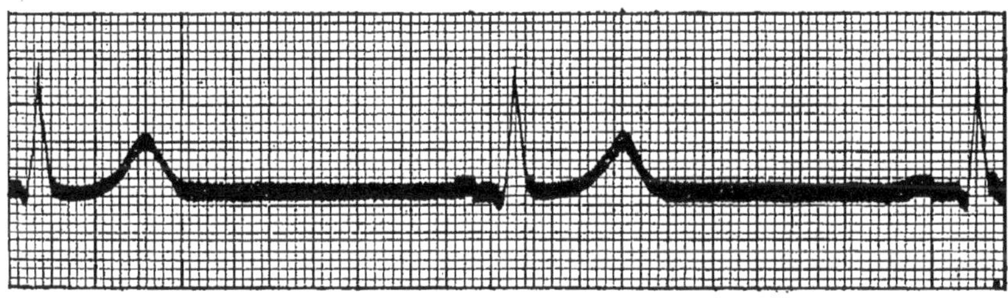

p q r s t

Fig. 19. — Électrocardiogramme normal.

croscope, placée devant ce fil, en grossit de 3 à 500 fois les déplacements.

Ces oscillations, ainsi amplifiées, sont projetées au moyen d'une source lumineuse sur une pellicule photographique, qui se déroule avec une vitesse uniforme. Le temps est inscrit en même temps, par la projection, sur la même pellicule, d'un quadrillage de dimensions connues.

Einthoven a perfectionné la méthode jusqu'à la coquetterie, si je puis dire ; car il a réalisé ce tour de force de recueillir dans un laboratoire, relié à l'hôpital de Leyde par des fils électriques, des électrocardiogrammes de malades couchés dans leur lit. Nous avons fait de même, et chacun de vous pourra voir dans notre service, à l'hôpital Saint-Antoine, comment se pratique à distance, par la méthode nouvelle, l'inscription électrique des battements du cœur, en dehors de la présence des malades.

Voici une reproduction de l'électrocardiogramme normal (fig. 19); vous pouvez lire sur ce tracé la révolution cardiaque décomposée en chacune de ses parties ; elle comporte même un élément supplémentaire, et je vous donnerai la raison de cette remarque, probablement inattendue de vous.

Sur ce tracé, vous voyez cinq accidents dont trois ont leur sommet dirigé vers le haut. Le premier *p* est présystolique ; il correspond — à n'en pas douter — à la contraction auriculaire. Une faible dépression *q* le suit, puis viennent deux élévations *r* et *t* avec une autre dépression *s*, ces trois derniers accidents étant dus à la systole ventriculaire. Le premier soulèvement *r* est certainement en rapport avec le début de cette systole ; mais pourquoi le deuxième soulèvement ? C'est là, Messieurs, cette partie supplémentaire de la révolution cardiaque, cet accident inattendu dont je vous parlais tout à l'heure. A vrai dire, on en ignore la raison, et cela signifie que quelque chose nous échappe encore dans la façon dont s'effectue la systole cardiaque. Peut-être existe-t-il, malgré l'instantanéité apparente avec laquelle se fait cette systole, une contraction supplémentaire terminale, vers l'anneau aortique par exemple, que nos appareils usuels n'ont pas su reconnaître, mais qui se révèle ici par la perturbation électrique qu'elle provoque. On en est à ce sujet réduit à des conjectures, mais l'accident que je vous signale est immuable, et la forme, la hauteur et le rapport chronologique des trois soulèvements *p*, *r*, *t* paraissent invariables pour un même individu, et si constants chez lui que ces caractères, qui lui sont personnels, pourraient être considérés comme de véritables signes distinctifs d'identité. Ces mêmes phénomènes se retrouvent bien, en effet, chez tous les sujets, semblables dans leurs dispositions principales, mais avec des aspects et des rapports qui varient de l'un à l'autre.

Vous pensez bien, Messieurs, que l'on n'a pas tardé à appliquer l'électrocardiographie à l'étude des cas pathologiques. Einthoven, Kraus et Nicolaï, Hering, Galli, Rothberger ont obtenu déjà des résultats intéressants qu'il me reste à vous

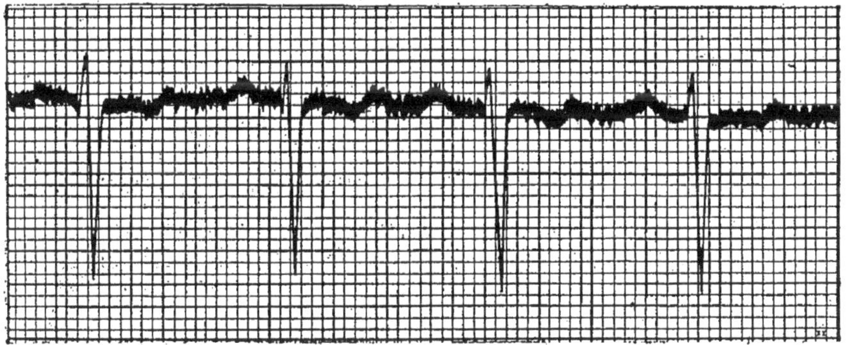

Fig. 20. — Electrocardiogramme dans l'insuffisance aortique. La modification caractéristique du tracé consiste dans une énorme exagération de l'abaissement *s*, qui suit le soulèvement protosystolique *r* (voir tracé 19).

faire connaître, ainsi que ceux auxquels nous sommes arrivés nous-mêmes.

Dans les lésions valvulaires du cœur, les tracés sont sin-

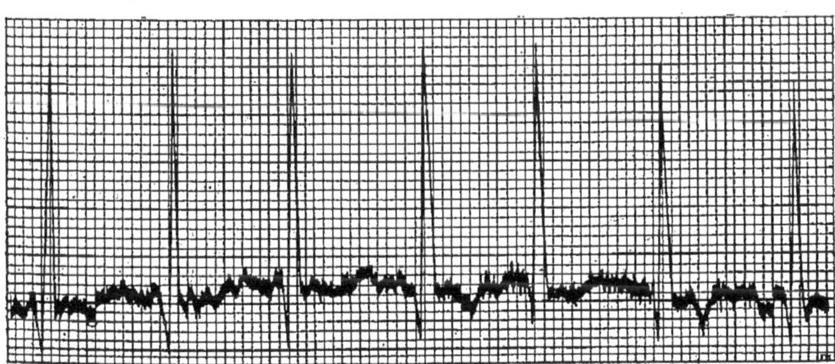

Fig. 21. — Electrocardiogramme dans l'insuffisance mitrale. Renforcement colossal de l'onde protosystolique *r*.

gulièrement modifiés, comme vous pouvez vous en rendre compte ici. L'insuffisance aortique est caractérisée par une dépression profonde située en *s* et coïncidant avec le reflux du sang dans le ventricule (fig. 20).

Dans l'insuffisance mitrale, l'accident le plus marquant consiste dans un renforcement de $r$, effet de la systole ventriculaire (fig. 21). C'est, au contraire, l'onde présystolique $p$ qui est augmentée en cas de rétrécissement mitral, ce qui est en rapport avec l'accroissement bien connu de l'énergie de l'oreillette.

Si, comme l'a fait Einthoven, on joint à l'inscription électrocardiographique l'enregistrement des bruits du cœur à l'aide d'un microphone spécial, il devient possible de rattacher à des phases précises de l'activité cardiaque les détails normaux ou anormaux qui apparaissent sur les tracés fournis par le galvanomètre.

Mais ce qui nous intéresse plus particulièrement, pour l'étude que nous avons à poursuivre, ce sont les constatations faites dans le domaine des arythmies, lesquelles sont également très suggestives. Elles confirment ce que nous savions déjà sur certaines de ces arythmies, et elles dévoilent des aperçus nouveaux qui contribueront, à coup sûr, au progrès de nos connaissances sur ce sujet.

Les extrasystoles, irrégularités très spéciales et très particulièrement fréquentes, dont nous aurons à nous occuper dans une de nos prochaines conférences, se traduisent par un mouvement diphasique de la corde du galvanomètre. Ce mouvement consiste en un brusque soulèvement, suivi lui-même d'une dépression également brusque qui n'est pas pour nous surprendre ; mais, fait des plus curieux, la succession de ces accidents est semblable à celle que présente la contraction d'un muscle volontaire. Ainsi donc, l'électrocardiogramme nous révélerait déjà que le phénomène de l'extrasystole, supposé jusqu'ici semblable à la systole normale de tout ou partie du cœur, serait en réalité d'une toute autre nature, qu'il appartiendra à l'avenir de déterminer.

Comme vous le voyez une fois de plus, l'introduction dans la clinique d'une méthode nouvelle a ici encore pour effet d'ouvrir de nouveaux horizons au champ de l'exploration, et de préparer du travail pour les observateurs futurs.

De même l'inscription électro-cardiographique de l'activité cardiaque a permis, au cas de pouls lent, de prouver, une fois de plus, la réalité de la dissociation auriculo-ventriculaire. J'ai pu, après Einthoven, m'en rendre personnellement compte dans des recherches que j'ai poursuivies sur ce sujet avec MM. Clerc et Esmein.

Enfin, la méthode électro-cardiographique a apporté un appoint important à l'étude de l'arythmie perpétuelle en montrant que la modification de l'activité de l'oreillette particulière à cette forme d'irrégularité, et sur laquelle on discute encore, était, pour certains cas tout au moins, un fait évident. Nous aurons à tenir compte des enseignements nouveaux qui nous sont ainsi fournis, lorsque nous étudierons cette variété d'arythmie.

Est-ce à dire qu'une pareille méthode puisse entrer de plain pied dans la clinique ? Peut-être pas aujourd'hui où elle est réservée à un certain nombre de chercheurs dotés d'un outillage spécial. Mais qui nous dit que demain l'exploration électrique des mouvements du cœur ne devra pas, au même titre que l'examen radiologique, faire partie des procédés d'investigation usuels, et être utilisée comme eux pour parfaire un diagnostic hésitant, et compléter nos connaissances sur l'aptitude fonctionnelle du cœur malade ?

C'est parce que j'ai la conviction qu'il en sera ainsi que j'ai tenu à vous mettre au courant de tous ces procédés de recherches qui, semblant faire partie aujourd'hui du domaine du rêve, devront bientôt être employés par tous les cliniciens dignes de ce nom.

Je pourrais ne pas m'arrêter sur ce chemin, car il est d'autres procédés plus récents encore, tel celui de Weiss et Joachim qui consiste dans l'enregistrement des oscillations, communiquées à une flamme par les vibrations que les bruits du cœur produisent dans la paroi thoracique.

A coup sûr toutes ces découvertes nouvelles, pour merveilleuses qu'elles soient, demandent, avant de pénétrer dans la pratique, une longue période d'observation et de recueillement. Elles nous conduiront peut-être d'abord à des erreurs qu'il nous faudra rectifier par la suite ; n'en a-t-il pas été ainsi pour la simple inscription graphique des mouvements de l'appareil circulatoire ? Tout compte fait, soyez persuadés qu'il restera quelque chose de ces innovations à notre profit et à celui de la clinique. Qui aurait cru, il y a quelque cinquante ans, alors que Marey venait de construire ce petit appareil, le sphygmographe, considéré comme un jouet au moment de son apparition, que cet appareil allait permettre de réaliser un progrès inattendu dans le domaine de l'observation, que la méthode de l'inscription graphique prendrait un jour, une place considérable dans l'examen des malades, et que, entre autres choses, elle seule nous donnerait le moyen de mener à bien l'étude des arythmies cardiaques, sujet encore inexploré, et d'en tirer toutes les déductions qu'elle comporte ?

---

## LEÇON IV

# Classification des Arythmies

I. — Les premiers observateurs : Sénac, Laënnec, Bouillaud.
II. — Influence de la méthode graphique. — *a)* Les erreurs de Lorain. — *b)* G. Sée et la division en allorythmies et arythmies. — *c)* Progrès réalisés par les observations de Traube.
III. — Influence des conceptions physiologiques modernes. — *a)* Classifications de M. Wenckebach. — *b)* Classification de M. Bard. — *c)* Groupements proposés par MM. Mackenzie et Hering.
IV. — Division que nous adopterons pour l'étude des arythmies.

MESSIEURS,

L'histoire des arythmies est aussi ancienne que celle de la médecine, car c'est du jour où nos ancêtres ont pris l'habitude de palper le pouls des malades qu'ils ont acquis la notion de ses irrégularités. Mais il y avait loin de cette simple constatation à une connaissance précise des phénomènes; la raison s'en conçoit facilement : l'observation clinique a été, pendant de longs siècles, privée des ressources précieuses dont nous disposons aujourd'hui; réduite au toucher de l'artère, elle ne permettait pas de comparer entre elles les modifications de ses battements, ni d'en fixer le rythme. L'imprécision des moyens d'investigation de nos prédécesseurs les rendait incapables de se faire une idée exacte de phénomènes essentiellement mobiles et transitoires ; ils bornèrent donc leur attention à saisir les rapports de la fréquence et de la forme du pouls avec les affections de l'organisme. Ils ne pouvaient d'ailleurs faire plus. L'existence de la circulation leur était inconnue ; aussi l'intérêt qui s'attache à l'étude des variations du pouls, en dehors de leurs relations avec les maladies générales, devait-il fatalement leur échapper.

I. — **Les premiers observateurs : Sénac, Laënnec, Bouillaud.** — Sénac qui, comme je vous l'ai déjà rappelé, écrivit en 1749 son remarquable ouvrage sur l'anatomie et la pathologie du cœur, est le premier auteur qui ait attaché quelque importance à la forme même des irrégularités du pouls ; ses observations à ce sujet sont d'une précision et d'une clairvoyance saisissantes. Le premier, il a distingué les « intermissions » qui n'atteignent que le pouls, de celles qui affectent à la fois le cœur et les artères périphériques ; il a signalé des ralentissements dans lesquels la radiale ne battait « qu'une fois alors qu'elle aurait dû battre deux », et passé en revue les conditions diverses dans lesquelles se produisaient les irrégularités : lésions cardiaques, troubles dyspeptiques, etc.

Attentif, de plus, aux sensations subjectives accusées par les malades, il a su montrer leur valeur, leurs caractères, leurs rapports avec les types divers d'arythmie. Chose plus surprenante encore pour l'époque, il n'a pas manqué de dévoiler les moyens empiriques, grâce auxquels les malades arrivent à se rendre maîtres de leurs irrégularités.

Sénac fut un précurseur dont le nom ne doit pas être oublié ; les pages qu'il a consacrées à l'étude des sujets qui vont nous occuper sont à relire aujourd'hui, pour l'abondance et la précision des renseignements qu'on peut y trouver.

Le siècle qui vient de s'écouler n'a ajouté que très peu de choses à ces acquisitions ; par contre, il a introduit dans la science des confusions et des erreurs qu'il nous faudra dissiper et rectifier.

L'œuvre de Laënnec, si magistrale en tant d'autres points, ne contient rien qui puisse nous intéresser ; celle de Bouillaud, capitale cependant pour l'étude des maladies du cœur, reste également stérile, relativement à nos connaissances sur les arythmies. Ce dernier auteur distingua les intermittences en vraies et en fausses suivant qu'elles intéressent ou non le cœur, comme l'avaient fait Sénac, puis Laënnec, qui les avait dénommées « arrêts et hésitations du cœur » ; mais il décrivit aussi un type particulier d'arythmie qui, sous la désignation de « faux-pas du cœur », devait faire rapidement fortune. Comme vous retrouverez à tout moment cette désignation, il est bon que vous soyez, dès maintenant, avertis qu'elle ne signifie rien de précis, et qu'elle n'est bonne qu'à masquer notre ignorance d'un phénomène que l'auteur lui-même n'a pas su expliquer clairement.

« Il est, dit-il, une espèce de fausse intermittence qui « consiste en une contraction ventriculaire qui se fait pour « ainsi dire à vide. Je ne puis mieux comparer ce qui arrive « alors pour le cœur qu'à ce qui arrive au pied dans ce qu'on « appelle « faux-pas ». Cette intermittence est une sorte de « faux-pas du cœur et due, je crois, à ce que le ventricule gau- « che, où on l'observe ordinairement, n'ayant pu se remplir « convenablement de sang pendant la diastole (circonstance « assez commune dans le cas de rétrécissement considérable « de l'orifice auriculo-ventriculaire gauche), bat réellement, « sinon tout à fait vide, du moins sur une très petite masse « de sang. »

A quoi correspond en clinique le fait si obscurément décrit par Bouillaud ? Il est encore aujourd'hui impossible de le préciser plus que ne l'a fait cet auteur : cela est si vrai que Germain Sée, qui adopta la dénomination proposée par Bouillaud, l'interpréta d'une façon toute différente et plus incompréhensible encore.

« Cette intermission, dit-il, est quelquefois réelle ; d'autres « fois elle n'est qu'apparente ; il peut se faire que le battement « ne soit pas perceptible à l'auscultation et que, cependant, « le pouls continue à battre ; il y a, comme l'a si bien dit le « professeur Bouillaud, un faux-pas du cœur. »

S'il vous arrive, Messieurs, d'entendre prononcer par vos maîtres les mots de « faux-pas du cœur », ne poussez pas l'indiscrétion jusqu'à leur demander le sens exact de leurs paroles, vous les mettriez fort dans l'embarras. J'y échapperai, pour ma part, en laissant complètement de côté cette désignation, qui s'applique à trop de choses et n'en précise aucune.

II. — **Influence de la méthode graphique.** — Je vous ai dit, dans notre dernière conférence, que l'emploi du sphygmographe, utilisé dans la plupart des services hospitaliers, à la suite des recherches de Marey, avait conduit à fixer la forme assez caractéristique de certains pouls, mais que l'on avait bientôt abusé des indications données par cet appareil. J'ajouterai aujourd'hui qu'il fut d'un très faible secours dans l'étude des arythmies.

A). — *Les erreurs de Lorain.* — Lorain publia en 1870 une série de recherches sur le pouls, mais il attacha une valeur presque exclusive à la forme des tracés, lui demanda bien plus qu'elle ne pouvait dire, et, à part quelques observations de détail intéressantes, ne fit faire à la connaissance des irrégularités aucun progrès utile. Bien plus, quoi qu'il mît en garde les auteurs contre les erreurs tenant à l'emploi de la méthode graphique et qu'il attirât leur attention sur la nécessité d'une technique rigoureuse, ses propres travaux fourmillent de tracés qu'il est impossible de ne pas considérer comme artificiels et entachés d'erreurs qu'il n'a pas su éviter lui-même.

C'est ainsi, vous ai-je dit, qu'il donna, comme caractéristique du delirium tremens, une forme de pouls irrégulier qui, manifestement, est due à la trémulation musculaire dont devaient être atteints les sujets de ses observations.

B). — *G. Sée et la division en allorythmies et arythmies.* — Germain Sée consacra de longues pages à l'étude des arythmies. Il distingua celles-ci des palpitations, constituées exclusivement par la sensation subjective des battements cardiaques, indépendantes de toute modification objective du pouls.

Les arythmies, au contraire, étaient, selon cet auteur, caractérisées par des déformations particulières dans le rythme du pouls, traduites sur les tracés. Parmi elles, il faisait une place à part aux intermittences cardiaques, reconnaissables à ce fait que l'auscultation indiquait, au moment où le pouls faisait défaut, une suspension simultanée de l'activité du cœur. C'était un premier essai de classification, mais à quelle confusion ne devait-il pas aboutir !

Portant plus spécialement son attention sur les arythmies, Germain Sée remarqua que les unes se répétaient suivant une certaine cadence, que d'autres, au contraire, ne semblaient affecter aucun type déterminé. A ces dernières il réserva l'appellation d'arythmies irrégulières, les premières étant dénommées arythmies cadencées ou allorythmies.

La classification de Germain Sée fit loi pendant nombre d'années. Elle sembla tout d'abord l'acquisition la plus précieuse que l'emploi des méthodes graphiques eût fait faire à la connaissance des irrégularités du pouls; en réalité, il n'y avait dans cette classification rien de nouveau, puisque le simple palper de l'artère pouvait en dire tout autant que les racés. Je me trompe, Messieurs, il y avait une erreur de plus. Une classification a pour but de séparer des phénomènes de même aspect, mais de nature différente. Celle de Germain Sée eut pour effet de séparer des phénomènes de même nature, mais d'aspect différent. Tels ceux que nous rattachons aujourd'hui à l'extrasytole, et qui peuvent, suivant les cas, se présenter sous la forme d'une arythmie cadencée ou d'une arythmie irrégulière.

c). — *Progrès réalisés par les observations de Traube.* — Un pareil essai de classification n'avait rien de séduisant, et les observateurs attentifs n'avaient pas manqué d'en apercevoir la fragilité. Peu habitués à se plier aux lois que la pathologie générale oppose comme une barrière aux esprits qu'elle entend guider, ces observateurs s'embarrassaient fort peu des classifications en honneur et poursuivaient patiemment l'étude des cas particuliers que leur offrait la clinique. Traube, le plus illustre d'entre eux, qui décrivit d'une façon minutieuse et presque définitive les types les plus importants d'arythmies, le pouls bigéminé et le pouls alternant notamment, ne proposa aucune classification.

III. — **Influence des conceptions physiologiques modernes.** — Les choses en restèrent là jusqu'à il y a une dizaine d'années. A ce moment, comme vous le savez déjà, notre conception de la physiologie du système circulatoire, et du cœur en particulier, fut profondément troublée par les découvertes de Gaskell et d'Engelmann qui eurent pour effet d'enlever au système nerveux la part prépondérante dans l'automatisme cardiaque, et de l'attribuer presque exclusivement au myocarde lui-même.

La théorie myogène, longuement combattue — non pas dans la part de vérité qu'elle contenait certainement — mais dans l'exclusivisme auquel elle prétendait, ne fut pas sans intéresser bientôt les cliniciens eux-mêmes. On fut séduit par cette conception nouvelle qui faisait dépendre l'activité du cœur d'un ensemble de fonctions qui assurent la rythmicité des mouvements de cet organe. On se demanda si les troubles que le rythme pouvait affecter ne trouvaient pas leur origine dans la modification d'une de ces fonctions primordiales ; on abandonna toute classification basée sur les seules notions de la clinique, et l'on fit dépendre chacune des formes d'arythmies, connues ou à connaître, d'un trouble d'une des fonctions du myocarde.

A). — *Classifications de M. Wenckebach.* — La première classification systématique, établie d'après ce plan, est due à M. Wenckebach (de Groningue) qui, dans son livre sur les irrégularités du cœur, consacra des chapitres particuliers aux propriétés fondamentales du myocarde, et rattacha, au trouble de chacune d'elles, une arythmie correspondante, telle l'extrasystole, le ralentissement transitoire ou permanent du pouls, le pouls alternant.

Le livre de Wenckebach est riche en renseignements utiles et en notions ingénieuses ; il a fait faire un grand pas à l'étude des arythmies, mais la classification proposée par son auteur ne saurait nous convenir. Peut-être pourrait-elle être adoptée par les physiologistes, s'il était prouvé que le trouble d'une fonction déterminée du myocarde provoque toujours et à coup sûr le même type d'arythmie ; mais elle n'est pas acceptable pour des médecins qui, avant de connaître la cause d'une irrégularité du pouls, doivent d'abord en distinguer la nature, par l'examen clinique des malades, appuyé, il est vrai, de toutes les ressources de la méthode graphique. Ce qu'il leur importe de savoir, tout d'abord, c'est comment on peut reconnaître, quand le pouls est ralenti, que ce ralentissement est lié au phénomène de l'extrasystole ou à une lésion organique du myocarde ; c'est de séparer le pouls alternant des types qui le peuvent simuler, etc... Ce diagnostic étant établi, ils auront alors, mais seulement alors, à incriminer le trouble de telle ou telle des fonctions primordiales du myocarde et à en tirer la signification qu'il convient.

C'est parce que la classification de Wenckebach suppose connues bien des choses qui sont encore à connaître du médecin, qu'elle ne nous paraît pas être d'utilité pratique dans l'étude des arythmies.

L'opinion que je vous expose est apparemment celle de l'auteur lui-même, car, dans un mémoire publié en 1908 dans les *Archives* que je dirige, il comprend la nécessité de présenter les choses d'une façon différente. En essayant, dans ce travail, d'adapter les données anciennes de la clinique aux acquisitions nouvelles de la physiologie, il ne s'expose pas aux reproches d'abandonner toutes ses idées, mais, parlant cette fois à des médecins, il tente de leur rendre plus facilement accessibles des phénomènes dont la clinique doit d'abord rendre compte.

Maintenir l'ancienne classification, c'était confirmer ses erreurs. Wenckebach n'y songe pas, et si, à son tour, il tente de diviser en deux groupes les irrégularités du pouls et du cœur, c'est pour les substituer aux groupes précédemment créés. Au premier il réserve le nom d'arythmies vraies, au second celui de pararythmies. L'aspect objectif du pouls, le retour périodique ou cadencé de ses irrégularités n'ont aucune part au groupement nouveau que propose l'auteur; pour lui, ce qu'il importe de connaître, c'est le lieu exact où se produit la perturbation qui fait dévier, ou qui supprime, une contraction dont l'effet doit normalement assurer la régularité du pouls. La voie centrifuge de cette contraction est longue; elle part du sinus auriculaire pour aboutir au système artériel en passant par l'oreillette et les ventricules. On conçoit dès lors que le stimulus puisse se manifester librement en son point d'élection, le sinus, mais qu'il ne se traduise pas par un battement du pouls, parce qu'une influence intercurrente en aura enrayé la propagation. Il en résultera des irrégularités qui atteindront le pouls, le ventricule, l'oreillette même, bien que le stimulus continue à exercer son action rythmique à son lieu d'origine. Les irrégularités ainsi produites sont des pararythmies, et dans leur groupe prennent place les allorythmies des anciens auteurs.

On conçoit d'autre part que l'irrégularité puisse dépendre d'un trouble même de la formation du stimulus qui, tout en continuant à s'élaborer au siège normal, c'est-à-dire au niveau du sinus, ne s'effectue plus aussi fréquemment qu'à l'ordinaire ou s'effectue, au contraire, trop fréquemment. L'arythmie qui en résulte atteint la voie centrifuge dans sa totalité : l'action cardiaque est *complètement* modifiée, c'est une arythmie véritable.

Cette nouvelle classification proposée par Wenckebach évite à coup sûr les errements des anciens auteurs. Elle sépare bien nettement des phénomènes qui ne sauraient être réunis et en réunit d'autres qui ne sauraient être séparés.

Les irrégularités par extrasystoles prennent toutes place dans le premier groupe; les irrégularités par trouble du pouvoir chronotrope (arythmie respiratoire, arythmie de station) dépendent bien sûrement du second. Mais cette classification suppose de la part de l'observateur une connaissance approfondie de la méthode graphique; elle nécessite des moyens d'investigation délicats dont les résultats ont besoin d'une interprétation sagace. Elle est à la portée de peu d'entre nous, et, au total, ses avantages pratiques sont de trop minime importance pour qu'il y ait lieu de la conserver.

B) *Classification de M. Bard.* — Le professeur Bard a tenté, dans un travail récent, de se rendre maître de la complexité des phénomènes à étudier, en les embrassant dans une classification à rameaux multiples. Pour cela, il n'a pas ménagé les types cliniques, dans le but assurément louable de ne pas s'exposer à réunir, sous une même dénomination, des cas pathologiques dissemblables. Cet effort a sa rançon, qui est de dissocier artificiellement des entités morbides. La classification du professeur Bard ne devait pas échapper à cette erreur, et les preuves en sont multiples et flagrantes. Je vous en citerai une qui m'a particulièrement frappé : elle a trait à la place assignée à l'étude du pouls alternant.

Depuis Traube, nous savons exactement en quoi consiste l'irrégularité réalisée par le pouls alternant ; nous connaissons ses caractères graphiques, et nous n'ignorons plus qu'une signification de pronostic fâcheux lui est habituellement attachée. Il semblerait donc que le pouls alternant dût constituer à lui seul un chapitre à parois bien étanches de la sémiologie cardio-vasculaire. Or, nous voyons que, dans la classification du professeur Bard, le pouls alternant est rangé à la fois parmi les arythmies intermittentes, sous prétexte que la pulsation alternante constitue un faux-pas du cœur (vous voyez reparaître ici cette malencontreuse appellation), et parmi les arythmies cadencées, par la raison qu'elle entraîne, dans le rythme du pouls, un certain balancement régulier !

Je pourrais vous citer maint autre exemple de ces étrangetés ; je n'insisterai pas et vous dirai seulement que si, à mon avis, l'idée du professeur Bard de trouver un compromis entre les nécessités de la clinique et les enseignements de la physiologie est louable en elle-même, sa réalisation est actuellement impossible, parce qu'à considérer les phénomènes sous cette double face, on leur fait subir une déformation qui en complique l'interprétation. Je ne crois donc pas qu'il soit d'un intérêt pratique de prendre comme guide la classification proposée par le professeur Bard, quelque soin qu'il ait mis à la rendre complète et compréhensive.

Dans leurs essais de groupement, les divers auteurs que je viens de citer ont suivi des routes opposées, tracées l'une par la clinique, l'autre par la physiologie. Seul, jusqu'ici, le professeur Bard a adopté une voie différente, mixte, pour ainsi dire, empruntant tantôt à la clinique, tantôt à la physiologie une partie de son chemin. Le résultat est toujours resté au-dessous de l'effort employé à l'atteindre. La faute n'en est pas aux auteurs, mais à la difficulté du problème qu'ils entreprennent de résoudre, lequel, dans l'état actuel des choses, n'est pas susceptible d'une solution définitive. Chercherons-nous à notre tour à reprendre la tâche qu'ils n'ont pu mener à bien ? Assurément non, car nous aboutirions à un échec nouveau.

c) *Groupements proposés par MM. Mackenzie et Hering.* — Au surplus, est-il besoin de n'avancer dans l'étude que nous allons entreprendre qu'à la lumière d'une classification ? Je ne pense pas que ce soit nécessaire. Comme je vous l'ai déjà fait remarquer, Traube, qui n'avait pour se guider aucune des notions que nous connaissons aujourd'hui et qui avait dédaigné celles sur lesquelles s'étaient appuyés les cliniciens de son époque, n'en fit pas moins faire de grands progrès à l'étude des arythmies. Il n'eut pour cela qu'à désigner certaines irrégularités qui l'avaient le plus frappé sous le nom le plus simple: pouls bigéminé, pouls alternant, pour en dégager les caractères objectifs et la signification clinique.

C'est de la même façon qu'ont procédé deux autres auteurs dont les noms reviendront fréquemment dans ces leçons, à cause de l'importance de leurs travaux: MM. Mackenzie et Hering qui, eux non plus, n'ont pas proposé de classification systématique. Ils ont étudié les faits simplement, comme ils se présentaient à eux, conservant les anciennes dénominations lorsqu'elles leur paraissaient justifiées, groupant certains phénomènes sous une désignation nouvelle, lorsque ce groupement leur paraissait légitimé par un ensemble de caractères déterminés et de signification précise. Cette façon d'agir nous paraît la plus rationnelle : voyons donc comment l'a réalisée chacun des deux auteurs précités.

Dans son livre récent sur les maladies du cœur, Mackenzie distingue cinq types d'irrégularités cardiaques:

1°. — *Les irrégularités sinusales.* — Ce type peut être facilement reconnu dans la clinique ; il répond au trouble d'une fonction physiologique bien spécifiée, qui est la fonction chronotrope.

Le rôle primordial du sinus consiste, vous devez vous en souvenir, à mettre en marche, à intervalles réguliers, le stimulus moteur du cœur; en d'autres termes, le sinus règle la fréquence des contractions de cet organe (fonction chronotrope).

Toute arythmie qui consiste en un raccourcissement ou en un allongement de la période qui sépare deux battements cardiaques successifs, a donc nécessairement son origine dans une perturbation fonctionnelle du sinus: elle mérite le nom d'arythmie sinusale. Comme je vous l'ai fait remarquer, cette arythmie affecte nécessairement la totalité des actes qui se passent normalement dans le cœur : oreillettes et ventricules.

Son existence peut être soupçonnée par le simple examen

du pouls, mais n'est définitivement prouvée que par les inscriptions graphiques simultanées des mouvements du cœur et des vaisseaux. L'arythmie respiratoire, que nous aurons à étudier bientôt, représente le type le plus intéressant de ces irrégularités sinusales.

2°. — *Les irrégularités par extrasystoles.* — Ces irrégularités résultent de contractions surajoutées à la systole physiologique normale. Elles ont leur lieu d'origine en un quelconque des points du cœur, situé, le plus souvent, sur le trajet du faisceau primitif, devenu plus excitable momentanément ou d'une façon permanente.

L'arythmie extrasystolique a des caractères objectifs qui permettent de la reconnaître facilement.

3°. — *Le rythme nodal.* — Ce groupe a été créé de toutes pièces par Mackenzie. Il réunit un nombre assez considérable d'arythmies qui ont toutes un caractère commun, reconnaissable à l'inscription graphique. Ce caractère consiste en ceci : que le point d'origine du stimulus cardiaque ne siège plus, comme à l'ordinaire, au niveau du sinus, pour y élaborer une contraction destinée à se transmettre à l'oreillette et au ventricule. Le sinus ayant perdu, pour des raisons que je vous exposerai ultérieurement, sa propriété d'engendrer la contraction cardiaque, c'est en une autre région du cœur que cette propriété se trouve transportée. Or, cette région ne peut être que celle du faisceau primitif et plus spécialement la partie de celui-ci qui correspond au nœud de Tawara (d'où le nom de rythme nodal), parce que le faisceau primitif a, nous l'avons vu, la même origine embryologique, la même structure et les mêmes aptitudes physiologiques que le sinus.

Au rythme nodal est lié un pronostic particulier, habituellement fâcheux. En clinique, il se manifeste le plus souvent, mais non toujours, sous la forme de pouls irrégulier perpétuel.

4°. — *Les irrégularités par troubles de la conductibilité.* — Cette arythmie est causée par un trouble ou une lésion du faisceau primitif du cœur, particulièrement au niveau des fibres de His. Sa forme la plus complète est réalisée en clinique par le pouls ralenti de la maladie d'Adams-Stokes.

5°. — *Les irrégularités par défaut de contractilité.* — Ce groupe ne comprend, jusqu'à présent tout au moins, qu'un type d'arythmies, celui qui a été étudié par Traube sous le nom de pouls alternant.

En étudiant les différentes irrégularités désignées, par les dénominations précédentes, Mackenzie n'a pas prétendu les ranger dans une classification immuable. Tout au plus a-t-il voulu effectuer un certain groupement nécessaire pour les besoins de la clinique, et reposant, quand cela était possible, sur les bases de la physiologie pathologique du cœur. Ce groupement comprend la totatlité des arythmies que nous connaissons actuellement; il en facilite l'étude et en rend la connaissance utilisable pour la pratique journalière.

M. Hering, pas plus que Mackenzie, ne propose de classification nouvelle des irrégularités cardiaques. Lui aussi se contente d'étudier chacune d'elles à son tour, comme un signe dont il importe tout d'abord de définir le caractère pour en saisir ensuite le mécanisme. Il lui paraît même que le diagnostic des irrégularités cardiaques est dès aujourd'hui poussé assez loin pour qu'il soit accessible à chaque praticien, sans le secours de la méthode graphique, et il essaie de le démontrer dans son récent travail intitulé : « Diagnostic des irrégularités du cœur sans l'aide de tracés ». Or, cette assertion paraît bien téméraire et ce titre peu justifié, car la lecture du mémoire serait diffficile et même impossible par endroits, si elle n'était rendue compréhensible par les renseignements et les ressources de l'inscription graphique.

Quoi qu'il en soit, Hering, voulant présenter au médecin un groupement logique des arythmies, les range sous les cinq dénominations suivantes qui, comme vous vous en rendrez facilement compte, sont toutes plus ou moins semblables à celles adoptées par Mackenzie.

Ce sont : 1° Le « pulsus irregularis respiratorius », qui n'est en réalité que l'arythmie sinusale de Mackenzie ; 2° Le « pulsus extra systolicus » ; 3° Le « pulsus irregularis perpetuus », lequel revêt le plus habituellement la forme du rythme nodal ; 4° Le « pulsus transmissorius » résultant d'un trouble de la conductibilité, et 5° Le « pulsus alternans ».

IV. — **Division que nous adopterons pour l'étude des arythmies.** — J'adopterai, Messieurs, à mon tour, le groupement proposé par Mackenzie et Hering. Il nous suffira pour l'étude détaillée des diverses formes d'arythmies, et remplacera, j'espère, dans votre souvenir, les classifications anciennes, bonnes tout au plus à entretenir la confusion dans une étude qui exige, pour être comprise, une méthode rigoureuse et des termes définis.

J'aurai donc à passer successivement en revue, au cours de ces leçons :

1° Les modifications physiologiques du pouls, parmi lesquelles l'arythmie respiratoire et l'arythmie de station, qui relèvent l'une et l'autre d'un trouble du pouvoir chronotrope, et qui constituent le groupe des irrégularités sinusales de Mackenzie.

2° Le pouls extrasystolique, résultant d'un trouble de l'excitabilité cardiaque, et représenté en clinique, soit par l'extrasystole isolée, soit par l'extrasystole régulièrement groupée et réalisant, dans ce dernier cas, l'irrégularité connue sous le nom de tachycardie paroxystique.

3° L'arythmie par trouble de la conductibilité, dont l'expression clinique est la bradycardie paroxystique ou permanente.

4° Le pouls irrégulier perpétuel, auquel se rattache l'étude du rythme nodal, inaugurée par Mackenzie.

5° Enfin, l'irrégularité qui résulte d'un trouble de la contractilité et qui est représentée par le pouls alternant.

## LEÇON V

# Battements de cœur et Arythmies

I. — Intérêt de l'étude des sensations subjectives produites par les arythmies. Leur valeur diagnostique.

II. — Les palpitations au cours des arythmies physiologiques : irrégularités respiratoires; tachycardies orthostatique et émotive.

III. — Arythmies « silencieuses » : pouls alternant; arythmie perpétuelle.

IV. — Symptômes subjectifs du syndrome d'Adams-Stokes.

V. — Fréquence et intensité particulières des sensations subjectives associées à l'extrasystole. Forme normale : battements de cœur. Formes anormales : laryngée, vertigineuse, angineuse.

VI. — Sensations éprouvées pendant la crise de tachycardie paroxystique.

MESSIEURS,

Les irrégularités du cœur ne sont pas toujours silencieuses. Très souvent elles se révèlent au sujet qui en est porteur par un phénomène significatif, qui est le battement de cœur.

Ce symptôme est connu de tous; cependant sa signification précise est loin d'être fixée.

C'est cette lacune que je veux combler en examinant avec vous les caractères variables que revêtent, au cours des arythmies, les sensations subjectives perçues par le malade.

I. — **Intérêt de l'étude des sensations subjectives produites par les arythmies. Leur valeur diagnostique.** — Ces sensations, réunies sous l'appellation vague, trop générale et mal définie, de « palpitations », n'ont pas semblé jusqu'ici, à cause de leur apparente similitude, devoir être prises en considération, quand il s'agissait d'établir un diagnostic précis de l'arythmie et du trouble fonctionnel cardiaque que celle-ci révèle.

Cette suspicion a été poussée si loin que la plupart des ouvrages ou des travaux les plus récemment publiés ne font que très accessoirement mention des palpitations, dont la sensation, dédaignée pour ainsi dire par le médecin, est, au contraire, le principal objet de la préoccupation du malade. Indifférent à sa forme particulière d'arythmie, celui-ci désire avant tout être délivré du « battement de cœur » dont il souffre.

Or, il résulte de nos observations que l'on peut tirer de l'interrogatoire des malades les indications les plus utiles pour le diagnostic de certaines arythmies, si bien que l'inscription graphique n'a plus qu'à en confirmer la nature. Il suffit donc de les laisser parler, et de ne pas interpréter leurs réponses avec des idées préconçues.

Il ne faut cependant pas croire que chacune des multiples modifications du rythme du cœur que nous connaissons en clinique soit accompagnée d'une sensation spéciale, qui puisse la distinguer des autres. Certaines arythmies, même des plus accusées, sont incapables de se traduire par des battements sensibles du cœur ; d'autres en sont presque constamment accompagnées, et les battements qu'elles provoquent ont des caractères tels qu'ils permettent de diagnostiquer à coup sûr l'irrégularité cardiaque qui les a suscités ; d'autres enfin peuvent n'être pas perceptibles à certains sujets alors qu'elles le seront à d'autres, ou ne le seront chez les mêmes sujets qu'incidemment et dans des circonstances spéciales.

Il nous faudra donc, pour vous donner à cet égard des idées précises, étudier chacune de ces variétés d'arythmies, forme par forme, et passer en revue les sensations subjectives dont elle peut être accompagnée.

**II. — Les palpitations au cours des arythmies physiologiques : irrégularités respiratoires, tachycardies orthostatique et émotive.** — L'*arythmie respiratoire* est un phénomène qui se voit fréquemment, surtout à un âge relativement jeune. Il est nécessaire qu'elle soit bien connue, sinon on court le risque de considérer comme pathologique, et de pronostic sérieux, une arythmie qui n'est, en réalité, que l'expression exagérée d'un état physiologique et normal. Elle se manifeste, comme nous le verrons bientôt, soit sous la forme d'une irrégularité périodique, rythmée — c'est là sa condition essentielle — par les mouvements respiratoires, soit sous la forme d'un ralentissement du pouls, entrecoupé par des phases courtes d'accélération, les périodes de ralentissement correspondant à l'expiration.

Dans l'une et l'autre de ces formes d'arythmie respiratoire, l'irrégularité est purement objective, et le sujet n'en a aucune conscience. C'est que cette irrégularité consiste simplement dans un trouble périodique d'origine nerveuse et n'affecte nullement le travail du cœur.

L'accélération des battements du cœur, provoquée par la fièvre ou un changement de position, n'est généralement pas perçue par le malade. Ainsi, la *tachycardie orthostatique* n'est accompagnée le plus souvent d'aucun phénomène sensible. Cependant, lorsqu'elle survient dans la convalescence de quelque maladie grave, l'intensité de l'accélération, l'abaissement de la pression artérielle, et un état particulier d'éréthisme cardiaque peuvent provoquer quelques sensations subjectives, de courte durée d'ailleurs, et qui disparaissent dès que le chiffre des pulsations tend à se rapprocher de la normale.

Les *tachycardies émotives*, ou celles qui surviennent à l'occasion de courses rapides, présentent des caractères analogues et provoquent des sensations de même nature. Mais celles-ci ne dépendent pas exclusivement de l'accélération des contractions cardiaques, car, comme nous venons de le dire, une tachycardie fébrile, à un degré d'accélération plus élevé encore, demeure habituellement ignorée du malade. Il faut donc admettre que quelque chose de particulier s'est ajouté à la simple précipitation des battements : modification du débit du sang dans l'intérieur des cavités, mode particulier de la contraction des ventricules, etc., d'où résulte la sensation subjective qui, née à propos de l'accélération, ne dépend cependant pas exclusivement d'elle.

On peut dire, en résumé, que les arythmies précédentes, arythmie respiratoire, tachycardies orthostatique, fébrile ou émotive, qui sont provoquées par un trouble du pouvoir chronotrope, ne sont pas forcément accompagnées de la sensation de battements de cœur. Ceux-ci, toujours absents dans la première forme de ces arythmies, sont assez fréquents dans les autres, et répondent alors par leurs caractères à ce que l'on désigne habituellement sous le nom de « palpitations », dans le sens où l'entendait Bouillaud, c'est-à-dire de « battements tumultueux, forts et fréquents » du cœur. Leur durée est courte, leur importance diagnostique et pronostique à peu près nulle.

III. — **Arythmies « silencieuses » : pouls alternant; arythmie perpétuelle.** — L'irrégularité cardiaque particulière, connue depuis Traube sous le nom de *pouls alternant* et qui, suivant toute probabilité, relève d'un trouble de la contractilité (pouvoir inotrope), ne provoque pas de sensation subjective. On sait que cette irrégularité, dont le pronostic est en général fâcheux, consiste dans ce fait qu'un battement faible succède à un battement fort ou normal, à un intervalle déterminé, et qu'elle a pour autre caractère de n'être pas transitoire, mais de quelque durée. A aucun moment, le malade n'a conscience de cette arythmie, qui ne présente pour nous, dès lors, qu'un intérêt très secondaire, étant donné aussi, de plus, son extrême rareté en clinique.

Parmi les arythmies cardiaques les plus communes, celle à laquelle on a donné le nom d'*arythmie désordonnée*, et que l'on opposait couramment aux arythmies rythmées ou allorythmies, avait, malgré son extrême fréquence, échappé aux investigations des auteurs, tout au moins quant à sa pathogénie et à sa signification véritables. Cette arythmie, écrite en un langage jusqu'ici incompréhensible, n'a commencé à être déchiffrée que depuis peu, quand les travaux de Hering, de Mackenzie et de Lewis nous en ont fait connaître l'alphabet. On se contentait antérieurement d'en noter l'apparition habituelle à l'époque où, au cours de lésions organiques du cœur, la période dite d'adaptation fait place à celle de l'insuffisance. On avait remarqué aussi qu'elle pouvait se manifester plus hâtivement dans certaines myocardites, notamment la myocardite des alcooliques, et une chose seulement pouvait surprendre, c'est que, indice non douteux d'une perturbation sérieuse du rythme cardiaque, elle fût cependant très souvent compatible avec une longue survie. Nous savons aujourd'hui que cette arythmie a pour caractère de ne pas disparaître, même sous l'action des médicaments, lorsqu'elle s'est manifestée avec quelque intensité, d'où le nom qui lui a été donné d'*arythmia perpetua*, de *pulsus irregularis perpetuus* (Hering). Pour Mackenzie, elle aurait essentiellement pour cause une perturbation dans la genèse des excitations cardiaques : le lieu d'origine du stimulus, qui siège normalement dans l'oreillette droite à l'embouchure des veines caves, se trouverait transporté sur une autre partie du faisceau primitif, représenté par son trajet auriculo-ventriculaire, au point où les fibres communicantes se dissocient en leurs deux faisceaux divergents, c'est-à-dire au niveau du « nœud de Tawara ». L'origine *nodale* des contractions cardiaques dans l'arythmie perpétuelle, proposée par Mackenzie, est acceptée aujourd'hui par certains auteurs; son interprétation est encore sujette à discussion.

Malgré la perturbation profonde qu'il révèle, le pouls irrégulier perpétuel ne donne souvent lieu à aucun trouble subjectif. Tout au plus peut-il se traduire, surtout au moment où il commence à s'établir, par quelques sensations incommodes et mal définies dans la région du cœur, lesquelles s'atténuent bientôt, ne laissant derrière elles que la dyspnée d'effort et l'oppression qui témoignent, non de l'arythmie, mais de la débilité cardiaque.

Parfois, cependant, au cours de cette arythmie, un interrogatoire minutieux permet de constater que certaines des pulsations, qui s'inscrivent d'une façon particulière sur le tracé, sont également l'objet d'une sensation spéciale, constituée par une sorte de choc, de coup de bélier, etc. Cette sensation est elle-même suivie d'une courte angoisse pendant laquelle, très souvent, le pouls présente une intermittence.

C'est que l'arythmie perpétuelle ne consiste pas exclusivement dans la modification du lieu d'origine des contractions cardiaques (rythme nodal); son caractère principal est tout justement d'être une sorte d'arythmie composite, dans laquelle peuvent se retrouver les types les plus divers des irrégularités cardiaques, dont quelques-uns ont pu déjà être identifiés. Parmi ces types, le plus connu, que nous aurons à étudier plus loin, est celui de l'extrasystole. C'est une irrégularité particulièrement pénible, et qui se retrouve à chaque instant dans l'arythmie perpétuelle. Si donc, au cours de cette dernière, il se rencontre quelques pulsations sensibles, c'est que celles-ci relèvent du phénomène de l'extrasystole. Mais de toutes façons, dans l'arythmie perpétuelle, les sensations subjectives sont rares, même lorsque les extrasystoles sont fréquentes. Le plus habituellement le malade, après avoir eu conscience de quelques-unes de ces irrégularités (extrasystoles) dans les premiers stades de l'arythmie perpétuelle, finit par perdre toute notion des contractions de son cœur, si anormales cependant dans leur forme, leur rythme et leur fréquence. Voué désormais à une arythmie qui ne saurait rétrograder, il n'aura plus « de battements de cœur ».

IV. — **Symptômes subjectifs du syndrome d'Adams-Stokes.** — L'arythmie très particulière à laquelle donne lieu le trouble de la conductibilité (pouvoir dromotrope), réalisé en clinique par le *syndrome d'Adams-Stokes*, ne paraît pas non plus, à première vue, s'accompagner de sensations subjectives. Nombre de malades, dont le pouls bat habituellement de 28 à 36 fois par minute, n'éprouvent aucune sensation incommode du côté du cœur. Mais il n'en est guère ainsi que dans les cas où, l'affection étant arrivée à sa seconde phase, d'autorégulation ventriculaire, les syncopes et les vertiges ont disparu. Par contre, dans la phase de ralentissement paroxystique, que celui-ci affecte un cœur à battements de fréquence normale à l'ordinaire, ou un cœur déjà ralenti, il existe certaines sensations cardiaques qui accompagnent ou plutôt qui précèdent la crise syncopale ou convulsive. Elles consistent dans une sorte de crampe ou de spasme douloureux, tel que le malade porte instinctivement la main sur la région précordiale au moment même où, les contractions cardiaques se faisant à un intervalle de plus en plus grand, la lenteur excessive des pulsations va donner lieu aux phénomènes syncopaux ou convulsivants.

Quoi qu'il en soit, dans les formes diverses d'arythmies que nous venons de passer en revue, les sensations subjectives peuvent faire totalement défaut, ou, si elles existent, elles ne constituent qu'un symptôme très accessoire qui a besoin d'être recherché et sur lequel l'attention n'est pas directement appelée.

V. — **Fréquence et intensité particulières des sensations subjectives associées à l'extrasystole. Forme normale: battements de cœur. Formes anormales: laryngée, vertigineuse, angineuse.** — Il en est tout différemment de l'*arythmie extrasystolique*, par trouble de l'excitabilité cardiaque (pouvoir bathmotrope). Ici la sensation subjective est au premier plan ; c'est pour elle que le malade vient consulter ; c'est elle qui provoque l'examen et qui, par sa nature même, commande le diagnostic.

Ce qui en augmente l'intérêt, c'est sa fréquence extrême dans certains milieux, la résistance qu'elle oppose aux moyens thérapeutiques, et l'état d'inquiétude spéciale qu'elle provoque. Il importe donc d'en faire une étude approfondie, étude insuffisamment abordée jusqu'ici dans les travaux de M. Wenckebach et de M. Mackenzie, mais qui suscite une série d'indications pratiques.

Sans insister sur les notions pathogéniques relatives à l'extrasystole et à ses formes objectives, telles que les ont établies les travaux d'Engelmann, de MM. Mackenzie, Wenckebach, Hering, nous rappellerons cependant que cette arythmie consiste essentiellement dans la production d'une contraction supplémentaire, au niveau du ventricule, de l'oreillette ou du septum, pendant la période d'inexcitabilité périodique du cœur et suivie très fréquemment d'une pause prolongée, connue depuis Marey et M. Gley sous le nom de « repos compensateur ».

Cette systole supplémentaire ou extrasystole, produite par un trouble de l'excitabilité cardiaque, peut n'être reconnue que par l'examen objectif du cœur et du pouls, et rester totalement ignorée des malades, ou, au contraire provoquer une sensation très particulière qui ne manque pas d'attirer leur attention.

Tous, en effet, ne sont pas indistinctement exposés à réagir de façon identique à la production d'une extrasystole, et, si les troubles subjectifs n'ont été qu'insuffisamment étudiés jusqu'ici, c'est qu'ils ne sont guère communs dans la clientèle hospitalière où nous recueillons habituellement nos observations. Ce n'est pas à dire pour cela que le phénomène essentiel qui les commande, celui de l'extrasystole, se rencontre rarement à l'hôpital, mais comme la sensation subjective qu'il détermine nécessite l'attention, on comprend que la perception même de cette sensation soit moins fréquente chez des sujets habitués à ne pas « s'écouter », que chez des malades de la ville. Dans les consultations spéciales où les malades peuvent venir demander un conseil sans être contraints de se soumettre à une hospitalisation que leur malaise ne leur paraît pas d'ailleurs justifier, les cas sont déjà plus fréquents, et il n'est pas de jour où ils ne s'offrent à notre examen.

Mais c'est surtout chez les malades aisés que l'observation trouve matière à s'exercer. Les sensations auxquelles peut donner lieu le fonctionnement anormal du cœur éveillent, de suite, chez eux une préoccupation que les accidents ultérieurs, si atténués soient-ils, pourvu qu'ils se répètent, ne font qu'accroître. Attentifs, dès lors, au moindre appel de l'extrasystole, ils ne manquent pas d'en saisir l'expression locale, la répercussion sur le pouls radial et sur tout l'organisme, et ils ne tardent pas à venir vous confier le sujet de leur anxiété.

Parmi eux, les plus frappés sont tout d'abord ceux qui vivent dans un état perpétuel d'angoisse morbide, véritables psychopathes qui n'attendent que l'apparition d'un trouble quelconque, où qu'il soit, pour matérialiser leur chimère et réaliser ainsi l'expression pathologique de leur crainte. Il est bien rare que de tels sujets, visiteurs assidus des cabinets médicaux, ne passent pas par la « phase cardiaque » de leurs préoccupations psychiques, jusqu'au jour où tel phénomène morbide nouveau, attirant leur attention sur un autre organe, leur fait oublier leurs soucis antérieurs pour les conduire à de nouvelles angoisses.

Mais, s'il est des sujets qui se trouvent plus particulièrement prédisposés à souffrir de l'extrasystole et à en concevoir des craintes, ce sont, à coup sûr, les médecins eux-mêmes. Tout avertis qu'ils sont, pour les autres, que la perception sensible d'un battement cardiaque n'implique nullement une affection de l'organe, et tout en se défendant d'en rien croire pour eux-mêmes, ils ne sauront pas cependant rester sourds longtemps aux sensations particulières et répétées que leur procure le trouble fonctionnel de leur cœur ; persuadés en théorie que cela ne signifie rien de grave, ils seront plus satisfaits de vous l'entendre dire.

Qu'est-ce donc que cette sensation capable de provoquer de telles angoisses ? C'est une palpitation, dit-on d'une façon courante; or c'est là une dénomination que nous ne saurions accepter. A vrai dire, le battement de cœur de l'extrasystole rentrerait bien dans la désignation générale de palpitations si l'on s'en tenait à la définition de Laënnec, pour lequel les palpitations consistaient en des « battements de cœur sensibles et incommodes pour le malade ». Dans un cadre aussi largement tracé peuvent prendre place toutes les sensations subjectives cardiaques, aussi bien celles que nous avons déjà étudiées que celles dont nous nous proposons de présenter maintenant le tableau. Mais si l'on veut, avec certains auteurs, faire intervenir dans la définition des palpitations un élément objectif, et notamment la plus ou moins grande accélération des battements du cœur ou leur caractère tumultueux, on s'apercevra bientôt que cette définition, bonne pour les tachycardies consécutives aux courses un peu rapides ou pour les tachycardies émotives, ne s'applique nullement au phénomène subjectif si particulier que provoque l'extrasystole.

Il suffit, pour s'en convaincre, d'interroger ou de laisser parler les malades qui souffrent en même temps de ces deux variétés d'arythmie. Un d'entre eux nous donna récemment à cet égard les renseignements les plus démonstratifs. Nous le traitions depuis plusieurs années pour une arythmie extrasystolique, lorsqu'il vint nous annoncer un jour qu'il ressentait des troubles inconnus de lui jusqu'ici, très différents des premiers, et consistant en des crises d'accélération du cœur avec palpitations. A toutes les tentatives que nous fîmes pour établir une analogie entre ces accidents nouveaux et les phénomènes antérieurs, il répondit par une dénégation absolue. Il put même, pendant que nous contrôlions son dire par l'auscultation, nous annoncer à plusieurs reprises la production d'extrasystoles et le début de crises de palpitations, appelant ces dernières par leur nom, désignant les premières par l'expression de « double battement », de « spasme », de « choc », et cela sans se tromper jamais.

La sensation de l'extrasystole survient inopinément, sans

que rien l'annonce, au milieu du calme le plus complet du cœur, ou à l'occasion d'un changement de position, du passage de la position assise ou couchée à la station debout, et réciproquement. Elle peut naître parfois sous l'influence d'une émotion, même minime, ou au cours d'une digestion laborieuse, ou enfin sous le seul effort de l'attention ou de l'appréhension, le malade la créant de toutes pièces, par le fait même qu'il la redoute. Le trouble ressenti est composé essentiellement de deux éléments, l'un à siège déterminé, le plus souvent nettement cardiaque, non précordial, l'autre diffus dans l'organisme. Le premier, c'est le battement de cœur, le deuxième, c'est l'angoisse.

Le battement de cœur siège, nous insistons sur ce point, dans le cœur lui-même et nullement dans la paroi. Il consiste dans une sensation de choc, simple ou redoublée, brève, non douloureuse, et comparée fréquemment à une sorte de recul, ou au phénomène bien connu du « coup de bélier »; parfois les termes en sont encore plus vagues ou plus imagés : c'est un spasme, une sensation d'afflux au cœur ou une torsion subite de l'organe. Mais ce qui caractérise toujours l'impression ressentie, c'est la brièveté, l'instantanéité même de la perception, non pénible, mais incommode, de ce trouble soudain du rythme.

A cette sensation fait suite immédiatement l'angoisse, qui constitue le deuxième élément subjectif essentiel de l'extrasystole. Il s'agit alors tantôt d'un malaise indéfinissable, impossible le plus souvent à caractériser explicitement, tantôt d'une sorte de défaillance, un peu analogue à celle que l'on éprouve dans le mouvement de descente de la balançoire, défaillance qui, elle non plus, n'est pas douloureuse, mais à laquelle participe un élément psychique qui constitue justement l'angoisse. Instinctivement le malade prend peur ; il a la perception nette d'une suspension de l'activité cardiaque, et bien souvent, réunissant, comme dans un symptôme unique, le battement sensible et la pause qui le suit, il accuse une « intermittence », un « arrêt du cœur » et en redoute les conséquences.

Il lui semble d'ailleurs qu'il y a de quoi justifier sa crainte, car, très fréquemment, au moment de la sensation subjective de l'extrasystole, il a, par une sorte de mouvement instinctif réflexe, mis le doigt sur la radiale et nettement perçu la suspension momentanée de la circulation. Dès lors la corrélation entre les sensations qu'il éprouve et les phénomènes objectifs de l'extrasystole s'établit avec la plus grande évidence : le choc cardiaque correspond à la contraction surajoutée, née dans la période d'inexcitabilité périodique, et l'angoisse est contemporaine du repos compensateur. Le premier phénomène est cardiaque, local ; le deuxième est vasculaire, diffus ; celui-là agace le malade, celui-ci l'inquiète, et, très habituellement, c'est cette dernière sensation, plutôt que la première, qui l'incite à venir demander un avis.

Le tableau que nous venons de figurer correspond aux cas bien définis et, disons-le de suite, à la majorité des observations. Lorsque les choses se présentent ainsi, le diagnostic n'est pas douteux, il s'impose avant tout examen et résulte de l'interrogatoire. Mais il n'est pas rare non plus que ces sensations s'estompent, créant des formes diverses.

Il peut se faire qu'à aucun moment la sensation de l'extrasystole ne soit perçue. Bien que cette discordance entre les troubles objectifs et subjectifs ne semble pas, d'après nous, correspondre à un type spécial de l'intermittence, elle est cependant fréquente avec le faux pouls lent extrasystolique. Lorsqu'elle existe, le meilleur service à rendre au malade est de ne pas attirer son attention sur ce point, car il n'est pas rare alors que, guidé par votre sollicitude imprudente, il ne finisse par prendre conscience de son arythmie et par en concevoir les craintes habituelles.

Il nous a semblé aussi que les extrasystoles qui se produisaient au cours de lésions organiques du cœur ou, ce qui n'est pas rare, avec les premiers troubles dus à l'hypertension artérielle, étaient celles qui passaient le plus souvent inaperçues. Au contraire, chez les jeunes sujets manifestement indemnes de toute affection organique, les sensations sont d'ordinaire très accusées et constituent pour ainsi dire toute la maladie. C'est à eux, mais à eux seulement que pourrait s'appliquer la phrase de Potain, disant que tout malade qui « consulte pour des palpitations doit être présumé exempt de maladie de cœur » ; adoptée, en effet, sans restriction, elle risquerait, dans la pratique, de se trouver fréquemment en défaut.

Tantôt la sensation cardiaque n'est presque pas perçue, alors que l'angoisse qui lui fait suite est cependant des plus nettes ; les malades l'accusent à peine, doutant même qu'elle se soit produite et la diagnostiquant alors rétrospectivement par le trouble qui survient ultérieurement et dont la corrélation avec le battement anormal du cœur leur est bien connue. Tantôt la sensation de choc ne siège pas au cœur, mais plutôt dans la région épigastrique ou, plus haut, au niveau du larynx. Tantôt enfin le syndrome constitué par l'extrasystole se manifeste chez le même sujet à trois degrés croissants d'intensité.

Dans un premier degré, le battement cardiaque est à peine sensible ; il faut, pour ainsi dire, que le malade l'écoute pour le percevoir, et la sensation d'angoisse est alors très peu marquée.

Dans un deuxième degré, la contraction anormale s'accuse plus nettement et elle s'accompagne d'une sensation laryngée particulière, d'une sorte d'ictus dont la localisation est fort bien indiquée par le sujet. Dans ce cas il peut arriver un phénomène curieux que nous avons constaté à plusieurs reprises : au moment où la sensation laryngée se produit, elle détermine un ou deux petits efforts de toux, revenant de temps à autre et coïncidant nettement avec la production de l'extrasystole que révèle l'auscultation.

Dans un troisième degré, l'irrégularité cardiaque provoque un soubresaut violent, une angoisse profonde et la sensation se communique à tout l'organisme, entraînant un véritable ébranlement du cerveau, avec petit vertige passager.

Il est enfin une forme clinique extrêmement importante à connaître, car elle peut donner lieu à de fâcheuses erreurs de diagnostic, c'est celle dans laquelle l'extrasystole emprunte certains caractères de l'angine de poitrine. Il n'est pas rare, et nous en avons encore vu récemment un exemple, qu'elle se traduise par une sensation de plénitude ou de compression subite du cœur, irradiant vers la clavicule ou vers l'épaule gauche, ou même dans le bras, survenant aussi bien au repos que dans la marche, dans les conditions diverses et accidentelles où surgit le phénomène extrasystolique. Dès lors le malade, inquiet de cette sensation pénible, trop averti par des lectures intempestives ou renseigné à tort par son entourage, ne tarde pas à en faire l'attribut d'une véritable angine de poitrine. Cela devient sa préoccupation, son cauchemar, et l'on a les plus grandes peines à le remettre en confiance et à soustraire son esprit aux terreurs obsédantes que le mal a fait naître. Il est inutile d'ajouter que le diagnostic de cette forme de l'affection est des plus faciles, si l'on a soin d'ausculter le cœur, ou seulement de prendre le pouls au moment de la sensation douloureuse et de ses irradiations.

Le battement de cœur par extrasystole ne constitue pas seulement une curiosité dans la symptomatologie des sensations subjectives auxquelles peuvent donner naissance les irrégularités du rythme cardiaque. Il peut, par sa répétition incessante, par sa résistance à tous les moyens thérapeutiques, par l'état d'irritabilité qu'il entraîne, figurer une véritable entité morbide.

Parfois, il ne se reproduit que « sporadiquement » pour ainsi dire, et de loin en loin, à l'occasion d'un mouvement violent, d'une émotion, etc.: des journées entières, des mois s'écoulent avant qu'il n'éveille à nouveau l'attention.

D'autres fois et plus fréquemment, les battements d'abord rares et espacés, se *massent* d'une façon plus serrée pendant un ou deux jours, une semaine ou même plus. C'est à trois ou quatre reprises dans la journée qu'ils apparaissent, pour une durée d'une demi-heure à deux heures, disparaissant complètement pendant le sommeil ou, au contraire, l'interrompant et causant des réveils accompagnés d'une sensation d'angoisse inexprimable. Puis, survient une période de repos de quelques jours ou de quelques semaines, jusqu'à ce que, à l'occasion d'une cause banale, ou même en l'absence de toute cause, il se reproduise une nouvelle série de crises.

Dans certains cas, enfin, les extrasystoles sont vraiment exaspérantes par leur ténacité et leur incessante répétition. Ou bien elles ne provoquent leurs manifestations sensibles qu'à diverses reprises dans la journée, mais sans qu'il y ait de jours tranquilles, ou bien elles reviennent constamment, à toute heure, et réalisent un état d'agacement perpétuel, point de départ d'une neurasthénie ou d'une mélancolie profondes. On est alors tenté d'admettre que c'est cet état neurasthénique qui a provoqué et qui entretient les irrégularités cardiaques ; mais un interrogatoire plus attentif permet de rétablir la véritable filiation des phénomènes, et de voir que la dépression nerveuse a été simplement consécutive à la persistance et à la reproduction incessante des sensations « pénibles et incommodes », dues à l'extrasystole.

VI. — **Sensations éprouvées pendant la crise de tachycardie paroxystique.** — La *tachycardie paroxystique*, bien individualisée comme type clinique depuis les travaux de M. Bouveret et de M. Hoffmann, s'accompagne de sensations subjectives, dont le mode d'apparition constitue un des éléments fondamentaux.

L'accès débute brusquement, sous l'influence de causes occasionnelles des plus variables : émotion, effort, digestion pénible, ou sans qu'il soit possible d'invoquer une raison plausible. Cependant il est à remarquer que la première crise survient plus volontiers à la suite d'un effort physique, d'une course ou d'un travail manuel, d'où l'opinion de certains auteurs, Martius notamment, pour qui l'accès est provoqué par une dilatation aiguë du cœur ; cette opinion est d'ailleurs erronée. Le premier phénomène perçu est d'ordre subjectif. Il consiste dans une sensation de « déclenchement » subit, de choc violent siégeant dans la région cardiaque, et à laquelle fait suite la palpitation. Celle-ci est constituée par la perception incommode de battements précipités et tumultueux, qui persiste tant que dure la crise et qui se complique d'une angoisse pénible, d'un état d'anxiété et d'agitation en rapport avec la plus ou moins grande accélération des battements cardiaques. Cette accélération varie, on le sait, dans de notables proportions ; mais, comme nous l'a appris M. Hoffmann, cette variation elle-même est soumise à des règles précises. Le chiffre des pulsations n'a, en effet, rien de fortuit : il est double, triple ou quadruple, multiple en un mot du chiffre normal. Si le cœur bat habituellement à 60 pulsations, la crise tachycardique portera ce nombre à 120, 180 ou 240. La durée de la première crise est, en général, assez courte et dépasse rarement plusieurs heures. La façon dont elle se termine est elle-même souvent assez caractéristique. Très fréquemment elle finit comme elle a commencé, c'est-à-dire brusquement, et alors, chose curieuse, un choc violent, comme celui du début, annonce le retour instantané du cœur à son rythme normal.

A ce moment, une sensation de bien-être, de repos, succède à l'angoisse et à l'anxiété, bien que, souvent, un peu de lassitude puisse se manifester si la crise a été de quelque durée.

Parfois, la fin de l'accès n'est pas aussi subite et peut se faire en plusieurs temps. Un choc violent survient, analogue à celui qui doit annoncer la terminaison de la tachycardie, un ralentissement momentané s'opère, mais la crise reprend aussitôt pour quelques minutes, puis un nouveau choc met définitivement fin à l'accès ; parfois ce n'est encore qu'un faux arrêt, et ce n'est qu'à une troisième tentative que la tachycardie est enfin vaincue. Il semble alors, suivant l'expression d'un malade, qu'il y ait eu plusieurs « ratés » avant le « freinage » décisif. Mais ce qui est caractéristique, c'est la disparition absolue des sensations subjectives, au moment où le pouls reprend son rythme et sa régularité habituels. Dans un cas, cependant, il nous a été donné d'observer un phénomène des plus curieux et qui trouve son explication dans les caractères objectifs particuliers de la tachycardie paroxystique, caractères que nous étudierons plus loin : c'est la persistance, pendant une heure environ après la crise, de battements isolés sensibles, survenant de loin en loin et ayant tous les caractères des extrasystoles. Ces battements, figurant les quelques coups de tonnerre, espacés et lointains, que l'orage laisse après lui, permettent, grâce à la plus grande netteté de leurs caractères, de se rendre mieux compte de la nature intime du phénomène, qu'il est bien difficile d'étudier à loisir, dans le tumulte de la crise.

Il en est des accès de tachycardie paroxystique comme des crises d'extrasystoles et de l'arythmie perpétuelle. Leurs caractères subjectifs, si nets au début, s'estompent à la longue. On sait que les accès peuvent, chez nombre de sujets, être, à leur phase de début, séparés par de longs intervalles, de mois ou d'années. Plus tard, les périodes d'accalmie durent moins, les accès se répètent plus fréquemment et augmentent de durée, mais le mode de début reste constamment le même. Il se caractérise toujours par ce déclenchement subit, si accusé par le malade, et par le passage soudain du rythme normal au rythme accéléré. Ce qui se modifie, c'est la sensation de palpitations, qui est souvent moins nette, l'état de malaise et d'anxiété persistant seul ; la crise, au lieu de finir brusquement, ne se termine plus que progressivement et parfois à l'insu du malade. Celui-ci n'est alors averti du retour à la normale que par la sensation de bien-être qu'il éprouve et par la constatation de la régularité et de la lenteur des pulsations. Quelquefois, il s'endort, en proie encore à la tachycardie, et se réveille guéri de la crise, sans qu'il ait eu conscience du moment où elle prenait fin.

Lorsque, les accès ayant augmenté progressivement de durée tandis que les périodes d'accalmie se raccourcissaient d'autant, les crises de tachycardie arrivent à se « souder », les sensations subjectives finissent presque par disparaître complètement, le malade s'étant « adapté « au rythme anormal de son cœur, et n'ayant que de loin en loin la perception nette et sensible d'un battement plus fort qui correspond sûrement alors à une extrasystole.

On ne manquera pas d'être frappé, en examinant les caractères des sensations éprouvées au cours d'une crise de tachycardie, de leur analogie avec ceux que revêt le phénomène de l'extraystole. Même début subit et inopiné, même sensation de déclenchement, même terminaison soudaine par un choc violent. On s'étonnera davantage si, étudiant de plus près les causes provocatrices de l'un et l'autre phénomène, on s'aperçoit qu'elles sont souvent de même nature : travail pénible de digestion avec distension gastrique, changement brusque de position, émotion violente, etc. Enfin, on notera également avec intérêt que les procédés empiriques employés par les malades pour faire avorter les crises de tachycardie (mouvement de déglutition, inspirations profondes, renvois de gaz, etc.) sont ceux auxquels ont recours les sujets en état de mal extrasystolique. La lecture des tracés nous donne la raison de ces analogies. On remarque, sinon au plein de la crise de tachycardie, du moins dans ses périodes terminales, la fréquence des contractions extrasystoliques du cœur. Nous venons de rappeler qu'un de nos malades percevait, alors que sa crise venait de se terminer, des sensations espacées, de caractère nettement extrasystolique, et cela pendant une durée d'une heure environ. Or, l'analogie n'est plus pour nous surprendre depuis que M. Hoffmann a montré que la tachycardie paroxystique reposait sur un « fond » d'extrasystoles, et que M. Mackenzie, allant plus loin encore, a établi ce fait que, au cours de la crise, les contractions revêtaient le « rythme nodal » et qu'elles résultaient d'extrasystoles à type auriculo-ventriculaire.

Nous sommes donc maintenant en mesure, et c'est une acquisition toute récente, de comprendre la raison de la similitude subjective et objective, si complète, des phénomènes de l'extrasystole et de ceux de la tachycardie paroxystique. Avec les derniers auteurs qui se sont occupés de la question, il faut admettre aujourd'hui que la tachycardie paroxystique n'est que l'expression d'une « accumulation » d'extrasystoles de sièges divers. Et il n'est pas moins intéressant de remarquer que ces sensations si particulières, et telles qu'elles permettent, par leurs caractères, de faire le diagnostic de l'arythmie qui les a provoquées, résultent, dans l'un et l'autre cas, de la modification de la même propriété du muscle cardiaque, c'est-à-dire de son excitabilité. On comprend dès lors que l'une et l'autre de ces arythmies puissent se produire, indépendamment de toute lésion cardiaque, lorsque l'excitabilité cardiaque est anormalement exagérée, ou quand, du fait d'une lésion cardiaque, consistant d'ordinaire en un foyer de myocardite à siège spécial, le cœur réagit plus vivement à une excitation d'ailleurs normale.

Ainsi, la sensation de l'extrasystole et la crise de tachycardie paroxystique n'indiquent pas forcément qu'il y ait une altération organique du cœur; elles incitent seulement à rechercher d'une façon plus précise s'il n'en existe point. A ce titre, la palpitation, comme l'entendait Potain, ou plutôt le battement de cœur qui correspond surtout à ces deux formes d'arythmie, ne doit pas nous faire présumer sans autre examen que le sujet est exempt de maladie du cœur; elle doit nous commander non la quiétude, mais l'attention.

## LEÇON VI

# Modifications physiologiques (sinusales) du rythme du pouls : Arythmie respiratoire ; Arythmie de station

I. — Existence de certaines arythmies indépendantes de toute altération cardio-vasculaire ; leur importance en clinique.
II. — Arythmie respiratoire. — *a*) Formes cliniques. — *b*) Pathogénie. — *c*) Conditions étiologiques. — *d*) Pouls paradoxal.
III. — Arythmie de station : tachycardie orthostatique.
IV. — Association de l'arythmie respiratoire à la tachycardie orthostatique : signe d'Erben, syndrome de Vanyssek.

MESSIEURS,

I. — **Existence de certaines arythmies indépendantes de toute altération cardio-vasculaire ; leur importance en clinique.** — Les irrégularités du pouls n'ont pas toujours, heureusement, de signification pathologique. Certaines d'entre elles peuvent se produire à l'état physiologique, ou, en d'autres termes, certains pouls ne sont irréguliers que parce qu'ils présentent, d'une façon excessive, des modifications qui, normales d'ailleurs, ne sont pas d'ordinaire perceptibles.

Il semblerait tout d'abord que de telles irrégularités ne dussent être ignorées de personne. N'est-il pas nécessaire de connaître, dans toute leur étendue, les variations que l'état physiologique est susceptible d'apporter au fonctionnement de nos divers appareils, avant de conclure que celles-ci sont imputables à quelque condition pathologique ?

Cela est nécessaire, en effet, mais trop souvent oublié. Aussi les erreurs auxquelles conduit cette ignorance sont-elles des plus fréquentes. Elles ne sont pas sans importance, car elles ont pour effet de provoquer, chez le malade ou dans son entourage, de graves préoccupations, et de conduire le médecin à une médication intempestive.

Tantôt ce sera une mère qui, ayant constaté chez son enfant quelques particularités qu'elle estime anormales : des battements de cœur, un essoufflement rapide, etc., attirera spontanément votre attention sur les irrégularités du pouls.

Tantôt ce sera un sujet nerveux, déprimé, plus ou moins psychopathe qui, ayant fait sur lui-même des remarques analogues, en sollicitera de vous l'explication.

Tantôt enfin, vous serez surpris et quelque peu alarmé de noter chez un convalescent de maladie grave, dont le cœur aura eu quelque raison d'être atteint, une instabilité du pouls qui vous paraîtra tout d'abord incompatible avec l'intégrité de l'organe.

L'examen rapide que vous pratiquerez, dans ces différents cas, vous permettra de constater alors une arythmie qui, si vous ne prenez pas soin de l'identifier, vous conduira à soupçonner l'existence d'une lésion organique et à formuler un pronostic grave.

Ce serait aller vite en besogne. Pour que vos craintes soient légitimes, il faut être sûr que les modifications qui les ont motivées ne sont pas dues seulement à des conditions physiologiques; celles-ci, insuffisantes à les faire apparaître chez des sujets normaux, peuvent, au contraire, à elles seules et pour des raisons que j'aurai à exposer, en justifier la présence dans les différents états que j'ai pris comme exemples. Ces conditions physiologiques, capables de faire varier le rythme du pouls au point d'éveiller l'idée d'un trouble d'ordre pathologique, sont, avant tout, l'acte respiratoire et le changement d'attitude.

L'étude de ces arythmies s'impose. Ce ne sont pas, en effet, de simples curiosités, mais bien des phénomènes assez manifestes pour se dénoncer d'eux-mêmes, sans qu'il soit nécessaire de les inscrire par la méthode graphique.

En voici un exemple qne j'ai cependant recueilli au sphygmographe pour le rendre plus saisissant.

Voyez ce tracé que je mets sous vos yeux (fig. 22); si on ne sait l'interpréter comme il convient, n'est-il pas capable à lui seul de faire concevoir quelque inquiétude? N'a-t-on pas peine à croire qu'un trouble fonctionnel cardiaque a seul pu

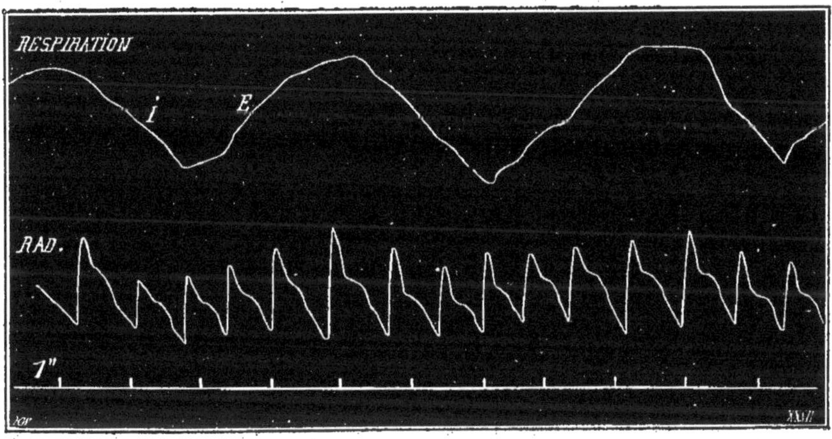


Fig. 22. — Forme ordinaire de l'arythmie respiratoire (type cadencé).

déformer ainsi la régularité habituelle du tracé et créer une pareille arythmie? Et cependant, cette arythmie ne relève d'aucune condition pathologique; vous vous en rendrez facilement compte si vous avez soin de noter ses rapports avec la respiration, ou mieux d'inscrire cette dernière en regard du tracé du pouls.

Deux choses vous apparaîtront tout d'abord : c'est, en premier lieu, la modification de la fréquence et du rythme des pulsations; en second lieu, la relation intime qu'elle affecte avec les deux temps de la respiration : le pouls se ralentit et s'élève dans l'expiration; il s'accélère et s'abaisse dans l'inspiration. Cette succession se fait régulièrement, périodiquement, donnant au tracé l'aspect d'une arythmie cadencée. Il s'agit, à n'en pas douter, d'une *arythmie respiratoire.*

II. — **Arythmie respiratoire.** — Cette variété d'arythmie doit, par sa fréquence, et, comme je vous l'ai dit, par les erreurs d'interprétation auxquelles elle peut donner lieu, prendre la première place dans cette classe d'arythmies que nous avons appelées physiologiques.

L'arythmie respiratoire est bien connue des physiologistes, moins bien des médecins, et c'est à tort, car son étude soulève des problèmes intéressants que nous allons envisager.

A) *Formes cliniques.* — L'irrégularité du pouls, provoquée par le jeu des mouvements respiratoires, avait été constatée déjà par les médecins du milieu du siècle dernier. Hardy et Béhier, dans leur Traité de Pathologie, avaient, en effet, signalé l'accélération du pouls qui survient à l'inspiration chez certains sujets.

D'autres auteurs, comme Einbrodt, Hering père, avaient tenté de donner l'explication de cette arythmie, mais leurs observations, faites sur l'homme, ne pouvaient être que fort imparfaites, car, comme nous le verrons, l'homme est, pour le cas qui nous occupe, un mauvais sujet d'étude. C'est aux animaux de laboratoire qu'il faut s'adresser, au chien notamment, qui présente d'une façon normale ces irrégularités dont la connaissance sera rendue plus facile par ce fait que l'on aura le loisir de varier les conditions de l'expérience. En opérant sur cet animal, Wertheimer et Meyer ont pu, en 1889, mener à bien une étude très complète de la question, recueillir des tracés caractéristiques et décrire avec la plus grande sagacité le mécanisme de l'arythmie.

Ils ont tout d'abord précisé le phénomène d'une façon très exacte en montrant :

1° Que la fréquence des pulsations augmentait pendant l'inspiration, et diminuait pendant l'expiration ;

2° Que la pression s'élevait pendant la première phase, et baissait dans la seconde.

Ils ont noté aussi que ces changements n'étaient pas rigoureusement parallèles aux deux temps de la respiration : l'élévation de la tension, notamment, ne se manifeste qu'après le début de l'inspiration pour atteindre son maximum au commencement de l'expiration. Les caractères précédents sont si constamment semblables à eux-mêmes chez le chien, que leur ensemble a été désigné sous le nom de « pouls de chien ».

Maintenant que nous sommes avertis de la forme particulière que la respiration peut imprimer aux tracés du pouls, reportons-nous à l'homme, et voyons s'il est possible de constater chez lui des modifications de même ordre. Elle ne sont pas douteuses. Fredericq les a notées sur lui-même ; Wertheimer les a relevées sur de nombreux étudiants en médecine, comme en fait foi le travail publié en 1887 par son élève Schulman.

Mais ces auteurs ont fait aussi remarquer que tous les sujets n'étaient pas également susceptibles de présenter les mêmes troubles du rythme du pouls.

Chez un certain nombre d'individus qui sont, si l'on peut dire, des sujets de choix, le phénomène de l'arythmie respiratoire est perçu par le doigt qui tâte le pouls, même quand la respiration est superficielle.

Chez d'autres, il a besoin d'être cherché ; il devient cependant très net, lorsqu'on recommande au sujet de respirer plus profondément, sans effort, et d'allonger quelque peu les phases diverses de la respiration. On voit alors immédiatement que les variations du rythme du pouls, à peine apparentes jusque-là, deviennent de plus en plus manifestes.

Par contre, et très souvent, la respiration, superficielle ou profonde, normale ou ralentie, n'amène aucune modification du pouls dont le rythme reste constamment immuable. Ce dernier cas est à coup sûr le plus fréquent, et il se produit d'ordinaire quand on s'adresse à des adultes bien constitués et en bon état de santé.

Pour étudier plus complètement les phénomènes précédents, nous allons maintenant en préciser les caractères objectifs, tels que nous les fournit la méthode graphique.

Je vous rappellerai auparavant ce que j'ai dit dans ma dernière conférence : que les modifications du pouls dues à la respiration ne sont en aucune façon ressenties par le sujet qui en est porteur. C'est une arythmie purement objective.

Le premier tracé que j'ai mis sous vos yeux (fig. 22) reproduit de la façon la plus fidèle ceux qui ont été recueillis sur le chien par Wertheimer et Meyer. Vous y constaterez la même succession de pulsations ralenties et précipitées, d'amplitudes différentes, suivant les deux phases de la respiration, le ralentissement coïncidant avec l'expiration, l'accélération avec l'inspiration.

Il est inutile d'ajouter que, dans le cas auquel se réfère ce tracé, le simple palper de l'artère permettait de se rendre compte de l'inégalité de ses battements et de leur irrégularité.

Cette constatation n'avait pas non plus échappé à la mère d'un jeune sujet porteur de cette arythmie, et l'avait fort alarmée; mais je n'eus pas de peine à la tranquilliser et à la convaincre que le rythme du pouls était sous la dépendance absolue de celui de la respiration.

A côté de ce type clinique, figurant un véritable rythme cadencé, il en est un autre, moins fréquent peut-être, mais qu'il importe cependant de bien connaître, car je l'ai vu dans diverses circonstances donner lieu à des erreurs d'interprétation et par conséquent de pronostic : c'est le type dans lequel l'arythmie respiratoire peut en imposer pour un ralentissement du pouls.

Dans le cas précédent, vous avez pu noter que, s'il y avait bien une succession de battements rapides et de battements lents, cependant le nombre total des pulsations n'avait pas dépassé la normale ; il était environ de 70 à la minute.

Le tracé suivant (fig. 23) présente un tout autre aspect ; il a été recueilli sur un sujet de 28 ans qui, se trouvant en voyage dans le Midi, fut atteint d'une manifestation grippale bénigne.

Un médecin le rassura de suite sur le pronostic de cette légère indisposition, mais il lui fit en même temps remarquer que son pouls présentait une lenteur anormale dont il y avait lieu de se préoccuper.

Le malade auquel s'adressait cette réflexion malencontreuse n'était que trop enclin à s'inquiéter. A l'annonce de cette nouvelle, il abandonna immédiatement le cours de son voyage et revint à Paris, en proie à une véritable inquiétude. Mon collègue, M. Bensaude, qui le vit alors, ne pensa pas qu'une pareille alarme fût justifiée et voulut bien me deman-

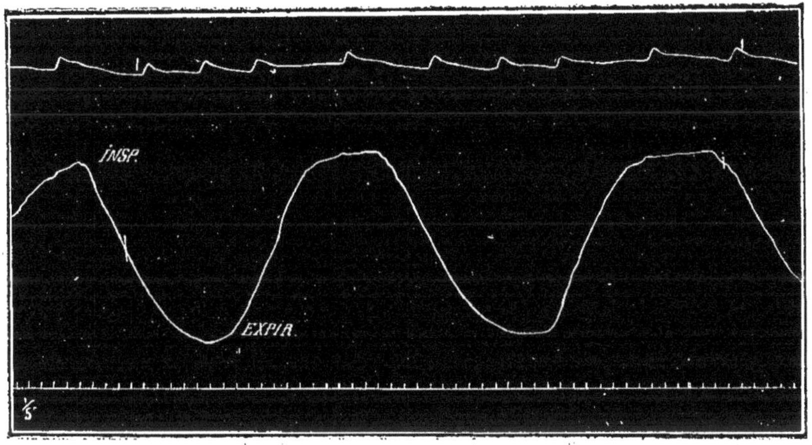


Fig. 23. — Arythmie respiratoire avec prédominance du ralentissement expiratoire (type bradycardique).

der de l'examiner avec lui. Nous n'eûmes pas de peine à nous convaincre que le ralentissement du pouls n'avait rien de pathologique : on n'avait affaire, en effet, qu'à une simple arythmie respiratoire. Celle-ci se présentait avec des caractères assez particuliers. Le ralentissement dû à la période expiratoire y était prononcé outre mesure. Aussi, malgré l'influence accélératrice de l'inspiration, le rythme total du pouls était-il vraiment lent.

Si l'on compare, en effet, sur la figure 23 la fréquence du pouls dans l'expiration à celle qu'il atteint dans l'inspiration, on voit qu'elle varie dans la proportion de 3 à 5, le rythme inspiratoire étant de 65 battements, et le rythme expiratoire de 40 seulement à la minute.

Vous voyez donc que l'arythmie respiratoire peut figurer une sorte de pouls ralenti qu'il importe de bien connaître, car il ne s'attache à cette arythmie aucun pronostic fâcheux, alors que, comme nous le verrons, les ralentissements pathologiques du pouls sont toujours de signification grave.

D'ailleurs, il y avait une façon bien simple de s'assurer, dans le cas présent, qu'il ne s'agissait pas d'un ralentissement de ce dernier ordre, comme l'avait admis si hâtivement notre confrère : c'était de chercher si ce pouls, en apparence ralenti, n'était pas capable de s'accélérer dans les conditions où le pouls se précipite physiologiquement chez les sujets normaux. Or, en faisant passer le sujet de la position couchée à la station debout, on remarquait que le pouls montait de 52 à 90 pulsations à la minute, pour revenir à son premier chiffre dès le retour au decubitus horizontal. Une pareille variation, tout à fait incompatible avec l'hypothèse d'un ralentissement pathologique du pouls, témoignait la conservation des fonctions physiologiques du cœur.

En résumé, Messieurs, l'arythmie respiratoire peut se présenter sous deux types cliniques : celui d'une arythmie cadencée, où des battements précipités succèdent régulièrement à des battements ralentis, suivant les phases de la respiration, et celui d'un pouls ralenti, où les phénomènes précédents étant moins bien réglés, les périodes de ralentissement l'emportent de beaucoup sur celles d'accélération.

J'espère que vous aurez toujours présentes à la mémoire ces deux formes différentes, pour éviter des erreurs de pronostic et épargner à vos malades des angoisses inutiles.

Les moyens que je vous ai donnés pour reconnaître l'arythmie respiratoire sont très simples. Ils reposent sur l'observation attentive des rythmes comparés du pouls et de la respiration, aidée au besoin de l'inscription graphique.

Dans les cas litigieux, vous pourrez employer un autre procédé, qui est plutôt du domaine de l'expérimentation provoquée, mais dont l'étude va nous permettre d'aborder la question du mécanisme des irrégularités du pouls d'ordre respiratoire. Ce procédé consiste dans l'emploi de l'atropine. Cette substance a, vous le savez, pour effet de suspendre l'action inhibitrice du nerf vague. En l'administrant à la dose de un à deux milligrammes, chez des sujets présentant d'une façon très manifeste le rythme respiratoire du pouls, Wertheimer a vu disparaître les irrégularités, le pouls devenant alors complètement réfractaire à l'influence de la respiration.

Faut-il en conclure que l'arythmie respiratoire est d'ordre exclusivement nerveux, les conditions mécaniques n'y ayant aucune part ? Cela apparaît déjà comme vraisemblable, mais la question est délicate, elle a nécessité de longues recherches de la part des physiologistes; je dois vous les faire connaître.

B) *Pathogénie.* — On a admis pendant longtemps que les modifications du pouls, provoquées par la respiration, étaient réglées par des influences purement mécaniques : telle était, en effet, l'opinion de Marey. Elle résultait d'une observation malheureusement erronée du phénomène.

Je vous ai fait remarquer que, si l'on voulait rendre plus manifeste, chez certains sujets, les variations respiratoires du pouls, il fallait leur recommander de prolonger les phases de la respiration, en évitant toutefois les inspiration forcées. Cette dernière condition modifie, en effet, complètement l'aspect de l'arythmie. Elle provoque une diminution progressive de l'amplitude du pouls, qui peut même cesser de battre, si la respiration est complètement suspendue. C'est exactement le contraire de ce qui se passe à l'état de respiration calme.

L'erreur de Marey est de ne pas y avoir pris garde, et de n'avoir considéré les variations du pouls que dans la respiration forcée. « L'inspiration et l'expiration, avait-il dit, font varier la fréquence des battements du cœur surtout lorsqu'il y a difficulté du passage de l'air dans les voies respiratoires. On voit dans ces cas la fréquence des battements du cœur augmenter dans l'expiration et diminuer dans l'inspiration. »

Rien d'étonnant que Marey attribuât purement et simplement aux conditions mécaniques représentées par « l'action alternativement favorable et défavorable que la pression intrathoracique exerce sur les systoles du ventricule », toute l'influence pathogénique dans les variations du rythme du pouls d'ordre respiratoire, puisqu'il n'avait pas vu le sens vrai de ces variations, dans la respiration calme.

Contrairement à l'opinion de Marey, on doit admettre aujourd'hui que l'influence mécanique n'est pour rien dans l'arythmie respiratoire. L'expérience suivante réalisée par Fredericq le prouve d'une façon irréfutable.

On resèque chez un chien la majeure partie de la paroi thoracique, on divise largement l'abdomen par deux incisons cruciales, en respectant le nerf pneumogastrique, et on coupe le nerf phrénique : le jeu du diaphragme est donc annihilé. L'animal est maintenu en vie par la respiration artificielle. Le pouls cesse alors de présenter son irrégularité habituelle. A un certain moment, on suspend la respiration artificielle et on laisse l'animal respirer avec son tronçon de thorax. A ce moment précis, le pouls s'accélère, la pression s'élève, et le rythme respiratoire du pouls se trouve reconstitué.

On peut conclure immédiatement de cette expérience que l'arythmie n'est pas due à une influence mécanique partie du poumon, puisque au moment où cette arythmie reparaît, c'est-à-dire où l'animal commence à respirer avec son tronçon de thorax, le poumon est encore complètement affaissé.

L'expérience de Fredericq permet également de rejeter une autre explication, proposée par Hering. Celui-ci avait pensé que l'arythmie respiratoire était réglée par le système nerveux et qu'elle était d'origine réflexe. Ce réflexe, selon lui, partait du poumon au moment où l'inspiration entre en jeu, et provoquait l'accélération du pouls par diminution de l'excitabilité du vague. Une telle explication est inadmissible, puisque, dans l'expérience de Fredericq, le poumon, complètement affaissé encore au début de l'inspiration spontanée du chien, ne peut donner lieu à aucun réflexe.

Et cependant, Messieurs, c'est dans une influence purement nerveuse qu'il faut chercher la raison de l'arythmie respiratoire. Cette action nerveuse doit suivre, comme à l'ordinaire, une voie centripète et une voie centrifuge; nous allons chercher à préciser l'une et l'autre.

L'origine de l'incitation nerveuse siègerait, pour certains auteurs, Einbrodt en particulier, dans le cerveau même. Suivant eux, l'expiration aurait pour effet de déterminer une stase circulatoire momentanée, cérébrale et bulbaire, qui provoquerait à son tour une excitabilité anormale du nerf vague avec ralentissement du pouls. L'explication n'est pas exacte, car l'examen des tracés montre que le ralentissement commence à la fin même de l'inspiration, c'est-à-dire avant qu'il ait pu se produire une stase circulatoire dans la région incriminée.

C'est donc plutôt des nerfs périphériques que partirait la voie centripète.

L'expérience de Fredericq le laisse d'ailleurs supposer : n'est-ce pas, en effet, au moment précis où, le poumon étant encore affaissé, l'animal recommence à respirer, avec ce qui lui reste de thorax, que le rythme du pouls réapparaît? Il faut donc de toute nécessité que ce soit la paroi elle-même, ou mieux, les muscles inspirateurs qui donnent naissance au réflexe dont nous venons de suivre la propagation.

Ce qui le prouve également, c'est que l'emploi du chloroforme qui supprime la sensibilité des nerfs périphériques supprime également les irrégularités ; au contraire l'emploi du chloralose qui l'excite, les laisse persister.

La voie centrifuge, elle, suit, à n'en pas douter, celle du nerf vague. Pour nous en convaincre, reportons-nous à l'expérience de Fredericq, en la complétant. Dans cette expérience, l'intégrité du nerf pneumogastrique est nécessaire à la production des phénomènes. Si on vient, en effet, à le sectionner, les modifications habituelles du pouls ne reparaissent pas lorsque l'animal recommence à soulever son thorax. Elles ne reparaissent pas non plus si, au lieu de sectionner le nerf, on le paralyse par l'action de l'atropine. Il faut donc nécessairement conclure que le pneumogastrique transmet au cœur le réflexe nerveux, d'où résulte l'irrégularité rythmique de ses battements.

M. Mackenzie pense que c'est le sinus lui-même, producteur du stimulus, qui est influencé par le trouble du nerf vague et qui règle l'arythmie. Cette conception trouve sa confirmation dans ce fait qu'un certain nombre de filets de ce nerf viennent se perdre dans le sinus. Les irrégularités ainsi produites intéressent dès lors et naturellement tout le cœur, oreillettes et ventricules, puisqu'elles ont leur siège à l'origine même de l'incitation motrice. Le nom d'arythmie sinusale est donc le plus propre à les désigner.

Une autre question se pose enfin, celle de décider quelle est la phase de la respiration qui commande l'arythmie. En d'autres termes, il importe de savoir si le pouls est irrégulier, parce qu'il est ralenti par l'expiration, ou, au contraire, accéléré par l'inspiration.

Un physiologiste italien, Spalitta, a soutenu cette dernière théorie. Pour lui, l'accélération est le phénomène qui donne à l'arythmie respiratoire son caractère particulier ; cette accélération serait due à une inhibition momentanée du nerf vague, provoquée par la contraction des muscles inspirateurs de la paroi. Je ne saurais souscrire à cette opinion, et, pour moi, le ralentissement expiratoire est bien le fondement même de l'arythmie respiratoire. Ce qui le prouve, c'est, comme l'avait remarqué Wertheimer, que le ralentissement commence, à la fin même de l'inspiration, au moment où (d'après la théorie de Spalitta) l'inhibition du nerf vague devrait être à son maximum. Un deuxième argument résulte de ce fait que l'arythmie, lorsqu'elle est très marquée, ne provoque jamais l'augmentation du nombre total des battements cardiaques à la minute, mais au contraire sa diminution.

Dans les tracés que j'ai mis sous vos yeux, on voit que les pulsations qui correspondent à l'inspiration sont conformes, comme nombre, à la fréquence normale, tandis que celles de l'expiration, si elles réglaient le rythme du cœur, ne l'élèveraient pas au-delà du chiffre de 45 à 50 battements à la minute.

Il faut donc admettre que la contraction des muscles inspirateurs du thorax provoque, à la fin même de l'inspiration, une véritable excitation du pneumogastrique qui ne cède que progressivement, lorsque l'expiration touche elle-même à sa fin. Cette explication nous paraît plus en rapport avec la réalité des faits, et laisse aux tracés toute leur valeur démonstrative.

La clinique, à laquelle nous allons maintenant revenir, prouve également le bien-fondé de l'interprétation précédente que j'ai adoptée, avec la majorité des auteurs, et qui rattache à des influences purement nerveuses le mécanisme de l'arythmie respiratoire.

D) *Conditions étiologiques.* — La fréquence de l'arythmie respiratoire chez les jeunes sujets est aujourd'hui bien connue ; elle est telle que certains auteurs ont donné aux modifications du pouls qui la caractérisent le nom de « pouls infantile. » Mackenzie va même jusqu'à soutenir que, dans la période du jeune âge comprise entre 8 à 15 ans, on peut déceler le rythme dont nous parlons dans 33 à 40 °/。 des cas, sinon par l'examen direct, du moins par l'inscription graphique. La forme la plus habituelle correspond au premier des types que j'ai décrits (voir fig. 22). Celle de faux pouls ralenti m'a paru exceptionnelle chez l'enfant.

La convalescence des maladies graves, comme la fièvre typhoïde, la pneumonie, la diphtérie, cette dernière principalement, s'accompagne souvent d'une arythmie de même nature. Ici les deux types cliniques, celui de pouls irrégulier cadencé et celui de faux pouls lent, peuvent être rencontrés. Le dernier est loin d'être rare. Il semble que la diphtérie le provoque plus volontiers. J'attire spécialement votre attention sur ce point, car vous savez que la diphtérie a fréquemment été accusée de laisser après elle des troubles cardiaques persistants. Je ne le nie pas, mais trop souvent c'est sur la simple constatation d'une arythmie que ce diagnostic a été établi. Or, ceci est insuffisant. Un trouble du rythme du pouls, surtout quand il est de l'espèce que nous étudions en ce moment, n'implique pas toujours l'existence d'une lésion myocardique. J'estime que la confusion a été faite nombre de fois. Vous saurez l'éviter en recherchant tout d'abord si l'arythmie à laquelle vous avez affaire n'est pas simplement d'ordre respiratoire.

Dans les cas litigieux où le diagnostic paraît être hésitant, vous ne manquerez pas d'avoir recours à l'inscription graphique simultanée du pouls radial et de la respiration : elle seule sera alors capable de vous conduire à une interprétation exacte des phénomènes, et de réformer un pronostic qui, sans l'aide de cette méthode, aurait pu être, à tort, assombri.

En dehors des cas précédents, l'irrégularité respiratoire du pouls est un phénomène assez rare chez l'adulte ; elle se présente surtout au cours de la dépression nerveuse liée aux états neurasthéniques, et elle affecte alors l'une ou l'autre des deux formes cliniques que j'ai décrites. Il m'a semblé cependant que celle caractérisée par un « faux pouls lent » était plus fréquente ici que chez l'enfant. Il est nécessaire que vous en soyez également avertis, pour éviter d'en arriver hâtivement à des conclusions fâcheuses. Comme il s'agit de sujets qui n'ont que trop souvent tendance à se croire atteints de quelque lésion grave du cœur, il ne faut pas confirmer leurs erreurs et entretenir leurs craintes par une interprétation erronée d'un symptôme qui n'est pas de nature pathologique.

E) *Pouls paradoxal.* — Messieurs, en étudiant au cours de cet exposé les effets de la respiration sur le rythme du pouls, je vous ai dit qu'il était souvent indiqué, pour les mieux faire apparaître, de recommander au sujet d'allonger les phases de la respiration, sans le mettre, cependant, en état d'inspiration forcée. C'est pour ne pas avoir procédé ainsi que Marey a donné une représentation inexacte du phénomène, ce qui l'a conduit à l'interpréter faussement.

L'effort, vous ai-je dit, modifie le sens de l'arythmie et provoque, non pas une accélération, mais un ralentissement du pouls à l'inspiration, avec diminution de l'amplitude des battements. A l'extrême limite, ceux-ci peuvent disparaître complètement; c'est ce qui est réalisé dans l'épreuve de Muller. Elle consiste à faire respirer un sujet par une narine, l'autre étant tenue bouchée, et à l'amener à dilater son thorax au maximum avec occlusion complète de la glotte. Si l'on prend alors son pouls, on le verra se ralentir au point de ne plus être sensible au doigt. Chez les sujets normaux, ce phénomène n'est apparent que lorsqu'ils se sont mis dans les conditions spéciales que je viens d'exposer; mais il est certains états pathologiques qui peuvent le provoquer de toutes pièces, et sans l'intervention des conditions précédentes. Lorsqu'il en est ainsi, cela constitue un signe clinique particulier, auquel Küssmaul a donné le nom de *pouls paradoxal.*

Cette dénomination a semblé mauvaise à certains auteurs, à Potain, notamment, qui a dit à son sujet que le pouls paradoxal n'avait de paradoxal que le nom. Je ne suis pas tout à fait de son avis. Si, comme le pensaient Marey et Potain, le rythme habituel du pouls respiratoire consistait dans un ralentissement à l'inspiration, la critique adressée à Küssmaul serait valable ; elle ne l'est plus du moment que l'on admet que, normalement, l'inspiration accélère le pouls. Mais il est bien entendu que, lorsque nous parlons du pouls paradoxal, il s'agit de cette forme du pouls qui se manifeste chez certains sujets à un premier examen, sans qu'il soit besoin de les mettre dans cette situation particulière de l'inspiration forcée, qui la ferait apparaître chez tous.

Griesinger en 1856, et Küssmaul en 1873, ayant constaté la disparition spontanée du pouls à l'inspiration chez des sujets atteints de péricardite, l'avaient attribuée à l'influence mécanique que pouvait exercer sur la circulation la présence d'adhérences unissant les gros vaisseaux du cœur au péricarde et au sternum. Leur opinion trop exclusive se trouva contredite bientôt par les observations de Traube.

Cet auteur, en effet, rapporta l'observation de trois sujets qui, pendant la vie, avaient présenté du pouls paradoxal, et dont le médiastin était cependant absolument libre d'adhérences à l'autopsie.

Il n'en faudrait pas conclure que les adhérences ne jouent aucun rôle dans l'apparition du pouls paradoxal, cela serait contraire à la réalité des faits ; mais ce qui est certain, c'est que la modification présentée alors par le pouls ne relève pas du mécanisme invoqué par Küssmaul.

Si l'on s'en réfère, en effet, aux conditions expérimentales qui produisent le pouls paradoxal, si l'on a notamment présente à l'esprit l'épreuve de Muller, on conviendra facilement que les raisons pathologiques de cette modification doivent être cherchées, non plus dans des affections de l'appareil circulatoire, mais plutôt dans celles de l'appareil respiratoire.

C'est ainsi que le pouls paradoxal a été constaté au cours de la sténose laryngée, dans la pleurésie avec grand épanchement, les tumeurs du médiastin, etc., alors que le cœur et le péricarde n'étaient assurément pas en cause. On doit donc en conclure que, lorsqu'il accompagne la péricardite ou la symphyse cardiaque, c'est à la gêne de la respiration déterminée par ces affections qu'il faut en rattacher la présence, bien plus qu'à la seule lésion des organes de la circulation.

Dans un récent travail, Svoiechotoff a signalé ce fait curieux que les adhérences unissant le cœur à la plèvre et au poumon *gauches*, seraient plus particulièrement propres à produire le pouls paradoxal. Il rapporte à ce sujet deux observations qui plaident en faveur de son opinion.

L'explication du pouls paradoxal proposée par Küssmaul

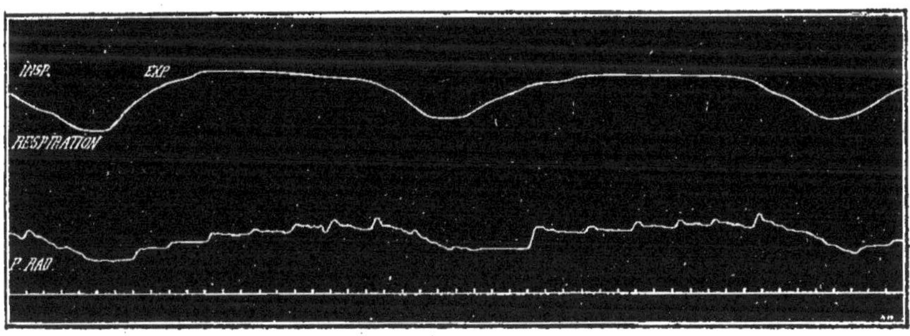


FIG. 24. — Pouls paradoxal chez un malade atteint d'emphysème et de bronchite chronique.

est donc insuffisante. Mais si, comme je viens de vous le dire, la constriction des gros vaisseaux de la base du cœur par des adhérences n'est pour rien dans sa pathogénie, sa

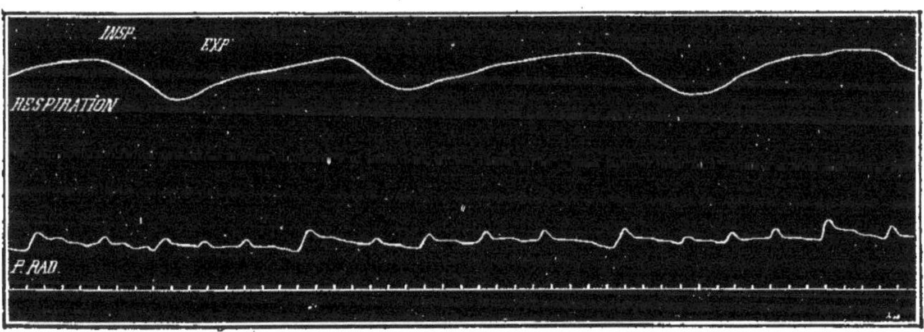


FIG. 25. — Tracé du même malade après injection d'un milligramme d'atropine. Le pouls paradoxal a disparu. Il ne reste qu'une légère arythmie respiratoire.

valeur diagnostique reste cependant réelle, et lorsque vous constaterez chez un sujet la disparition du pouls à l'inspiration, cela devra éveiller chez vous l'idée d'une cause pathologique mettant obstacle à la libre circulation de l'air dans les poumons. Vous pourrez même soupçonner la présence d'une péricardite avec épanchement, ou d'une symphyse cardiaque lorsque l'examen de la poitrine ne vous aura révélé l'existence d'aucune affection de l'arbre respiratoire, qui soit capable de justifier l'aspect paradoxal du pouls.

Il semblerait que l'explication proposée par Marey pour rendre compte de l'arythmie respiratoire, inacceptable pour l'arythmie de la respiration calme, conviendrait mieux au cas présent. Il paraîtrait, en effet, logique d'admettre que les conditions mécaniques puissent, à elles seules, prétendre à provoquer le pouls paradoxal ; cela n'est cependant rien moins que prouvé et, dans ces cas encore, l'influence nerveuse prend une part importante, sinon exclusive, à l'apparition du phénomène. Wertheimer a montré que l'administration de l'atropine à des sujets sains les rendait inaptes à présenter le pouls paradoxal, lorsqu'on les met en état d'inspiration forcée. Nous avons, en procédant de cette façon, M. Esmein et moi, pu faire disparaître le pouls paradoxal chez un malade qui en était porteur (fig. 24 et 25).

Ces constatations rendent bien vraisemblable l'interprétation que nous venons de proposer.

III. — **Arythmie de station ; tachycardie orthostatique.** — Messieurs, d'autres conditions physiologiques que la respiration sont capables de changer le rythme du pouls : le mouvement, la course un peu rapide l'accélèrent ; le simple fait de passer du decubitus dorsal à la station debout précipite également les battements du cœur.

Les modifications ainsi produites ont toujours pour caractère d'intéresser le rythme cardiaque dans sa totalité, et, par conséquent, de se faire sentir à la radiale. Elles résultent d'un trouble du pouvoir chronotrope et sont, comme l'arythmie respiratoire, des arythmies sinusales, en ce sens qu'elles ont leur lieu d'origine au siège même du stimulus moteur du cœur, c'est-à-dire au niveau du sinus.

Nous nous occuperons seulement des variations que les changements d'attitude font subir à la fréquence du pouls.

Comme je viens de vous le dire, le passage de la position

couchée à l'attitude verticale accélère habituellement les battements du cœur ; c'est un fait d'observation courante. Cette accélération est quelquefois très faible ; elle peut, au contraire, être très marquée et constituer alors ce que l'on a appelé la *tachycardie orthostatique.*

Quel est le mécanisme de cette arythmie ? Chez quels sujets se manifeste-t-elle ? Quelle est sa signification diagnostique et pronostique ? Telles sont les questions que nous allons avoir à résoudre.

Guy et Graves (de Dublin) ont les premiers constaté que la fréquence du pouls augmentait à mesure que le sujet, quittant la position horizontale, tendait à se rapprocher de la station verticale. C'est ainsi, par exemple, que Guy a trouvé qu'un sujet dont le cœur battait 67 fois à la minute lorsqu'il était couché, avait 70 pulsations assis, et 79 debout.

A cette notion, Graves en a ajouté deux autres : la première, assez inexacte, que l'influence de l'attitude était d'autant plus grande que le sujet avait le pouls plus fréquent au moment de l'expérience ; la seconde, plus vraie, que les enfants étaient particulièrement sensibles à l'arythmie de station.

Marey a repris l'étude de ces modifications signalées par les cliniciens ; il a tenté d'en donner l'explication, mais la loi sur laquelle elle est basée est souvent démentie par les faits. « Le cœur, a dit Marey, bat d'autant plus fréquemment « qu'il a moins de peine à se vider ». Et il ajoute : « Dans la « station debout, la plus grande partie des vaisseaux arté- « riels a, par rapport au cœur, une direction descendante, et « la pesanteur doit agir favorablement pour la projection du « sang dans les artères ; dans toutes les autres attitudes, les « conditions étant différentes et la pesanteur ne faisant plus « ici son effet, la tension artérielle doit être plus élevée, d'où « résultera alors une diminution dans la fréquence des bat- « tements du cœur. »

Vous remarquerez avec moi ce qu'il y a d'hypothétique dans cette dernière partie de la proposition formulée par Marey.

En restant exclusivement dans le domaine de la théorie, on pourrait objecter que, s'il est vrai que, dans la station debout, la projection soit plus rapide dans le système artériel, il n'est pas moins certain qu'elle soit plus lente dans le système veineux. On conclurait alors que la déplétion du système vasculaire ne se fait pas, comme le pensait Marey, plus aisément, mais au contraire avec une difficulté plus grande.

D'ailleurs, à cette loi de Marey, on peut en opposer une autre, formulée par Blackley. Cet auteur est d'une opinion diamétralement contraire à celle du physiologiste français, car, pour lui, la rapidité du pouls croît avec les obstacles que le cœur a à surmonter.

Au fond, dans la pratique, les faits ne se plient pas à la rigueur de l'une ou l'autre de ces lois ; ils les démentent aussi bien toutes deux, car ce ne sont pas toujours de simples conditions physiques qui règlent la fréquence du pouls dans les diverses attitudes. L'influence du système nerveux, omise par les auteurs, est souvent telle qu'elle est capable de modifier les résultats prévus par la théorie et de provoquer des changements inattendus. Le mieux, ici encore, est de nous reporter à l'observation clinique et d'en tirer nos renseignements.

D'une façon générale, le fait signalé par Guy et Graves est vrai en lui-même. Chez des sujets normaux, la fréquence du pouls augmente de 8 à 10 pulsations lorsqu'ils passent du decubitus horizontal à la position debout, et la différence s'exagère dans certaines conditions physiologiques ou pathologiques que nous aurons à passer en revue

Cela est-il dû à une modification corrélative de la pression artérielle, quel qu'en soit d'ailleurs le sens, comme l'admettaient Marey et Blackley? A cela, notre expérience personnelle nous permet de répondre négativement.

M. Esmein a bien voulu relever chez un certain nombre de malades, de mon service les changements que les différentes attitudes faisaient subir à la rapidité des battements cardiaques; il a noté en même temps le chiffre de la tension artérielle, et voici le tableau qu'il a pu dresser :

**Recherches sur les modifications que produit, sur la rapidité du pouls et la pression artérielle, le passage de la position couchée à la station verticale.**

(MALADES FEMMES. — PRESSION MESURÉE AU SPHYGMOSIGNAL)

| NATURE DE LA MALADIE | COUCHÉE | | DEBOUT | |
|---|---|---|---|---|
| | Pouls | Pression artérielle | Pouls | Pression artérielle |
| 1. — Kyste hydatique du foie | 92 | 11-12 | 108 | 11-12 |
| 2. — Fièvre typhoïde (convalescence) | 100 | 11 | 120 | 11 |
| 3. — — | 84 | 10-11 | 112 | 10-11 |
| 4. — Fatigue | 96 | 13 | 104 | 13 |
| 5. — Bronchite chronique et néphrite | 112 | 19-20 | 128 | 20-21 |
| 6. — Sclérose rénale | 100 | 24 | 116 | 25 |
| 7. — Cirrhose de Laënnec | 92 | 13-14 | 100 | 15 |
| 8. — Tuberculose pulmonaire | 96 | 9-10 | 108 | 11-12 |
| 9. — Emphysème | 96 | 13-14 | 104 | 14 |
| 10. — — | 112 | 14-15 | 132 | 15-16 |
| 11. — Hydarthrose du genou | 96 | 13 | 120 | 13 |
| 12. — Cirrhose de Laënnec | 84 | 15 | 96 | 15 |
| 13. — Troubles génitaux | 92 | 11-12 | 104 | 11-12 |
| 14. — Fatigue | 88 | 12 | 88 | 12 |
| 15. — Rein flottant | 100 | 13 | 120 | 13 |
| 16. — Pleurésie | 104 | 13 | 116 | 13 |
| 17. — Varices | 100 | 15 | 104 | 16 |

A vrai dire, il ne semble pas possible, en lisant les résultats obtenus, de conclure qu'ils répondent à une loi préétablie. Prenons le cas où les variations ont été les plus fortes : c'est celui d'un sujet en convalescence de fièvre typhoïde; l'écart est de 20 pulsations, il est donc assez grand; par contre, la pression artérielle est restée invariable : elle était basse et mesurait 11 centimètres de mercure dans les deux attitudes.

Faudrait-il en conclure que l'accélération orthostatique est surtout marquée chez les sujets dont la pression est particulièrement faible? Non, car voici un autre sujet (n° 14), dont la pression, de 12 centimètres de mercure, était sensiblement égale à celle du sujet précédent et chez lequel, cependant, la fréquence des pulsations n'a nullement changé.

On a dit inversement que, si le pouls était habituellement instable chez les sujets dont la pression est basse (ce qui, comme je viens de vous le dire, est loin d'être toujours exact), il restait par contre indifférent aux changements d'attitude, lorsque la pression artérielle est forte. Or, cela n'est pas vrai non plus. Parfois il peut bien en être ainsi; dans quelles proportions? Je l'ignore; mais ce qui est non moins certain, c'est que les sujets dont la tension est habituellement élevée ne sont nullement réfractaires à la variabilité du pouls dans les différentes attitudes.

Si nous nous reportons encore au tableau précédent, nous voyons que deux de nos sujets ayant une hypertension artérielle, de 24 centimètres dans un cas, de 19 à 20 dans l'autre, n'en présentent pas moins le phénomène de la tachycardie orthostatique. Pour le premier, la différence est de 16 pulsations, différence que l'on est loin de retrouver toujours, lorsque l'on s'adresse à des sujets dont la tension est moindre.

La stabilité du pouls dans les différentes attitudes chez les malades à l'état d'hypertension n'est donc pas un signe révélateur de cet état.

En résumé, la variabilité de la fréquence du pouls dans les différentes attitudes dépend de facteurs multiples dont l'influence peut se combiner ou se contrarier; elle ne présente que des rapports très inconstants avec le degré d'élévation de la pression artérielle, et n'est régie par aucune loi physiologique préétablie.

IV. — **Association de la tachycardie orthostatique et de l'arythmie respiratoire : signe d'Erben, syndrome de Vanyssek.** — C'est donc vers la clinique qu'il faut maintenant nous tourner pour lui demander, sinon les lois que la physiologie a été impuissante à établir, du moins les conditions dans lesquelles se manifeste le plus habituellement la tachycardie orthostatique.

Or la clinique nous apprend que, comme l'arythmie respiratoire, l'arythmie de station est particulièrement fréquente chez les enfants, chez les sujets convalescents de maladies graves, et chez les neurasthéniques.

Cette coïncidence n'a pas lieu de nous surprendre. L'arythmie respiratoire et l'arythmie de station sont, l'une et l'autre, liées à un trouble de la fonction chronotrope; elles ont leur lieu d'origine dans la même région, qui est le sinus : rien d'étonnant donc que leurs causes provocatrices puissent être souvent identiques. J'ajouterai, enfin, que cette fonction chronotrope, dont les modifications provoquent l'apparition de ces deux variétés d'arythmies, est influencée par la fréquence des excitations nerveuses qui atteignent le sinus, ou la facilité plus ou moins grande avec laquelle le cœur s'adapte au travail qu'il a à fournir. Or, les jeunes sujets et les neurasthéniques sont doués d'une excitabilité nerveuse exagérée; les convalescents de maladies graves ont perdu ou n'ont pas encore retrouvé l'aptitude à accommoder le travail de leur cœur aux modifications de la circulation périphérique. Ainsi se trouvent réalisées, pour ces divers sujets, les conditions les meilleures pour que le rythme de leur cœur subisse l'influence des variations que la respiration ou les changements d'attitude sont susceptibles d'y apporter. Aussi n'est-il pas étonnant de voir que les sujets dont je viens de parler présentent de l'arythmie de station, au même titre, et pour les mêmes raisons, que de l'arythmie respiratoire.

Cependant si ces deux phénomènes, arythmie respiratoire et tachycardie orthostatique, ont coutume de se rencontrer simultanément chez les mêmes sujets, il ne faut pas croire que ce soit une règle générale.

Certains auteurs ont pensé différemment et ont prétendu constituer une véritable triade symptomatique, propre aux enfants, aux convalescents et aux neurasthéniques. Vous connaissez deux des éléments de cette triade : c'est l'arythmie respiratoire, d'une part, la tachycardie osthostatique de l'autre. M. Vanyssek, qui a voulu introduire dans la sémiologie le syndrome dont je vous parle, y a ajouté, pour compléter la triade, un troisième signe connu sous le nom de signe d'Erben.

M. Erben prétend que les neurasthéniques présentent un phénomène qui leur serait spécial, consistant en un ralentissement transitoire du pouls, lorsque le sujet s'accroupit ou lorsqu'il se penche fortement en avant ; le renversement énergique en arrière produirait le même effet. J'ai recherché avec soin ce phénomène chez des sujets que j'avais tout lieu de croire neurasthéniques et chez des sujets sains. Si j'ai pu l'observer parfois — bien qu'il soit de constatation très délicate — j'ai pu me convaincre aussi qu'il n'obéissait à aucune règle précise, et qu'il serait excessif d'en faire l'apanage des états neurasthéniques.

Il en résulte donc que le trépied sur lequel Vanyssek a voulu asseoir sa triade symptomatique est bien fragile, et qu'une de ses bases, tout au moins, ne présente qu'une solidité très relative. Mais ce n'est pas tout. L'association des deux autres éléments de la prétendue triade de Vanyssek n'est pas non plus nécessaire. Chez les enfants, elle est, il est vrai, assez habituelle, mais il n'en est pas de même chez les convalescents qui présentent au plus haut degré le phénomène de la tachycardie orthostatique, et chez lesquels l'arythmie respiratoire fait bien souvent défaut.

Pour toutes ces raisons, je ne crois pas qu'il faille maintenir dans la clinique le syndrome qu'a tenté d'y introduire M. Vanyssek.

Ce qui nous importe plus d'ailleurs que la rencontre fortuite et pourtant explicable des deux variétés d'arythmie que nous venons de décrire, c'est de savoir s'il faut leur attribuer une signification fâcheuse.

Or, il résulte de ce que je vous ai exposé qu'une pareille conclusion est complètement inadmissible, et il est utile que vous en soyez bien avertis. Je ne regrette cependant pas les considérations dans lesquelles j'ai cru devoir entrer, car j'ai vu si souvent la simple arythmie respiratoire ou la tachycardie orthostatique donnée à tort comme signe révélateur d'une lésion grave du cœur, que j'ai tenu à vous mettre en garde contre une pareille erreur.

---

LEÇON VII

# L'Extrasystole

## (Mécanisme, Caractères cliniques et graphiques)

I. — La notion de l'état réfractaire du cœur et du repos compensateur, d'après les travaux de Marey.
II. — Multiplicité des variétés d'extrasystoles.
III. — Extrasystoles sinusales.
IV. — Extrasystoles ventriculaires. — *a*) Caractères objectifs. — *b*) Signes d'auscultation. — *c*) Modifications des tracés jugulaires. — *d*) Formes du pouls radial : pouls bigéminé, couplé, faux pouls lent, pouls pseudo-alternant. — *e*) Extrasystoles rétrogrades. — *f*) Extrasystoles interpolées.
V. — Extrasystoles auriculaires.
VI. — Extrasystoles auriculo-ventriculaires.
VII. — Rôle du faisceau primitif dans la genèse des extrasystoles.

Messieurs,

L'arythmie extrasystolique n'est pas complètement nouvelle pour vous. Les sensations pénibles auxquelles elle donne lieu ont été décrites dans une de nos dernières conférences. J'ai même insisté si longuement sur leur diversité, que ma description a pu paraître exagérée. Je n'ai pourtant rien à en retrancher, et vous n'aurez que trop fréquemment l'occasion de vous convaincre que les sujets atteints d'extrasystoles constituent la majeure partie de ces « palpitants » dont je vous ai retracé l'histoire. Je vous ai dit aussi que le terme de palpitations, appliqué aux sensations désagréables dont ils se plaignent, était souvent impropre, à moins de lui laisser la signification de « battements de cœur sensibles et incommodes » que lui attribuait Laënnec. Cette désignation est seule assez générale pour englober la diversité des phénomènes extrasystoliques.

Les anciens auteurs, déroutés par les caractères protéiformes que revêtent ces irrégularités, n'avaient pas été en mesure de reconnaître qu'elles sont de nature identique. Une interprétation plus judicieuse est aujourd'hui possible, les travaux de ces dernières années nous ayant permis de rattacher ces irrégularités, en apparence si dissemblables, à un mécanisme univoque. Nous savons maintenant qu'elles relèvent, sans exception, de manifestations extrasystoliques, et ces manifestations sont devenues faciles à diagnostiquer, malgré le polymorphisme sous lequel elles se dissimulent.

La fréquence de l'arythmie extrasystolique, l'intérêt des problèmes physiologiques et cliniques qu'elle soulève en rendent nécessaire une étude détaillée. Vous ne serez donc pas surpris de l'importance des développements que nous lui consacrerons.

**I. — La notion de l'état réfractaire du cœur et du repos compensateur d'après les travaux de Marey.** — La notion des extrasystoles et des particularités spéciales qui les accompagnent résulte entièrement des travaux de Marey sur l'état réfractaire du cœur. Je vous en ai déjà parlé, mais j'y reviendrai aujourd'hui, car la connaissance de l'état réfractaire est indispensable pour bien comprendre la pathogénie de l'extrasystole.

Le tracé ci-contre (fig. 26) représente schématiquement une révolution cardiaque, avec la systole et la diastole du ventricule, divisée en quatre parties : *p a*, *a b*, *b c*, *c d*. A chacune d'elles correspond un état particulier du cœur, vis-à-vis des excitations électriques.

Le premier intervalle *p a* va du début de la systole jusqu'à son summum. Si, comme l'a montré Marey en 1876, on provoque, pendant cette période, une excitation électrique sur le ventricule de la grenouille, cette excitation n'est d'aucun effet, ni pour accélérer la venue d'une seconde contraction, ni pour changer la longueur des pauses subsé-

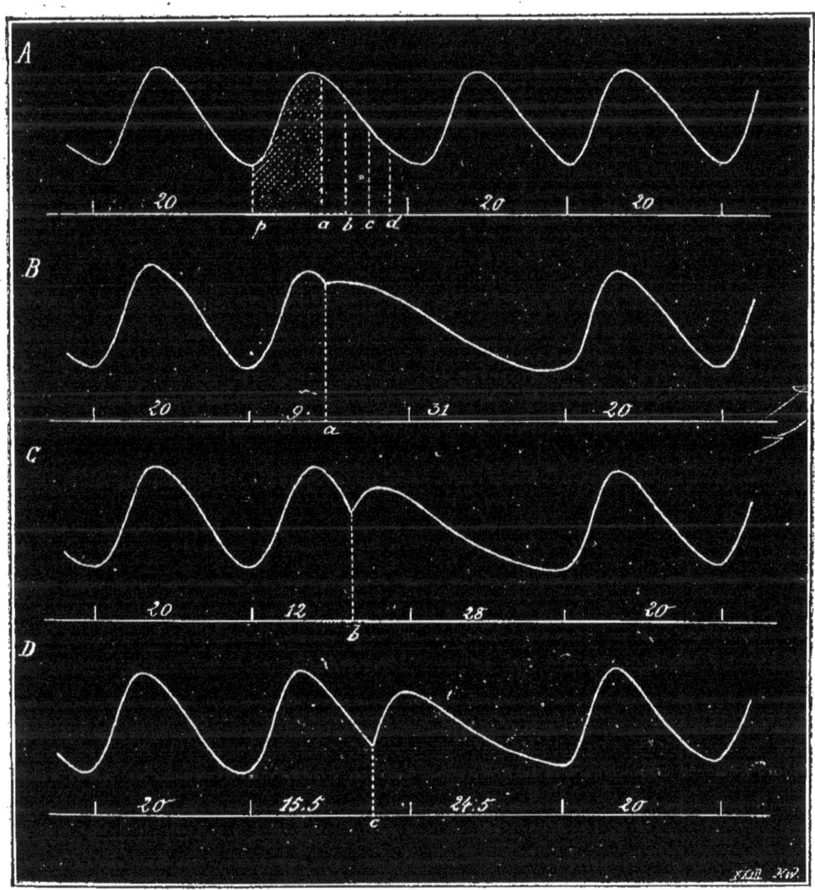


Fig. 26. — Inexcitabilité périodique et phase réfractaire du cœur. De $p$ à $a$, période d'inexcitabilité absolue ; de $a$ à $d$, périodes d'inexcitabilité relative, pendant lesquelles des excitations anormales produisent des extrasystoles, d'autant plus fortes qu'elles sont plus tardives.

quentes. Le cœur est alors complètement inexcitable ; il est, selon l'expression de Marey, en *période réfractaire*.

A quel moment précis commence cette période, à quel moment précis cesse-t-elle ? C'est un point sur lequel les auteurs, Dastre, Engelmann, L. Brunton et Cash ont discuté et discutent encore. Certains reportent le point $p$ plus avant que je ne l'ai figuré, d'autres rejettent le point *a* plus loin vers la diastole ; qu'il vous suffise de connaître l'existence de cette période réfractaire, dans les limites approximatives que je lui ai fixées, et passons de suite au dernier intervalle *c d*.

Pendant la phase représentée par *c d*, le ventricule est dans un état tout différent ; il a récupéré son excitabilité normale, puisque incessamment, en *d*, il va répondre à l'excitant physiologique ou stimulus, qui lui vient de l'oreillette, par une nouvelle systole.

Revenons en arrière, et voyons ce qui se passe pendant les intervalles *a b* et *b c*. D'absolue qu'elle était, l'inexcitabilité est devenue relative, en ce sens qu'elle résiste à l'excitant physiologique ou stimulus normal du cœur, mais qu'elle peut être vaincue par des excitants étrangers ou même par un stimulus né dans le cœur même, anormal cependant par le fait qu'il se produit en dehors du moment prévu. Ces excitants étrangers ou ce stimulus venant à contretemps ont, en effet, ceci de particulier que leur influence sur la contraction du cœur est toujours plus forte que celle du stimulus physiologique, créé à son temps normal. Si le cœur est surpris par ces excitations dans une des phases *a c* ou *b c*, d'inexcitabilité relative, il répondra par une contraction anticipée, par une extracontraction : c'est l'*extrasystole* de Marey.

Comme vous le voyez également sur la figure 26, l'extrasystole pourra apparaître plus ou moins tôt dans les intervalles *a b*, *b c*, d'inexcitabilité relative, ou dans l'intervalle *c d ;* parfois même il y aura plusieurs extrasystoles pendant ces mêmes laps de temps.

Les travaux de Marey ne visaient que la période réfractaire du ventricule ; il résulte des recherches d'Engelmann et de divers autres auteurs que l'oreillette et le sinus se comportent d'une façon identique : leur contraction étant, comme celle du ventricule, suivie d'une phase d'inexcitabilité pendant laquelle des phénomènes extrasystoliques peuvent également apparaître. Il s'ensuit donc qu'il y aura des extrasystoles d'origines différentes, suivant qu'elles proviendront du sinus, de l'oreillette ou du ventricule, et qu'elles se présenteront sous des aspects variables, d'après le moment de la révolution cardiaque où elles se seront produites.

Marey n'a pas borné ses recherches aux constatations précédentes ; il a mis également en lumière un phénomène du plus haut intérêt et dont vous verrez toute la valeur au cours de cette leçon. Regardez à nouveau le tracé où sont notés les types schématiques, pour ainsi dire, de l'extrasystole ; vous remarquerez qu'ils présentent une particularité très significative : la ligne qui suit l'extrasystole ne porte pas trace de la première systole légitime qui devrait apparaître après la contraction prématurée ; elle se continue sans interruption jusqu'à la systole suivante. Il y a donc eu, après l'extrasystole, une période prolongée de repos. Marey a donné à cette pause le nom de *repos compensateur*.

La durée de cette pause n'est pas immuable ; elle varie suivant le moment où l'extrasystole se produit ; habituellement elle est d'autant moins grande que la contraction supplémentaire est plus tardive. C'est ce que vous voyez très bien représenté sur les courbes précédentes.

Il est une autre particularité qui ne manquera pas de vous frapper. Si vous additionnez le temps qui sépare la contraction légitime, immédiatement antérieure à la contraction surajoutée, avec celui qui sépare cette dernière de la systole suivante, vous constaterez que le total est généralement le double de chaque période cardiaque normale. Celle-ci est de 20, dans le cas pris pour exemple, tandis que les périodes anormales sont de 9 + 31, de 12 + 28, de 15,5 + 24,5, c'est-à-dire de 40 (fig. 26). Ce ne peut donc pas être un effet du hasard, mais celui d'un véritable déterminisme dont il nous faut chercher à préciser la cause.

Pour cela, retenez ce fait que l'extracontraction plonge le cœur dans une phase réfractaire, comme le ferait une systole normale. C'est là une particularité essentielle qui va régler la durée de la pause compensatrice.

Reportez-vous maintenant au schéma suivant (fig. 27) où est figuré, sur trois étages superposés, le trajet de l'onde qui passe successivement du sinus (*v e s*) à l'oreillette (*a s*), puis, au ventricule (*v s*) ; au-dessous est un tracé du pouls radial. L'espace qui va de *a* à *b* figure une révolution normale dont le temps, égal à 20, équivaut à l'intervalle qui sépare deux contractions, nées au niveau du sinus, propagées à l'oreillette et au ventricule, et se traduisant par deux pulsations successives du pouls. De *b* à *d* la révolution est encore normale pour le sinus et pour l'oreillette, mais le ventricule, à la fin de cette période, donne subitement naissance à une extracontraction, représentée par le trait quadrillé situé au-dessus de *c*, et également par une faible ondulation du pouls radial. Cette extracontraction, produite au moment où le ventricule allait être apte à répondre par une systole légitime au stimulus qui descendait en *d* du sinus et de l'oreillette, plonge le cœur dans une phase intempestive d'inexcitabilité : aussi la ligne située au-dessous de *d* n'est-elle suivie d'aucune systole ventriculaire, d'aucun soulèvement du pouls radial. Il faudra, pour qu'une pulsation se produise, attendre qu'une nouvelle onde de contraction créée en *e*, au niveau du sinus et au moment prévu, vienne atteindre le ventricule qui pourra alors répondre par une contraction légitime.

Ces actes successifs ont employé le temps de deux révolutions normales du sinus et de l'oreillette, dont le rythme n'a pas changé, parce que les phénomènes anormaux se sont passés au-dessous d'eux. Or, le temps de ces deux révolutions normales est de 20 + 20, c'est-à-dire de 40, et c'est justement ce temps que vous voyez inscrit sur le pouls radial.

Un peu plus loin, vous remarquerez, inscrite à l'étage ventriculaire, une nouvelle extracontraction, mais celle-ci se produit assez tôt pour que la phase d'inexcitabilité ait cessé au moment où le stimulus descend du sinus et de l'oreillette.

Le ventricule réagit donc par une contraction légitime, et la pulsation radiale ne subit pas de modification appréciable. Un peu plus loin encore, vous voyez deux extracontractions ventriculaires, figurées toujours par le gros quadrillage ; la dernière de ces extracontractions se produit juste au moment de la systole de l'oreillette ; celle-ci, de toute évidence, ne pourra pas donner lieu à une systole correspondante du ventricule : l'intervalle qui sépare les deux contractions radiales légitimes consécutives sera donc de 40, c'est-à-dire égal à deux périodes normales.

Vous comprendrez maintenant que le repos compensateur doive nécessairement se produire après les extrasystoles du

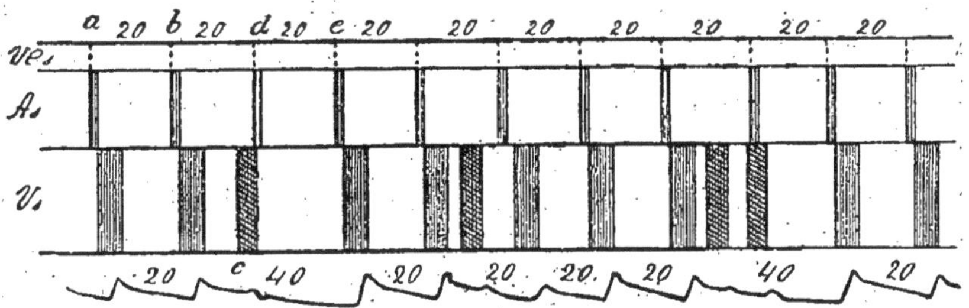


Fig. 27. — Représentation schématique de l'activité cardiaque au moment de l'extrasystole ventriculaire.

type que je viens de vous décrire et que, dans les conditions ordinaires, il donne, nécessairement aussi, à la période anormale une durée égale à deux périodes normales.

Je ne veux pas abandonner ce sujet, Messieurs, sans vous signaler une particularité qui vous surprendra probablement comme elle m'a surpris moi-même. La notion de la pause compensatrice et de la durée qu'elle comporte n'a pu être complètement élucidée que par la méthode graphique; mais, bien avant qu'il fût question de cette dernière, certains auteurs avaient reconnu les caractères des phénomènes post-extrasystoliques, par la simple palpation du pouls. Nous lisons, en effet, dans Sénac : « Les irrégularités du pouls ne « sont pas toujours les mêmes : tantôt, comme le dit Willer, « le pouls manque à la troisième, à la quatrième, à la cin-

« quième pulsation; quelquefois ce n'est qu'après une lon-
« gue suite de battements que survient l'intermission; *en*
« *d'autres cas, elle dure pendant le temps où les artères*
« *auraient dû battre deux fois.* »

Il n'est pas possible, vous l'avouerez, de donner une description plus exacte de la pause compensatrice et de la modification qu'elle imprime très habituellement au rythme du pouls.

II. — **Multiplicité des variétés d'extrasystoles.** — Ce que je viens de vous dire doit vous rendre un compte suffisant de la multiplicité des formes que peut revêtir l'extrasystole.

La diversité de son lieu de production : sinus, oreillette ou ventricule, son apparition à des époques variables de la révolution cardiaque, sa répétition plus ou moins fréquente à des intervalles déterminés ou non, sont des conditions bien capables d'expliquer le polymorphisme des phénomènes extrasystoliques.

Il n'est pas étonnant que les anciens auteurs s'y soient trompés, et que, préoccupés surtout de l'aspect objectif sous lequel ces phénomènes se montraient à eux, ils n'aient pas su reconnaître l'identité de leur nature et de leur cause.

Pour dissiper toute confusion, nous étudierons successivement, dans la description qui va suivre, les diverses variétés d'extrasystoles, suivant qu'elles prennent naissance dans le sinus, le ventricule, l'oreillette ou la région intermédiaire, dite auriculo-ventriculaire.

III. — **Extrasystoles sinusales.** — Nous n'insisterons pas sur l'extrasystole sinusale ; elle ne présente pour nous qu'un très médiocre intérêt, car elle ne donne pas lieu à des manifestations subjectives, et elle n'amène pas de désharmonie sensible dans le fonctionnement des diverses cavités cardiaques.

Ses caractères objectifs sont d'ailleurs peu significatifs. Le sinus, commandant toute la série des opérations qui aboutissent, d'abord à la contraction auriculaire, puis à la contraction ventriculaire, une extrasystole qui l'atteint déclenchera un peu hâtivement la mise en mouvement de ces différents actes sans en modifier le rapport. On constatera seulement la présence d'une contraction cardiaque normale un peu précoce, mais suivie d'une pause également normale, non compensatrice par conséquent, puisque l'excitation nouvelle pourra se manifester dès que le temps de la phase réfractaire sera passé. Si l'extrasystole survient assez tôt pour que le ventricule ne soit pas encore à l'état de relâchement, elle ne dépassera pas l'oreillette, et le pouls radial indiquera seulement une légère augmentation d'une période cardiaque.

En résumé, l'extrasystole sinusale intéresse moins le clinicien que le physiologiste, auquel l'existence d'extracontractions de cette nature fournit un argument en faveur de la persistance de l'activité du sinus dans le cœur adulte.

IV. — **Extrasystoles ventriculaires.** — L'extrasystole ventriculaire nous retiendra plus longtemps. Elle tire son intérêt de sa fréquence, de la multiplicité des symptômes subjectifs qui l'accompagnent, ainsi que des notions physiologiques qui s'y rattachent : inexcitabilité périodique et repos compensateur ; elle mérite, pour ces raisons, une étude approfondie, qui portera sur les caractères généraux des tracés et sur les particularités présentées par le cœur, le pouls jugulaire et le pouls radial.

A) — *Caractères objectifs.* — Je n'insisterai pas longuement sur les caractères objectifs ou graphiques de l'extrasystole ventriculaire typique. Je me suis suffisamment expliqué à leur sujet ; si j'en mets à nouveau un tracé sous vos yeux (fig. 28), c'est pour faire une petite remarque relative à la durée du repos compensateur.

Je vous ai dit que la durée de la période anormale était égale à deux périodes normales : cela n'est pas tout à fait exact ; en réalité elle est, généralement, un peu moindre. Ce fait tient à ce que l'extrasystole abrège, transitoirement, le temps de latence, c'est-à-dire le temps que met le ventricule à répondre, par une contraction, à une excitation donnée. De l'avis de tous, cette diminution du temps de latence, qui raccourcit la pause compensatrice, est due au repos prolongé auquel vient d'être soumis le ventricule, repos qui lui permet de récupérer au maximum toutes ses propriétés et de réagir, dans le plus court délai possible, à l'excitation qui lui vient de l'oreillette, à la fin de la pause post-extrasystolique.

B) — *Signes d'auscultation.* — L'auscultation des bruits du cœur ne donne pas toujours des résultats identiques, même dans les cas où il ne se produit qu'une extrasystole : les différences que l'on observe tiennent à ce fait que l'extrasystole peut apparaître plus ou moins tôt dans la phase d'inexcitabilité relative, et surprendre le ventricule à des moments variables de sa révolution.

Si l'extracontraction est précoce et très rapprochée de la systole légitime précédente, elle trouve un ventricule vide de sang ou à peine rempli, incapable en tout cas d'en projeter une quantité notable dans l'aorte. L'extrasystole oblige bien le ventricule à se contracter ; elle provoque la fermeture anticipée des valvules auriculo-ventriculaires qui viennent à peine de s'ouvrir, mais elle ne peut forcer les valvules sigmoïdes, puisque la masse sanguine que la contraction ventriculaire met d'ordinaire en mouvement fait défaut. Elle crée donc un bruit supplémentaire, mais non deux, puisque le deuxième provient de la fermeture des appareils sigmoïdiens qui, dans le cas présent, restent immobiles. On aura à l'auscultation un rythme à trois temps, très important à connaître, parce qu'il simule bien souvent un rythme de dédoublement ou un rythme de galop, facilement pris alors pour symptomatique d'une sténose mitrale ou d'une sclérose rénale. Ce rythme à trois temps est composé des deux bruits normaux du cœur, suivis d'un autre bruit, dû, celui-là, à la contraction extrasystolique.

Il semblerait, qu'à l'oreille, le premier et le troisième élément du rythme dussent avoir des caractères identiques, puisqu'ils correspondent aux mêmes phénomènes et qu'ils marquent, l'un et l'autre, le début d'une révolution cardiaque, normale dans un cas, anormale dans l'autre. Il n'en est pourtant rien, et le troisième bruit est généralement d'une intensité particulière.

Cet éclat serait dû, d'après Potain, à la vigueur avec laquelle les valves auriculo-ventriculaires sont projetées les unes

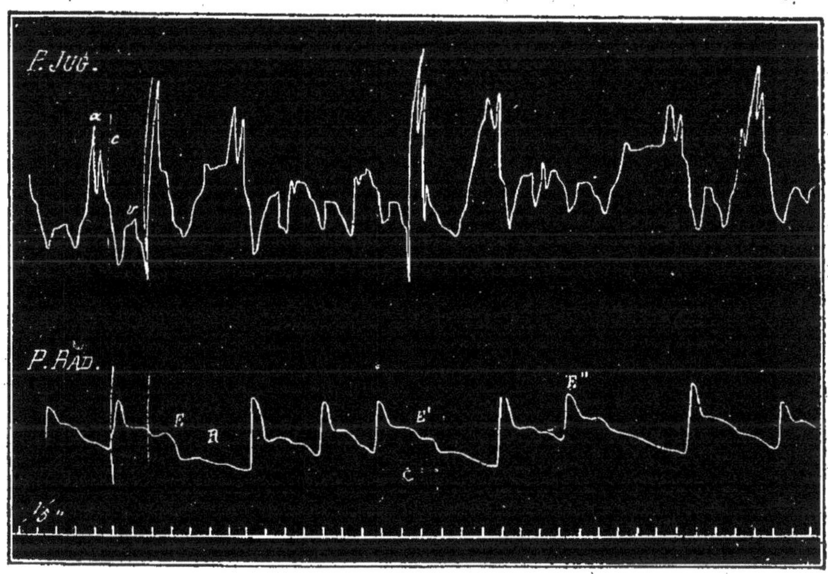


Fig. 28. - Plusieurs extrasystoles ventriculaires : E, E', E''. R, repos compensateur.

contre les autres. A l'état normal, ces valves sont soulevées progressivement par le sang qui afflue dans les ventricules pendant la diastole, si bien qu'au moment de la systole elles sont déjà à demi fermées, et le faible déplacement occasionné par leur clôture se fait sans grand bruit. Mais s'il se produit une extrasystole hâtive, à l'instant où le ventricule est encore vide de sang, les valves passent brusquement d'une position extrême à l'autre, elles subissent un déplacement aussi rapide qu'étendu, et, frappant fortement alors l'une contre l'autre, elles donnent lieu à un bruit d'une vigueur particulière.

Ainsi les phénomènes s'expliquent et se commandent :

extrasystole née peu après la systole légitime, rythme à trois temps, figurant un dédoublement du deuxième bruit avec éclat spécial du dernier élément de ce rythme : voilà pour le premier type.

Passons maintenant au second, celui dans lequel l'extrasystole se produit plus tard, en pleine diastole. Si vous m'avez bien suivi, vous allez comprendre de suite ce qui va arriver. Ici le ventricule est suffisamment rempli de sang pour que les actes successifs d'une révolution cardiaque puissent se manifester au complet. Il y aura donc quatre bruits : les deux premiers dus à la systole légitime, les deux autres à l'extracontraction.

Il est inutile d'ajouter que des types intermédiaires peuvent être constitués, suivant la place occupée par l'extrasystole, et il adviendra, par exemple, que du fait que celle-ci est survenue un peu plus tard que dans le premier type, mais un peu plus tôt que dans le second, une faible quantité de sang soit projetée dans le système artériel et aille impressionner le pouls radial, donnant lieu à des manifestations particulières que nous étudierons tout à l'heure. L'existence de ces types intermédiaires n'ajoute, d'ailleurs, rien de nouveau aux signes d'auscultation que je vous ai fait connaître, et qui consistent dans l'existence, soit d'un rythme à trois temps, soit d'un rythme à quatre temps.

Pour en terminer avec ce qui a trait aux phénomènes d'auscultation dans le cas d'extrasystoles ventriculaires, je vous dirai seulement que les particularités que je viens de vous signaler peuvent se reproduire, soit périodiquement après chaque systole normale, soit sans règle fixe et d'une façon désordonnée, simulant alors un véritable type d'arythmie irrégulière et fournissant souvent matière à de fausses interprétations qui ne sont pas sans importance.

Vous voyez, Messieurs, à quelle erreur on s'exposerait si l'on voulait maintenir dans la classification des arythmies la division qui a fait loi si longtemps, en arythmies vraies et allorythmies. Je viens de vous montrer que ces types, si différents encore pour la majorité des auteurs, pouvaient être créés par une même espèce d'irrégularité, et que l'extrasystole les reproduisait les uns et les autres, chez les mêmes sujets, d'un instant à l'autre, sous l'oreille qui ausculte. Conserver une pareille division dans la science, serait vouloir bénévolement perpétuer les erreurs qu'elle a entraînées.

Examinons maintenant la répercussion des extrasystoles ventriculaires sur le système circulatoire veineux et artériel, en commençant par l'étude des tracés jugulaires.

c) — *Modifications des tracés jugulaires.* — Si vous vous reportez d'abord au tracé schématique (fig. 27), vous y voyez que l'extrasystole ventriculaire ne modifie pas le rythme fondamental de l'oreillette, et qu'elle n'empêche pas le stimulus de se reproduire aux temps voulus ; l'espace entre deux contractions auriculaires ne varie pas, ce qui est logique, puisque les phénomènes anormaux se passent au-dessous de l'oreillette. Aussi, sur le tracé précédent (fig. 28), les soulèvements *a* apparaissent-ils à des distances régulières et invariables. Ils sont seulement modifiés parfois dans leur amplitude, comme vous en voyez un exemple en *E*. Cela tient à de multiples raisons.

D'abord il peut se faire que la contraction auriculaire se produise juste au moment où une extrasystole vient de fermer les valves auriculo-ventriculaires ; le sang ne trouvant pas d'issue dans le ventricule droit, refluera vers l'oreillette, donnant à l'onde présystolique une hauteur inaccoutumée.

D'autres fois, l'amplitude excessive de l'onde *a* résulte de ce fait qu'une onde *v*, supplémentaire, se confond avec elle. Supposez, par exemple, qu'une extrasystole se produise entre deux ondes *a* normales. Elle déterminera une onde *v* supplémentaire, due, comme d'habitude, à la distension ventriculaire ; mais cette onde *v* s'élevant au moment du retour du soulèvement *a*, se confondra avec lui et en augmentera ainsi l'importance.

Il en sera de même, si la contraction ventriculaire surajoutée se produit immédiatement avant la contraction auriculaire normale, représentée par l'onde *a*, mais c'est alors le soulèvement *c* qui se confondra avec cette dernière.

Voilà pour les modifications accessoires que peut présenter l'ondulation *a* des tracés jugulaires ; je dis que ces modifications sont accessoires parce qu'elles ne portent que sur la valeur de cette ondulation, et non sur le moment de son apparition qui, lui, ne varie pas.

Que deviennent les autres éléments du tracé de la veine dans le cas d'extrasystole ventriculaire ? Ces éléments étant directement en rapport avec les phénomènes qui se passent dans le ventricule seront forcément influencés par ses extrasystoles. Aussi verra-t-on s'intercaler à des distances variables, suivant le moment où apparaissent les contractions anormales, des soulèvements *c* isolés, ou des soulèvements *c* suivis de soulèvements *v*, en plein repos jugulaire ou au moment de la contraction auriculaire, ce qui donnera lieu aux diverses modifications que je viens de vous signaler. La lecture des tracés, qui paraîtrait difficile à un premier examen, devient aisée si l'on tient compte des particularités précédentes. Elle l'est encore plus si l'on s'aide de la comparaison des soulèvements de la radiale.

D) — *Formes du pouls radial : pouls bigéminé, couplé, faux pouls lent, pouls pseudo-alternant.* — Le pouls radial est toujours influencé par la production d'extrasystoles ventriculaires; mais il l'est différemment suivant le moment de leur apparition au cours de la révolution cardiaque, suivant leur fréquence, la longueur de la pause compensatrice, etc.

Parmi les formes qu'il revêt, les plus habituelles, et aussi les plus anciennement connues, sont celles de pouls bigéminé ou de pouls couplé. Je n'y insisterai pas, car elles sont, après ce que je vous ai dit, d'explication facile.

Le *pouls bigéminé* ou couplé coïncide d'ordinaire avec le rythme du cœur à quatre temps : celui où deux révolutions complètes, l'une normale, l'autre anormale, se succèdent coup sur coup. Le pouls témoigne alors de ces deux contractions par un double soulèvement ; ou par un triple soulèvement, si une nouvelle extrasystole s'intercale dans la révolution cardiaque : c'est le trigéminisme. Ces anomalies peuvent apparaître de loin en loin ou, au contraire, se répéter périodiquement, donnant au pouls l'aspect d'une irrégularité régulière ou cadencée.

Dans d'autres cas, l'arythmie extrasystolique revêt des formes très différentes des précédentes, généralement assez mal connues, ce qui est regrettable, car elles donnent trop souvent lieu à une interprétation erronée : telles les formes de *faux pouls ralenti* et de pouls *pseudo-alternant* (fig. 29).

Je vous ai dit que, quand le rythme extrasystolique du

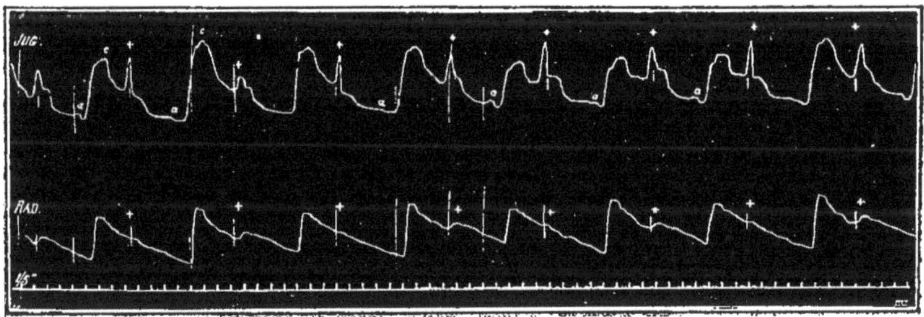


Fig. 29. — Extrasystoles rythmées (+) simulant tantôt le pouls lent, tantôt le pouls alternant. L'extrasystole est bien apparente sur le tracé jugulaire.

cœur était à quatre temps, il pouvait néanmoins n'y avoir qu'une seule pulsation à la radiale : celle correspondant à l'extrasystole faisant défaut. Il en est ainsi dans les cas où la quantité de sang, suffisante pour soulever les sigmoïdes artérielles, ne l'est cependant pas assez pour produire une onde périphérique. Ici encore, rien que de très simple à comprendre.

Quand le rythme du cœur est à trois temps, le fait qui n'était tout à l'heure qu'exceptionnel, c'est-à-dire l'absence de soulèvement radial correspondant à l'extrasystole, devient constant. Et c'est logique, puisque, comme vous vous en souvenez, dans le cas présent, il n'y a pas eu d'ouverture des appareils sigmoïdiens artériels. La pulsation radiale fait donc défaut, et l'intervalle entre deux soulèvements sensibles est augmenté ou même doublé. Si le phénomène se reproduit après chaque systole ventriculaire, il en résulte un ralentissement permanent du pouls, qui, très souvent, affecte une fréquence moitié moindre que la fréquence normale du sujet, puisque, comme le disait déjà Senac, « l'intermission dure pendant le temps où les artères auraient dû battre deux fois ».

Il est important, Messieurs, que vous connaissiez bien l'existence de ce ralentissement extrasystolique du pouls, trop souvent confondu avec la bradycardie due à la maladie d'Adams-Stokes, qui comporte, vous le savez, un pronostic tout différent. L'oubli de cette notion vous expliquera l'incertitude où se trouvent nombre d'auteurs, quand il s'agit de classer et de différencier les types cliniques ou graphiques de la bradycardie.

Vos livres vous enseignent, par exemple, que la digitale est capable de provoquer un véritable ralentissement du cœur, qui prendrait place à côté du syndrome d'Adams-Stokes. Sachez que cette assertion ne repose le plus souvent que sur des analogies d'apparence. Vous la rectifierez de vous-même en vous souvenant que la digitale provoque tout particulièrement des modifications extrasystoliques, reconnaissables au bigéminisme cardiaque que nous étudiions tout à l'heure, et que ces manifestations extrasystoliques peuvent fort bien faire prendre au pouls radial, pour les raisons que je viens de vous exposer, cette sorte de lenteur qui ne doit plus, aujourd'hui, en imposer pour un véritable ralentissement permanent du cœur.

Au surplus, le diagnostic différentiel de ces diverses variétés de bradysphygmie n'est pas difficile. Il s'impose par l'examen du tracé jugulaire, car, dans le cas présent, le rythme normal, double de celui de la radiale, y est conservé ; aussi compte-t-on régulièrement, pour deux soulèvements *c*, quatre ondulations *a*, ces dernières étant seules caractéristiques de l'activité de l'oreillette.

Cette forme de tracé jugulaire, nous la retrouverons, il est vrai, quelquefois dans le syndrome d'Adams-Stokes lié à une dissociation complète des battements auriculaires et ventriculaires, mais il est rare qu'alors la succession des soulèvements *a* se fasse avec la même régularité.

Rappelez-vous de plus que le diagnostic de la fausse bradycardie extrasystolique est facilité par l'auscultation du cœur qui révèle, grâce à ce rythme particulier à trois ou à quatre temps que je vous ai signalé, l'existence de la contraction surajoutée.

Mauvais signe, dira-t-on, car la bradycardie du syndrome d'Adams-Stokes s'accompagne, elle aussi, de systoles supplémentaires, avortées, « systoles en écho », caractéristiques de la contraction auriculaire. Erreur, répondrai-je, la systole en écho étant justement la preuve, au moins dans la grande majorité des cas, qu'il s'agit, non de syndrome véritable d'Adams-Stokes, mais de fausse bradycardie par extrasystoles.

Il me reste à vous signaler une forme particulière du pouls extrasystolique, qui nous a été révélée par la méthode graphique et qui simule celle connue sous le nom de pouls alternant. La ressemblance, je me hâte de vous le dire, n'est qu'apparente, et c'est à un pouls *pseudo-alternant* que nous avons affaire ici.

Lorsque, au cours d'un bigéminisme banal, on examine les rapports chronologiques affectés par la contraction ventriculaire et le soulèvement radial, on voit que ceux-ci ne sont pas modifiés pour la systole normale ; ils présentent, au contraire, une désharmonie après l'extrasystole. Le soulèvement radial survient plus tard qu'il ne devrait après la contraction ventriculaire ; en d'autres termes, le temps de propagation est sensiblement augmenté. Ce retard extrasystolique, *extraverspätung* des auteurs allemands, provient de ce que la contraction supplémentaire a saisi un ventricule mal reposé de la contraction normale précédente, et insuffisamment rempli de sang. Aussi la systole nouvelle qu'elle détermine est-elle plus paresseuse, plus lente à forcer les sigmoïdes aortiques et moins prompte à se propager dans les vaisseaux.

Or, cette notion du retard post-extrasystolique nous explique la raison de ce type particulier de pouls extrasystolique, dénommé pouls pseudo-alternant.

Ce pouls a pour caractéristique l'interposition, entre deux pulsations radiales régulières et légitimes, d'une pulsation plus faible, à distance sensiblement égale des deux pulsations voisines. Ce sont également, à peu de chose près, les caractères du pouls alternant véritable, dont je vous dirai ultérieurement la fâcheuse valeur pronostique.

Le pouls pseudo-alternant s'en distingue en ceci qu'il ne correspond pas à deux contractions cardiaques équidistantes, comme le véritable pouls alternant, mais à une contraction cardiaque et à une extracontraction.

Mais comment la ressemblance peut-elle se produire ? Parce que deux facteurs pathogéniques vont s'associer pour reculer jusque vers le milieu de l'espace qui sépare deux pulsations légitimes, une pulsation extrasystolique intercalée. C'est tout d'abord le fait que l'extracontraction se produit aussi loin que possible après la systole normale; c'est ensuite l'influence du retard de transmission post-extrasystolique. Il en résulte que le soulèvement supplémentaire abandonne de plus en plus la systole normale précédente pour se rapprocher de la suivante. Le pouls pseudo-alternant n'est, en réalité, qu'un pouls bigéminé retardé.

J'en aurais terminé, Messieurs, avec les formes anormales ou atypiques de l'extrasystole ventriculaire, si je n'avais encore à vous en signaler deux, qui n'offrent qu'un médiocre intérêt clinique, mais qui ont donné lieu à des controverses non encore épuisées.

E) — *Extrasystoles rétrogrades.* — La première constitue, à vrai dire, plutôt une singularité qu'une entité définie ; son existence, comme telle, nous paraissant loin d'être prouvée.

D'après certains auteurs, il pourrait se faire que, dans quelques cas, le stimulus anormal qui vient de donner lieu à l'extrasystole ventriculaire rebrousse chemin jusqu'à l'oreillette et, l'atteignant avant qu'elle ait répondu au stimulus normal qui, à cet instant, quitte le sinus, y détermine une extrasystole auriculaire, dénommée, pour ce fait, extrasystole rétrograde. Cette extrasystole suivrait de très près l'extracontraction ventriculaire, si bien que, sur le tracé jugulaire, les ondes *c* (de l'extrasystole ventriculaire) et *a* (de l'extrasystole auriculaire rétrograde) se superposeraient en partie. Le stimulus normal suivant trouverait donc l'oreillette en phase réfractaire et resterait sans effet; si bien que ce serait seulement après l'écoulement d'une nouvelle période que l'oreillette et le ventricule reprendraient leur fonction régulière.

La conception de l'extrasystole rétrograde a été vivement critiquée par Mackenzie. Il lui reproche de reposer sur une hypothèse insoutenable : à savoir que le temps mis par l'extrasystole pour passer du ventricule à l'oreillette serait plus court que celui employé par le stimulus normal pour faire le même trajet en sens inverse. C'est inadmissible, dit Mackenzie, car l'extrasystole, trouvant un myocarde encore mal remis de la contraction et dont la conductibilité est restée affaiblie, doit mettre, non pas moins, mais plus de temps que le stimulus normal pour un parcours de même longueur.

F) — *Extrasystoles interpolées.* — Il est encore, Messieurs, une autre forme anormale ou atypique de l'extrasystole ventriculaire, qui dérive, non plus comme dans les cas précédents, des caractères particuliers par lesquels se traduisent les contractions surajoutées, mais des modifications de la durée de la pause compensatrice.

Je vous ai dit déjà comment celle-ci pouvait être sensiblement abrégée, du fait de la diminution du temps de latence de la systole normale consécutive à l'extrasystole ; ce raccourcissement n'a donc plus lieu de vous surprendre, et je n'ai plus à y insister ; il ne change rien aux explications que je vous ai données sur la pathogénie de l'extrasystole, et il est, à lui seul, insuffisant pour créer une variété particulière d'arythmie.

Plus intéressants à connaître sont les cas où le repos compensateur disparaît complètement, même lorsqu'il s'agit d'extrasystoles ventriculaires, ce qui s'observe parfois, contrairement à l'opinion de certains auteurs, Hering et Lommel, entre autres.

L'absence de repos compensateur peut se rencontrer dans les extracontractions du ventricule, lorsque les battements du cœur sont tout particulièrement lents. Dans ce cas, le stimulus moteur, qui part de l'oreillette, ne se reproduit qu'à des intervalles si éloignés, que le myocarde ventriculaire a le temps de retrouver toutes ses propriétés, avant le moment où il va être sollicité par une nouvelle excitation. La pause compensatrice sera, par conséquent, supprimée.

L'extrasystole est alors intercalée simplement entre deux contractions normales, mais espacées ; on lui a donné le nom « d'extrasystole interpolée ». Des exemples de cette anomalie ont été rapportés par Pan, Gerhardt, Mackenzie, Laslett ; nous-mêmes en avons observés, avec MM. Clerc et Esmein, dans le pouls lent permanent ; mais l'extrasystole interpolée reste en définitive extrêmement rare, et elle peut être considérée comme une véritable curiosité pathologique

V. — **Extrasystoles auriculaires.** — Celles-ci ne semblent pas présenter actuellement un très grand intérêt. Leur connaissance peut être, cependant, d'un réel secours ; les extrasystoles constituant très souvent les premières manifestations révélatrices d'une altération organique commençante du myocarde, il n'est pas sans importance de savoir si elles proviennent de l'oreillette ou du ventricule.

Or, il serait impossible de distinguer les extrasystoles auriculaires des extrasystoles ventriculaires, si l'on s'en tenait aux caractères du pouls radial ; par contre, l'examen des tracés jugulaires en rend facile le diagnostic différentiel.

Le *pouls radial* présente, en effet, des modifications

diverses, mais qui n'ont rien de significatif. Le type de pouls bigéminé ou couplé est habituel, celui de pouls pseudo-alternant plus rare ; mais rien n'autorise à dire que les phénomènes anormaux dont ils relèvent se sont passés dans l'oreillette. Cela se conçoit aisément, car l'extracontraction auriculaire se propage nécessairement dans le ventricule, et ce n'est pas l'examen de la circulation artérielle périphérique qui nous mettra en mesure de juger de l'origine vraie de la contraction surajoutée.

Il est pourtant un cas où l'on est en droit de faire un diagnostic négatif et d'affirmer qu'il ne s'agit pas, à coup sûr, d'extrasystoles auriculaires : c'est celui où l'on a affaire à une fausse bradycardie. Celle-là ne peut être que d'origine ventriculaire.

La pseudo-bradycardie extrasystolique résulte, vous vous en souvenez, de ce fait que le ventricule est à peu près encore vide de sang au moment où une extrasystole précoce vient le solliciter à nouveau, si bien qu'il n'y a pas projection de sang dans le système artériel. Rien de pareil ne peut se produire avec les extrasystoles auriculaires, parce que le ventricule n'étant atteint par l'extracontraction que secondairement, et après l'oreillette, il est presque toujours suffisamment rempli de sang, au moment où il se contracte, pour qu'une ondée sanguine appréciable soit projetée dans les vaisseaux.

Les *tracés jugulaires* présentent, au cas d'extrasystoles auriculaires, des modifications plus significatives (fig. 30). Ils montrent que les soulèvements *a*, dus à la contraction active de l'oreillette, ont, contrairement à ce qui s'observe dans l'extrasystole ventriculaire, cessé de se produire à intervalles immuables. A chacune des révolutions où prend place la contraction surajoutée, on retrouve bien les trois soulèvements *a*, *c*, *v*, dans leur ordre normal, mais ils sont, tous trois, trop précoces, et tout se passe comme si la contraction cardiaque s'était déplacée en *masse* dans le temps, pour apparaître avant son moment physiologique. L'anticipation des trois ondes jugulaires pourra même être si grande que la première d'entre elles, l'onde *a*, se confondra en partie ou en totalité avec le soulèvement *v* de la période précédente : la fusion des deux ondulations sera révélée sur les tracés par un soulèvement d'une hauteur inaccoutumée et hors de proportion avec ses voisins.

Si vous vous souvenez des caractères graphiques de l'extrasystole ventriculaire, vous verrez sans peine combien ils diffèrent de ceux de l'extrasystole auriculaire. Dans le premier cas, le rythme auriculaire normal est conservé, l'ondulation *a* apparaît à intervalles égaux, mais les rapports chronologiques qui existent habituellement entre les trois accidents constituants de la courbe jugulaire sont bouleversés; dans le second cas, les caractères sont inverses : l'ondulation *a* apparaît à des moments variables, mais les accidents consécutifs se succèdent normalement.

Parfois cependant on peut constater une petite anomalie qui consiste en un léger allongement de l'espace *a c*. Cette anomalie s'explique facilement par la raison que le faisceau de His, encore mal reposé de la systole précédente, conduit le stimulus moteur avec une paresse inaccoutumée. C'est donc à un trouble accessoire et passager de la conductibilité qu'est due la petite prolongation de l'espace *a c*.

L'étude de la pause compensatrice consécutive aux extrasystoles auriculaires révèle quelques particularités intéressantes.

Théoriquement cette pause devrait être soumise aux mêmes règles que la pause consécutive aux extrasystoles ventriculaires, puisque oreillettes et ventricules obéissent aux mêmes lois physiologiques. En réalité, il en est rarement ainsi; certains auteurs, Hering, Lommel, notamment, ont même été jusqu'à prétendre qu'une pause compensatrice complète ne pouvait être provoquée que par des extrasystoles ventriculaires.

Une assertion aussi rigoureuse n'est pas acceptable, et l'on peut voir des extrasystoles auriculaires suivies d'une pause compensatrice, prolongée au point de donner à la période anormale la valeur de deux périodes normales.

En réalité, le fait le plus habituel consiste dans la

brièveté de la pause compensatrice. Pour l'expliquer, Wenckebach a admis que l'extracontraction auriculaire se propagerait au sinus qui, lui, vous le savez, est toujours apte à répondre à une incitation : cette sollicitation, suivie d'effet, hâterait la production d'un stimulus normal, transmis de suite à l'oreillette et suivi à son tour d'une contraction anticipée. On s'expliquerait alors que la pause compensatrice fût moins grande que deux périodes normales. Cette hypothèse, car ce n'est qu'une hypothèse, n'a pas été acceptée par

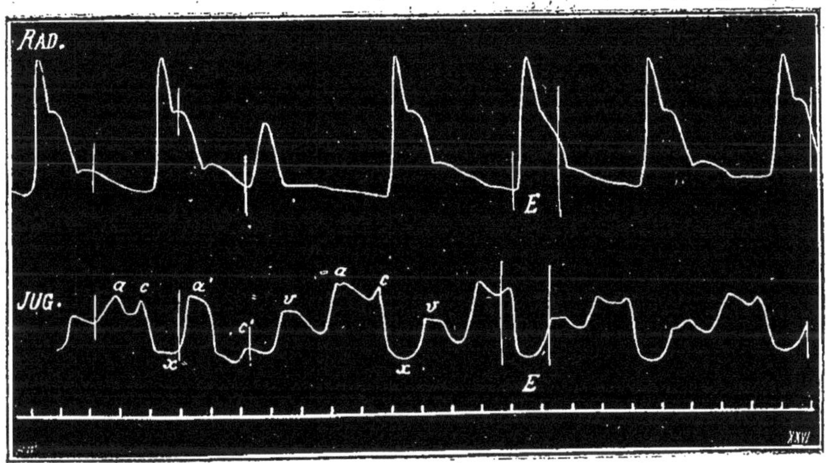


Fig. 30. — Extrasystole auriculaire (d'après Mackenzie). L'onde auriculaire extrasystolique *a'* se confond avec l'onde *v* de la période précédente.

M. Mackenzie, et, si le raccourcissement de la pause compensatrice qui suit les extrasystoles auriculaires est un phénomène commun, son explication reste encore incertaine.

VI. — **Extrasystoles auriculo-ventriculaires.** — Il semblerait, Messieurs, que nous dussions en avoir terminé avec l'étude des extrasystoles, puisque nous avons passé successivement en revue toutes les parties du cœur où elles paraissent susceptibles de prendre naissance. Il n'en est rien cependant, et il est encore une région qui nous a échappé, région dont l'importance est loin d'être négligeable, car nous savons aujourd'hui qu'elle est, entre toutes, apte à être le siège de phénomènes extrasystoliques : c'est la région du faisceau primitif ou faisceau auriculo-ventriculaire, formation principalement constituée, vous le savez, par les fibres unissantes du faisceau de His.

M. Hoffmann, expérimentant sur le cœur humain isolé, a constaté que c'est dans la zône du faisceau primitif que l'on provoque le plus facilement des extrasystoles. Gaskell est arrivé aux mêmes conclusions, à la suite de ses recherches sur les animaux à sang froid : « Une excitation du « pneumogastrique, a-t-il dit, assez forte pour détermi- « ner l'arrêt des contractions auriculaires amène la pro- « duction d'un rythme qui part du faisceau auriculo-ventri- « culaire. »

MM. Lohmann, Hering, ont vu, de même, qu'en excitant le pneumogastrique chez le singe, l'origine des excitations se transférait à la région auriculo-ventriculaire. Les excitations normales du sinus se trouvant arrêtées, c'est cette région qui les fournissait. Mackenzie a fait la même remarque : « Il « y a, a-t-il dit, deux endroits du cœur où les excitations « naissent très facilement : le sinus veineux et la région « atrioventriculaire. Si une excitation anormale frappe cette « dernière, ou si le sinus ne peut produire une excitation, « celle-ci naît au niveau de la région auriculo-ventri- « culaire. »

Ces faits ont été confirmés par l'observation clinique : Bonninger, Hoffmann, Aschoff, Pan, Hering, Mackenzie, Wenckebach ont insisté sur la fréquence des extrasystoles auriculo-ventriculaires. Leur étude s'impose aujourd'hui, d'autant plus que certaines arythmies, autres que l'extrasystole, mais offrant, avec cette dernière, la plus grande analogie clinique et pathogénique, sont très vraisemblablement liées, comme elle, à un trouble fonctionnel ou à une altération organique de la même région.

Comment reconnaître les extrasystoles auriculo-ventriculaires? Cela ne semble pas aisé tout d'abord ; nous avons déjà figuré tant d'anomalies dans la courbe jugulaire qu'il paraît difficile d'en trouver de nouvelles propres à caractériser l'arythmie qui nous occupe.

Certains auteurs ont dit que les extrasystoles d'origine auriculo-ventriculaire pouvaient se reconnaître à une élévation anormale de l'onde *a* présystolique correspondante. Il est exact en théorie qu'une extracontraction, née dans le septum au moment où l'oreillette se vide, fermant subitement les valves tricuspides, empêche l'évacuation du contenu de l'oreillette et qu'elle doive alors provoquer une élévation exagérée de l'onde *a*. En pratique, la distinction est subtile, et, d'ailleurs, cet aspect soi-disant caractéristique se retrouve dans d'autres variétés d'extrasystoles.

Il en est de même pour un autre signe, consistant dans la disparition de l'onde *v* après une extrasystole, disparition qui, soi-disant, ne pourrait s'expliquer que si l'extrasystole était d'origine auriculo-ventriculaire. En théorie, sans doute, l'onde *v* ne doit plus alors se produire, puisque l'extrasystole, propagée par voie rétrograde à l'oreillette, y provoque une nouvelle contraction, au moment où la diastole ventriculaire, dont dépend l'onde *v*, n'est pas encore terminée. Mais la spécificité de ce caractère est également bien douteuse.

Il y a mieux, heureusement. L'extrasystole auriculo-ventriculaire possède des signes révélateurs plus fidèles que nous allons préciser ensemble.

Dans le rythme normal du cœur, où le stimulus suit sa voie habituelle à travers le sinus, l'oreillette et le ventricule, l'espace *a c*, inscrit sur la jugulaire, reproduit fidèlement les différents temps et la succession des phénomènes : d'abord la contraction auriculaire, puis, peu après, la contraction ventriculaire, l'intervalle qui sépare *a* de *c*, étant, vous vous en souvenez, de 1/5e de seconde environ. Supposez maintenant que le stimulus ne soit plus engendré au niveau du sinus, mais dans la région auriculo-ventriculaire, en un point quelconque du trajet septal des fibres unissantes : la contraction qu'il provoquera se propagera dans un double sens, à la fois vers l'oreillette et le ventricule, et, suivant les cas, il fera contracter ces deux réservoirs presque simultanément, ou même rigoureusement ensemble.

Ainsi, la systole ventriculaire anticipera ou retardera très légèrement sur celle de l'oreillette, ou même coïncidera exactement avec elle. Il en résultera une modification importante de l'intervalle *a c* du tracé jugulaire, puisque *a* est le témoignage direct de la contraction auriculaire, et *c* celui de la contraction ventriculaire. Cette modification consistera dans le rapprochement inaccoutumé de ces deux accidents, allant jusqu'à leur confusion ; dans certains cas même, il y aura inversion, l'espace *a c* devenant *c a*.

La réalisation de l'une ou l'autre de ces éventualités résultera du siège de l'extracontraction ; si le stimulus qui la provoque prend naissance très bas sur le septum et loin de l'oreillette, le temps nécessité pour qu'il arrive à l'oreillette sera si long que la contraction de cette dernière sera consécutive à celle du ventricule ; naît-il, au contraire, très haut, près de l'oreillette, ce sera l'inverse qui se produira, et l'oreillette battra comme à l'ordinaire avant le ventricule, mais à un intervalle toujours moindre que normalement.

Ce qu'il vous faut retenir de cet exposé, Messieurs, c'est que, étant donnée une extrasystole, le seul moyen de reconnaître qu'elle est de nature auriculo-ventriculaire est de mesurer l'intervalle *a c* ; est-il inversé, ou seulement plus ou moins raccourci, la conclusion, à quelques exceptions près, sera formelle : l'extrasystole aura pris naissance dans les fibres unissantes du faisceau de His.

Le tracé que je vous soumets (fig. 31) vous traduit fidèlement la succession des phénomènes. Au moment où les battements cardiaques se déroulent sans incident, l'espace *a c* mesure 1/5$^{e}$ de seconde. Puis survient une extrasystole : *a* et *c* se trouvent soudainement confondus ; serait-ce dû à ce que la contraction ventriculaire a suivi la contraction auriculaire de plus près qu'à l'ordinaire ? Cela est contraire à ce que nous savons du mode de propagation du stimulus. La seule raison plausible est que l'excitation qui a donné naissance à cette extrasystole siégeait sur le trajet du faisceau primitif, dans la paroi septale, et a provoqué une contraction presque simultanée de l'oreillette et du ventricule.

MM. Hering et Rihl ont très consciencieusement étudié le rapport des modifications de l'espace *a c* avec le siège de l'extrasystole. Il résulte de leurs recherches que l'on serait désormais en droit d'affirmer, sur la vue des tracés, non seulement l'existence d'une extrasystole auriculo-ventriculaire, ce qui, en effet, est habituellement aisé, mais

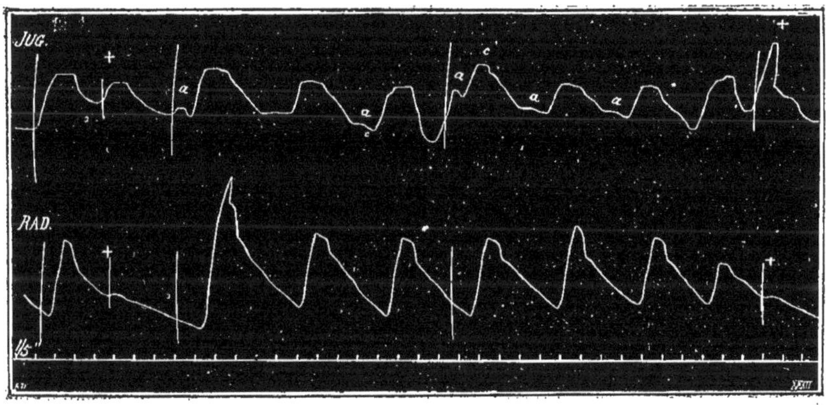


Fig. 31. — Extrasystoles auriculo-ventriculaires. Au moment du battement extrasystolique (+) *a* et *c* sont confondus.

aussi de reconnaître l'endroit précis où elle a pris naissance. Si l'espace *a c* est seulement raccourci, éventualité la plus ordinaire, c'est que l'extrasystole provient de la partie supérieure du faisceau unissant, probablement du nœud de Tawara. Si l'espace *a c* est supprimé ou, autrement dit, s'il y a confusion des deux accidents, c'est que le stimulus a pris naissance à la partie moyenne du faisceau de His; enfin si l'espace *a c* est inversé et remplacé par un espace *c a*, on en peut conclure que l'extracontraction s'est produite plus bas encore, et qu'elle n'a regagné, par voie rétrograde, l'oreillette, qu'après systole préalable du ventricule.

J'avoue, Messieurs, qu'il est souvent difficile de distinguer quelques-unes des modalités précédentes de celles réalisées par les extrasystoles auriculaires ou ventriculaires, et que le bénéfice à tirer d'une semblable distinction est souvent hors de proportion avec la peine que l'on a prise. Cependant, si j'ai insisté sur ce sujet, c'est pour vous montrer à quelle précision il est possible d'arriver dans le diagnostic topographique des troubles extrasystoliques du rythme cardiaque, troubles qui, comme j'aurai bientôt l'occasion de vous le montrer, coïncident très fréquemment avec le début de certaines altérations myocardiques. Mais vous voyez, dès maintenant, le service que la méthode graphique est susceptible de rendre à la clinique, en lui permettant de préciser le siège exact de lésions dont elle aura soupçonné l'existence.

De toute cette étude il se dégage un fait qui a, au point de vue de la physiologie et de la pathologie générale, une importance de premier ordre.

Certains auteurs ont remarqué que les extrasystoles ventriculaires et auriculo-ventriculaires ne se produisaient pas indifféremment dans toutes les régions des parois ventriculaires, mais presque exclusivement dans la région du septum où se distribuent les fibres unissantes, restes du faisceau primitif du cœur; ils ont admis par extension qu'il en était de même pour les extrasystoles articulaires, et que, seules, les fibres musculaires ressortissant au faisceau primitif pouvaient leur donner naissance.

Cette conception est due à Mackenzie, qui attribue aux formations provenant du tube cardiaque primitif, dissimulées dans le cœur adulte à l'intérieur des parois auriculaires et du septum, le pouvoir exclusif d'engendrer des extrasystoles est à la fois intéressante et très défendable. Elle s'accorde parfaitement avec nos connaissances relatives aux propriétés du tube cardiaque primitif, dont le tissu différencié a conservé, par delà les diverses phases du développement, son aptitude particulière à réagir aux excitations normales qui lui viennent du sinus, pour assurer le rythme du cœur. Ici, en l'absence des excitations normales ou indépendamment d'elles, il jouirait en plus du privilège de former des contractions autonomes.

M. Mackenzie a étayé son opinion sur un ensemble de preuves dignes de retenir l'attention. Il a fait remarquer que l'on observait souvent, chez un même sujet, et à quelques instants d'intervalle, « les trois variétés d'extrasystoles. » Or, une semblable constatation, qui s'explique naturellement, si l'on admet que l'excitation anormale s'est produite successivement dans les diverses parties d'une même formation, est difficile à interpréter, si l'on continue à considérer ces régions comme complètement indépendantes les unes des autres.

Un autre argument, donné par l'auteur que je viens de citer, est tiré de ce fait que, au cas d'extrasystoles, soit ventriculaires, soit de tout autre siège, il est souvent possible de constater, sur les graphiques, les traces d'une fatigue évidente, d'un trouble fonctionnel ou organique du faisceau de His. Les tracés indiquent alors un allongement notable de l'espace *a c*, lequel, comme nous le savons maintenant, ne peut guère être causé que par une diminution du pouvoir de conductibilité et par une difficulté de passage de l'onde de contraction de l'oreillette au ventricule. Cette preuve nouvelle et indirecte de la souffrance des fibres de transmission du stimulus, au cas d'extrasystoles, rend bien vraisemblable la conception de Mackenzie, à savoir que le tube cardiaque primitif, représenté par ses divers éléments constitutifs, que vous connaissez bien maintenant, est seul capable de donner naissance aux extracontractions, comme seul il est capable de conduire l'excitation motrice physiologique et de régler le rythme normal du cœur.

N'avais-je pas raison d'insister sur la disposition de cette formation embryologique si particulière, dont je vous ai montré toute l'importance au point de vue de la physiologie du cœur, et dont le rôle en pathologie, notamment en ce qui concerne la genèse des arythmies, est sans cesse grandissant ? Cette remarque, j'aurai à vous la faire encore lorsque nous étudierons d'autres variétés d'irrégularités cardiaques comme les tachycardies paroxystiques, le ralentissement paroxystique ou permanent du pouls. L'intérêt de la conception de Mackenzie vous paraîtra encore plus évident, je pense, lorsque nous aurons passé en revue les causes et la signification des extrasystoles.

## LEÇON VIII

# L'Extrasystole
## (Étiologie, Pathogénie; Valeur pronostique)



MESSIEURS,

I. — **Causes pathogéniques des extrasystoles. Rôle des conditions mécaniques et des influences nerveuses.** — L'analyse que nous venons de faire de l'extrasystole était, malgré son aridité, indispensable pour que nous puissions procéder utilement à son étude clinique. Elle nous a permis de la faire sortir du chaos des palpitations, avec lesquelles elle était confondue jusqu'ici, et de lui donner un état civil. Je pense que vous en avez maintenant le signalement très circonstancié et que vous saurez la reconnaître aisément, malgré le polymorphisme sous lequel elle peut se dissimuler.

Mais avant de passer en revue les modalités cliniques de l'extrasystole, ainsi que les conditions pathologiques qui lui donnent naissance ; avant de se prononcer sur la signification qu'il faut lui attribuer, une question préjudicielle se pose : quelles sont les causes génératrices de l'extrasystole ? Par quel mécanisme pathogénique est-elle engendrée ? A quoi servirait-il de savoir que l'extrasystole témoigne, comme je vous l'ai appris, d'un trouble de l'excitabilité du myocarde, si l'on ne cherchait pas à connaître les influences sous lesquelles l'excitabilité cardiaque peut être passagèrement modifiée au point de réagir par la production d'une extrasystole ?

C'est à l'expérimentation et à la clinique que nous nous adresserons pour avoir des renseignements à ce sujet.

Si l'on s'en tenait, sans les interpréter, aux conclusions adoptées par les cliniciens et les physiologistes, il semblerait que la signification de l'extrasystolie soit des plus incertaines. A première vue, en effet, ces conclusions sont absolument contradictoires.

La plupart des auteurs classiques, médecins, ont considéré jusqu'ici l'extrasystole comme d'ordre purement nerveux ; elle résulterait, pour eux, d'une excitation, née au niveau des centres cérébraux ou des nerfs périphériques, et transmise au myocarde par la voie du pneumogastrique. Les physiologistes, au contraire, ont admis, avec Hering, que l'extrasystole était liée à un trouble « myoéréthique », c'est-à-dire à une irritation directe des fibres musculaires cardiaques. Cette conclusion leur a paru s'imposer, du jour où Engelmann et Hoffmann ont démontré que le nerf vague, si capable de modifier le fonctionnement du cœur, était cependant dépourvu du pouvoir de changer l'excitabilité de cet organe. Comme l'extracontraction résulte précisément d'une exagération de cette propriété fondamentale du myocarde, il s'en suivrait que c'est le muscle cardiaque lui-même qui est responsable de la production des extrasystoles.

Comme vous le voyez, c'est justement l'inverse de ce qui est admis par les médecins. Mais ce n'est qu'une apparence.

Apès avoir pris connaissance des arguments sur lesquels s'appuient l'une et l'autre de ces conceptions, nous verrons qu'elles peuvent parfaitement se concilier.

Examinons d'abord les faits qui tendent à démontrer l'origine exclusivement musculaire des extrasystoles.

MM. Knoll et Heidenhain, ayant supprimé l'action du nerf vague par l'atropine, lient incomplètement à son origine l'aorte d'un chien. Le ventricule gauche s'adapte d'abord à la résistance anormale qui résulte de cette ligature, et ses battements demeurent réguliers. Mais bientôt son énergie s'épuise, la cavité ventriculaire se dilate, et il survient des extrasystoles.

M. Hering est arrivé à des résultats identiques en élevant artificiellement la pression intraventriculaire du cœur, isolé de son système nerveux extrinsèque.

Fait plus probant encore : Ziemssen a, sur un cœur humain mis à nu au cours d'une opération, provoqué l'apparition de bigéminisme par pression prolongée avec l'extrémité du doigt.

Je ne vous citerai que pour mémoire les travaux confirmatifs de Rehfisch, Biedermann, Brandenburg, etc., qui montrent aussi que la production d'extrasystoles peut être indépendante de toute participation du système nerveux.

Mais quelles sont alors les conditions déterminantes ? Si vous voulez bien le remarquer, les expériences que je viens de vous rappeler ont toutes eu pour effet, d'abord, d'augmenter la résistance cardiaque, puis, peu après, l'énergie de l'organe s'étant épuisée, de produire une dilatation plus ou moins marquée de ses cavités, et c'est à ce moment précis que les extrasystoles ont apparu. Eh bien ! Messieurs, il est une loi, bien connue des physiologistes, qui veut que tout muscle creux soit d'autant plus excitable qu'il est contraint à une énergie plus forte, et qu'il est plus tendu. Cette augmentation de l'excitabilité se manifeste non seulement par une hauteur plus grande de la contraction, mais aussi par ce fait que de faibles excitations sont plus facilement suivies d'effet :

il y a, comme l'on dit, un abaissement du seuil de l'excitabilité. Or, cette condition a, justement, été réalisée dans les expériences précédentes, et c'est bien à elle qu'il faut attribuer la production des extrasystoles.

Si vous voulez un témoignage plus probant encore de ce que j'avance, emprunté, celui-là, à cette sorte de physiologie expérimentale que seule la clinique peut réaliser, vous le trouverez dans une très intéressante observation que nous devons à Henschen.

Le cas qui en fait l'objet était celui d'un sujet, porteur depuis 25 ans d'une insuffisance mitrale, qui présentait une arythmie extrasystolique très marquée. Elle avait ceci de très particulier qu'elle n'accompagnait qu'une pulsation sur deux. L'autopsie permit de connaître la raison du phénomène en montrant l'existence de l'insuffisance mitrale présumée, mais aussi celle d'une sténose concomitante. Du fait de cette dernière, l'oreillette ne se vidait qu'incomplètement lors de sa systole, elle restait en état de demi-dilatation, ce qui provoquait une contraction extrasystolique. Celle-ci avait pour effet de vider à fond l'oreillette, et la contraction systolique suivante n'avait que peu de chose à faire pour amener à son tour une déplétion complète : aussi n'était-elle pas accompagnée d'extrasystole ; celle-ci ne reparaissait qu'après une nouvelle contraction systolique, et les choses se répétaient ainsi périodiquement. Je n'ai pas besoin de vous dire que les extrasystoles étaient de nature auriculaire.

Voici donc un certain nombre de faits qui tendent à prouver, d'abord que les extrasystoles peuvent dépendre exclusivement de conditions « myoéréthiques », au sens d'Hering et ensuite que ces conditions consistent surtout dans l'éta de lutte du myocarde contre une résistance quelconque, et dans la distension qui finit par en résulter.

Passons maintenant au rôle du système nerveux. S'il nous a paru nul dans les expériences précédentes, il ne s'en suit pas qu'il en soit toujours ainsi, car de nombreux faits cliniques et expérimentaux prouvent la réalité d'extrasystoles d'origine nerveuse. Engelmann, si attaché cependant à la théorie myogène, admet très volontiers cette éventualité. Certaines constatations anatomiques et cliniques ont montré qu'elle n'était pas exceptionnelle. C'est ainsi que l'on a signalé des cas où la compression du nerf vague par des ganglions tuméfiés ou caséifiés, avait bien paru déterminer la production d'extrasystoles.

L'expérimentation a donné des résultats analogues entre les mains de Hering, de Funke, de Sletner, qui ont provoqué des extrasystoles par l'excitation directe du pneumogastrique ou des centres vaso-moteurs.

Il n'y a pas d'incompatibilité entre ces faits et ceux que nous avons exposés précédemment, si on les interprète comme il convient.

M. Hering a fait remarquer que l'excitation des nerfs ne produisait d'extrasystoles que si elle provoquait, au préalable, des modifications dans le mode de la contraction cardiaque. C'est ainsi que l'on peut comprendre l'action pathogénique du pneumogastrique, qui se manifeste d'abord par une augmentation de l'énergie de la systole, avec allongement de la diastole et ralentissement du cœur, les extrasystoles ne survenant qu'après la succession des phénomènes précédents.

M. Funke interprète les faits de la même façon. Pour lui, c'est à une réplétion plus complète des cavités cardiaques et à une élévation de la pression dans leur intérieur, qu'il faut rattacher la production des extrasystoles d'origine pneumogastrique, et non directement à l'excitation du nerf.

Nous revenons, vous le voyez, aux conditions précédemment exposées. La discordance entre les physiologistes, attachés surtout aux conditions mécaniques de l'extrasystole, et les médecins, enclins à admettre l'influence nerveuse, n'est, comme je vous l'ai dit, qu'apparente, car dans les circontances où les uns et les autres se sont trouvés, l'accroissement du travail du cœur, qu'il fût lié à un trouble purement « myoéréthique » ou « à des modifications de l'influence nerveuse », a été l'élément pathogénique évident de l'apparition des extrasystoles.

Ce n'est pas assez dire cependant que de parler de l'accroissement du travail du cœur, sinon il n'y aurait guère d'éventualités où il ne puisse se produire d'extrasystoles. Il faut donc quelque chose de plus. Si vous vous en souvenez, les extracontractions n'apparaissent d'ordinaire qu'après un degré extrême de réplétion des cavités, au moment où se manifeste une certaine disproportion entre l'énergie du cœur et la résistance périphérique. En un mot, ce qui importe surtout, ce n'est pas tant la grandeur de l'obstacle dont le cœur aura à triompher, que le *rapport de l'énergie cardiaque avec la résistance que l'organe rencontrera.*

Deux éventualités peuvent dès lors se produire : ou bien la résistance augmentera au point que le cœur, même sain, n'y pourra plus suffire, ou bien elle n'aura pas cessé d'être modérée, mais n'en imposera pas moins à l'organe une fatigue excessive, par suite de l'insuffisance transitoire ou définitive du myocarde.

Les recherches expérimentales que je vous ai rapportées avaient trait à la première de ces éventualités. Elles trouvent leur confirmation dans la clinique, qui nous montre la fréquence des phénomènes extrasystoliques chez les sujets dont la pression artérielle est anormalement élevée.

La physiologie et la clinique s'accordent également pour montrer que la seconde des éventualités se réalise fréquemment.

Expérimentalement, on fait apparaître très facilement des extrasystoles en provoquant des traumatismes sur la fibre musculaire cardiaque. Une blessure légère, ou même une simple piqûre y suffit, comme l'ont prouvé les expériences d'Arloing, de Krehl, de Romberg et de Radasewski.

Certains poisons à action cardiaque élective déterminent des effets analogues. Biederman et Straub ont signalé ce fait que les sels de soude avaient le pouvoir de transformer les aptitudes normales du cœur, comme celles de tous les muscles d'ailleurs, au point qu'il devient capable de répondre par une contraction à une excitation qui serait inefficace normalement. Ainsi s'explique la fréquence des extrasystoles à la suite de l'administration du salicylate de soude. Les sels de calcium auraient la même propriété ; l'acide carbonique également, d'après Straub ; rappelons enfin que Hering, en se servant de la muscarine, a provoqué à volonté du bigéminisme. N'est-ce pas de la même façon qu'agiraient les sels biliaires, et cela par une influence myocardique directe, puisque Feltz et Ritter ont pu provoquer une arythmie de cette nature en injectant des sels biliaires à l'animal, après section du pneumogastrique et du sympathique ?

Il n'est pas jusqu'aux conditions thermiques qui ne puissent déterminer des effets semblables : Hering et Langendorff ont obtenu du bigéminisme, sur un cœur isolé, en faisant plonger dans de l'eau à 45° la canule en $\varphi$ par laquelle lui arrivait le sang.

De son côté, la clinique nous enseigne que les extrasystoles sont d'une fréquence extrême dans les cas où la fibre myocardique est manifestement altérée ; au cours ou à l'approche de l'insuffisance cardiaque, dans la phase de déclin de la sclérose rénale, alors que vont apparaître les accidents subits ou progressifs de la dilatation du cœur.

Je n'insisterai pas plus longuement sur ces faits. Vous les trouverez très soigneusement exposés dans la thèse de mon élève, M. Leconte, sur l'Extrasystole. J'en ai dit assez cependant pour vous montrer la multiplicité des conditions qui concourent à rendre le cœur plus excitable et à le mettre en état de produire des extracontractions : troubles fonctionnels transitoires, d'ordre nerveux ou myocardique, dilatation cardiaque, intoxications, lésions organiques : telles sont les causes pathogéniques les plus habituelles, que la physiologie nous a fait connaître, et qui se retrouvent en clinique. N'avais-je pas raison de vous dire que les interprétations proposées au sujet de la pathogénie de l'extrasystole n'étaient différentes qu'en apparence, et, qu'en fin de compte, elles ne devaient pas manquer de se trouver en parfait accord ? C'est, en effet, la conclusion à laquelle nous conduit la comparaison des faits présentés par la clinique ou réalisés par l'expérimentation.

II. — **Signification clinique des extrasystoles.** — A en croire certains auteurs, la signification clinique des « palpitations » — et sous ce nom nous entendons plus particulièrement celles qui sont provoquées par les extrasystoles — serait vite résolue. « Je mets en fait, dit Potain, — et l'opinion « que j'émets ici a déjà été formulée par différents auteurs — « que tout malade qui consulte pour des palpitations doit « être présumé exempt de maladies du cœur. »

Potain ne manquait pas de reconnaître lui-même le côté paradoxal de cette assertion. D'autres ont été plus catégoriques que lui en proclamant que l'existence de palpitations était presque incompatible avec celle d'une affection cardiaque.

A coup sûr, il est bon, lorsqu'il s'agit de parler aux malades, de témoigner d'une pareille confiance. Le médecin, cependant, ne doit pas se duper lui-même, et les palpitations devront être, pour lui, un motif, non pas de conclure qu'il n'y a pas de maladie de cœur, mais, au contraire, de rechercher avec un soin particulier s'il n'en existe point une.

III. — **Les extrasystoles chez les sujets indemnes d'affections cardiaques.** — L'arythmie extrasystolique, indépendante de toute lésion cardiaque, est très rare chez les enfants, alors qu'ils sont, vous le savez, très fréquemment sujets à l'arythmie respiratoire, à la tachycardie orthostatique, voire aux palpitations résultant de toute accélération un peu marquée des battements du cœur. Chez eux, l'apparition des extrasystoles doit assez volontiers faire soupçonner l'existence d'une altération organique cardiaque.

Au contraire, dans l'adolescence et l'âge adulte, les palpitations par extrasystoles apparaissent avec une extrême fréquence ; elles revêtent l'une des multiples formes cliniques que nous avons étudiées dans les leçons précédentes.

Parfois ce ne sont que de simples chocs, survenant de loin en loin, puis disparaissant pour des semaines ou des mois ; d'autres fois leur répétition en est plus fréquente, et, pendant une série de deux à plusieurs jours, le malade en sera incommodé, sans que rien de spécial ne motive plus particulièrement le retour de ces crises.

D'autres fois, l'affection sera plus tenace encore, et c'est à peine si, à de longs intervalles, il surviendra une accalmie de quelques jours, bientôt interrompue par la reprise des accidents antérieurs.

On peut voir enfin les crises extrasystoliques, qui avaient cédé d'une façon qui paraissait définitive, reparaître plusieurs années après. Un de nos malades fut affecté, à l'âge de 40 ans, de battements extrasystoliques qui l'avaient fort incommodé de 20 à 25 ans, et qui avaient ensuite complètement disparu.

Les conditions immédiates qui règlent l'apparition des extrasystoles sont des plus variables ; c'est souvent en vain que le malade cherche à les préciser. Parfois, cependant, il semble que le changement de position, même le plus minime, comme le fait de se retourner dans le lit, ou bien une émotion vive, ou bien enfin et surtout, une digestion laborieuse favorisent le retour des sensations pénibles de l'arythmie.

L'aspect objectif de ces battements de cœur sensibles et incommodes représente le plus souvent l'extrasystole ventriculaire typique ou l'extrasystole auriculo-ventriculaire ; elle s'inscrit habituellement sous forme de pouls bigéminé ou couplé, plus rarement sous forme de faux pouls ralenti.

On est alors porté à examiner l'état du cœur. Le plus souvent, comme dans le cas que nous avons pris pour type, on n'y constate aucune lésion. Certains auteurs ont cependant cru pouvoir admettre que, dans ces cas, la mobilité anormale de l'organe pouvait être de quelque importance ; la ptose cardiaque a même été incriminée ; nous les avons attentivement recherchées l'une et l'autre, mais vainement; aussi ne nous semble-t-il pas qu'il faille les considérer comme des conditions pathogéniques efficaces. Quelles raisons peuvent être alors invoquées ? L'état nerveux du sujet, des altérations ou troubles fonctionnels d'organes autres que le cœur, ou des intoxications. Voyons ce qu'il en faut penser.

A). — *Influence de l'état névropathique.* — L'état nerveux du sujet ? C'est chose bientôt dite. Mais sur quelles preuves l'appuyer ? C'est bien souvent par simple exclusion qu'on en arrive à une pareille interprétation des accidents, et parce que l'on n'en a trouvé aucune autre qui fût satisfaisante.

Que de fois, d'ailleurs, alors même que l'état névropathique est évident, ne commet-on pas l'erreur de le considérer comme la cause des extrasystoles, tandis qu'il n'en est que l'effet ?

B). — *Influence des troubles fonctionnels gastriques.* — Les troubles fonctionnels d'organes autres que le cœur ? Ici nous sommes sur un terrain plus solide.

C'est avec raison que l'on incrimine souvent les troubles de l'appareil digestif. Sénac, avons-nous dit, est l'auteur qui a certainement le premier et le plus complètement étudié les relations des palpitations avec les troubles fonctionnels de l'estomac. Ses conclusions sont encore valables aujourd'hui.

Nombre de sujets déclarent spontanément que les battements dont ils sont affectés surviennent dans les périodes de la digestion, qu'ils sont plus fréquents lorque celle-ci est difficile, et qu'elle l'est assez habituellement. Chez d'autres, la relation doit être cherchée, mais elle n'en apparaît pas moins clairement.

Ce qui est plus malaisé à déterminer, c'est la raison pour laquelle ces troubles digestifs produisent des extrasystoles. Pour beaucoup d'auteurs, la théorie de l'auto-intoxication suffit à expliquer le phénomène. Quels phénomènes d'ailleurs n'a-t-elle pas prétendu expliquer ! Potain pensait qu'il s'agissait plutôt d'une action réflexe. Pour lui, le mauvais fonctionnement des organes digestifs entraînait une excitation des nerfs dont ils sont pourvus, laquelle, transmise aux centres, aboutissait en dernière analyse à une vaso-constriction pulmonaire énergique, c'est-à-dire à une notable augmentation de travail du cœur droit. Ceci est plus satisfaisant et nous reporte évidemment aux conditions habituelles de l'extrasystole, telles que la physiologie nous les fait connaître. Cette conception a été confirmée par certaines expériences de François-Franck.

D'autres auteurs ont incriminé plus spécialement la distension de l'estomac, amenant un refoulement du diaphragme avec déplacement du cœur, lequel se trouverait mécaniquement excité et gêné dans son fonctionnement.

Il est encore impossible de se prononcer définitivement entre ces diverses théories. Toutefois nous pouvons dire que dans certains cas, quelle que soit d'ailleurs la façon dont elle agit, la distension gastrique nous a paru jouer le rôle principal.

Certains malades, que nous avons pu examiner avec M. J.-C. Roux, nous en ont fourni la preuve. C'étaient la plupart du temps des sujets qui mangeaient vite, qui déglutissaient de l'air avec les aliments et qui commençaient à ressentir les irrégularités extrasystoliques dès le début ou au cours de la période digestive. Ils ne se trouvaient soulagés et à peu près débarrassés de leurs battements de cœur qu'après avoir expulsé une certaine quantité de gaz.

Sénac a fait la même remarque. Il a rapporté le cas d'un homme âgé de 66 à 67 ans, sujet depuis sa 18e année à des palpitations violentes dès qu'il avait mangé. « Il se remplis-
« sait l'estomac avec précipitation et ne mâchait pas les ali-
« ments qu'il prenait : quand l'estomac était surchargé, il
« produisait des étouffements, et le cœur faisait des efforts
« violents qui ne se calmaient que quand cette masse
« d'aliments passait dans l'intestin et commençait à se
« digérer ».

En pareil cas, nous avons fait disparaître ou au moins grandement atténué ces irrégularités extrasystoliques par une hygiène gastrique appropriée. D'autre fois enfin, par une sorte de contre épreuve, nous avons provoqué les troubles du rythme cardiaque, par une distension expérimentale de l'estomac dont nous suivions les progrès par l'examen radioscopique, pratiqué avec l'assistance de notre collaborateur M. Bordet.

Est-ce à dire que le refoulement du cœur doive être ici incriminé ? Nous ne le pensons pas, car, dans ces mêmes examens où la distension gastrique était portée à son maximum, le déplacement du cœur, si tant est qu'il existât, nous a paru toujours des plus modérés.

Nous dirons en résumé que le rôle de la distension gastrique, dans la genèse des extrasystoles, n'est pas douteux, et que seul son mécanisme reste encore obscur. Il est certain cependant qu'ici, comme en mainte autre circonstance, il faut incriminer un accroissement du travail cardiaque, causé par une digestion laborieuse. Cet accroissement de travail cardiaque résulte-t-il de simples conditions mécaniques? Est-il provoqué par des excitations nerveuses parties de la muqueuse gastrique ? C'est un point sur lequel nous n'osons pas encore nous prononcer.

Les troubles des autres appareils ne nous ont semblé jouer qu'un rôle très modéré; les affections de l'appareil respiratoire, des organes génitaux, etc., qui, suivant les préférences du moment, ont été invoquées tour à tour, ne nous ont guère paru avoir l'influence prépondérante qu'on a bien voulu leur accorder.

c). — *Influence des intoxications (tabac, salicylate de soude, sels biliaires, digitale).* — Le rôle des intoxications dans la production des extrasystoles était connu des médecins bien avant que les physiologistes vinssent en montrer l'importance.

Parmi ces intoxications, il en est dont l'influence pathogénique sur la production de l'extrasystole est aujourd'hui nettement prouvée par la physiologie ; d'autres qui ne le sont encore que par les constatations cliniques, mais dont le rôle est également vraisemblable : l'*intoxication tabagique* paraît être de ces dernières. L'observation clinique nous montre que très souvent elle commande l'arythmie extrasystolique, puisque sa suppression la fait disparaître. Il serait cependant excessif de conclure que, chez les fumeurs, elle soit exclusivement liée au tabac, car il vous arrivera souvent de la voir subsister après que vous en aurez interdit l'usage. Il vous faudra alors chercher une autre explication.

J'en arrive de suite à trois intoxications dont l'influence est des plus intéressantes à connaître pour des raisons diverses : ce sont les intoxications par le salicylate de soude, les sels biliaires et la digitale.

Je vous ai déjà dit que *l'intoxication par les sels de soude* augmentait l'excitabilité cardiaque et provoquait facilement l'apparition de l'extrasystole. Ce fait a une certaine importance en clinique.

Souvent en effet il vous arrivera d'être défavorablement impressionnés par l'apparition, chez un sujet atteint de rhumatisme articulaire aigu, d'irrégularités extrasystoliques. Vous aurez peine à croire qu'elles ne révèlent pas quelque complication cardiaque, dans des cas où l'on a tout lieu d'en craindre l'apparition. Il faut alors se souvenir que l'emploi du salicylate de soude, si habituel aussi chez ces malades, peut être seul responsable de l'arythmie, et que sa suppression aura grande chance de faire disparaître, avec les extrasystoles, les craintes qu'elles avaient fait naître.

*L'intoxication par les sels biliaires* provoque facilement, elle aussi, l'apparition d'extrasystoles ; la clinique confirme cette donnée en nous montrant la fréquence de ces manifestations au cours de l'ictère.

Pour des raisons encore inconnues, c'est principalement dans l'ictère catarrhal que l'on constate cette arythmie. Elle est beaucoup plus rare, voire exceptionnelle, dans les ictères prolongés ou par rétention.

La forme clinique la plus habituelle est celle du bigéminisme. Mon collègue M. Dufour a rapporté, en 1901, des observations avec tracés du pouls qui sont très démonstratives à cet égard.

Le ralentissement du pouls, si souvent signalé au cours de l'ictère, est-il imputable également à des manifestations extrasystoliques ? C'est vraisemblable, encore bien que nous manquions de renseignements précis à ce sujet. Le Pr Bard s'est, en 1903, posé la même question. Je ne pense pas qu'il l'ait résolue complètement, les tracés sur lesquels il s'appuie pour affirmer l'identité des phénomènes étant, à mon avis, assez peu concluants.

L'influence de *la digitale* nous est mieux connue. Nous savons aujourd'hui que ce médicament a coutume de provoquer les irrégularités du pouls, si fréquentes à la suite de son emploi, par le mécanisme de l'extrasystolie. Cette interprétation s'applique aussi bien à la forme de pouls bigéminé ou couplé, qu'à la forme de pouls ralenti, sous lesquelles se manifeste cette arythmie.

Lorain avait parfaitement vu l'analogie de ces deux formes, si dissemblables en apparence, de l'arythmie digitalique. Voici ce qu'il dit à ce sujet :

« La lenteur du pouls, qui peut atteindre jusqu'à 32 pulsa-
« tions par minute chez les sujets traités par la digitale, est
« connue de tous les observateurs ; mais ce que l'on sait moins,
« c'est qu'elle est plus apparente que réelle. D'abord elle n'est
« pas fixe ni stable, le moindre mouvement pouvant rendre le
« pouls plus fréquent, d'un moment à l'autre. Une autre par-
« ticularité plus importante est que, si l'on ausculte le cœur en
« même temps que l'on tâte le pouls, on est étonné de trouver
« les systoles cardiaques en nombre double des pulsations
« artérielles ; le doigt compte 32 pulsations et l'oreille 64 sys-
« toles du cœur, mais il est vrai que sur deux systoles, il y en
« a une forte et qui produit tout son effet, l'autre faible et avor-
« tée qui produit un si faible déplacement du pouls, que le
« doigt ne peut le sentir. »

L'influence de la digitale peut se manifester dans deux conditions différentes : dans des cas où elle a été administrée à doses très fortes, et alors il n'est pas de sujet qui n'en subisse les effets, ou dans d'autres, où les doses employées ont été modérées. Ici, certains malades seront affectés d'extrasystoles, sous forme de bigéminisme ou de pouls ralenti, tandis que d'autres y échapperont.

J'insisterai sur la seconde de ces conditions, car elle comporte quelques déductions intéressantes dans la pratique. Elle a trait habituellement à des sujets dont le cœur est en imminence d'insuffisance. Sous l'influence de la digitale, le ralentissement du rythme ou le bigéminisme s'effectue, mais sans qu'il y ait la diurèse libératrice attendue. Le cœur, loin de se rétracter, augmente de volume : les accidents les plus graves, la mort même peuvent survenir. Ces faits ont été mis en relief par M. Huchard et par Merklen, lequel les a attribués à une véritable action dissociée de la digitale.

L'interprétation de ces phénomènes est facile, si l'on se souvient que la digitale allonge le temps de la diastole et favorise la distension active du cœur : conditions qui sont éminemment aptes, comme vous le savez, à la production d'extrasystoles, et qui le sont d'autant plus que l'organe, préalablement altéré, est moins capable de se soustraire aux effets de cette distension. Cela vous expliquera qu'il faille des doses fortes pour provoquer du bigéminisme chez des sujets dont le cœur est encore résistant, alors que de faibles doses y suffisent quand le cœur est profondément touché.

J'ajouterai enfin que l'action de la digitale se fait particulièrement sentir sur le système des fibres auriculo-ventriculaires. C'est une raison qui favorise la production des extrasystoles, car vous vous souvenez que le système des fibres unissantes est un siège d'élection des phénomènes extrasystoliques.

En résumé, l'apparition du bigéminisme ou du ralentissement excessif du pouls, chez les sujets soumis à l'action de la digitale, est une indication à en suspendre l'emploi, parce quelle indique, ou que la dose en a été trop forte, ou que le cœur est incapable d'en tirer profit.

Le pouls digitalique affecte, vous ai-je dit, soit la forme de bigéminisme, soit celle du pouls ralenti. Je n'ai rien de particulier à vous dire de la première, qui vous est bien connue; je vous parlerai plutôt de la seconde, qui présente plus d'intérêt.

Le ralentissement du pouls n'est le plus souvent que relatif, en ce sens que la digitale a seulement pour effet de ramener à la normale un pouls antérieurement tachycardique.

Mais peut-il y avoir un véritable ralentissement du pouls par trouble de la conductibilité, comme cela se voit dans la maladie d'Adams-Stokes? Ce n'est pas impossible, car la digitale a une action suspensive sur la conductibilité myocardique. La concomitance de troubles vertigineux, que l'on observe parfois avec le pouls digitalique, s'expliquerait alors assez facilement. Le cas est cependant exceptionnel. La fausse bradycardie par extrasystoles est plus habituelle. Elle reconnaît pour cause un bigéminisme non senti à la radiale. Elle aussi peut s'accompagner de troubles vertigineux, très peu marqués d'ailleurs et très passagers. L'inscription graphique vous permettra aisément de faire le diagnostic de ces deux variétés d'arythmie. La deuxième se reconnaîtra à l'auscultation du cœur et à ce rythme à trois ou quatre temps qui la caractérise.

IV. — **Les extrasystoles chez les sujets atteints d'affections organiques du cœur.** — J'en arrive maintenant, Messieurs, aux cas où les extrasystoles coïncident avec une lésion chronique organique du cœur.

D'après ce que je viens de vous dire, il semblerait qu'ici, plus que dans toute autre circonstance, l'apparition de pareilles irrégularités dût faire admettre l'imminence d'une insuffisance myocardique, à laquelle le sujet semble prédestiné par sa maladie même. La conclusion serait logique. Elle a été proposée par certains auteurs, par Traube notamment, qui a prétendu que l'irrégularité du rythme du cœur était de fâcheux augure chez les sujets atteints d'affection cardiaque. Cette assertion ne peut être acceptée sans restriction. Elle est vraie si l'irrégularité consiste dans un pouls alternant; elle se confirme aussi le plus souvent au cas de pouls irrégulier perpétuel. Mais il n'en est plus ainsi pour la simple arythmie extrasystolique, et la question ne se présente plus avec la même simplicité. Vous aurez, pour la résoudre, à faire état de la nature des extrasystoles et du lieu où elles prennent naissance.

A) — *Extrasystoles ventriculaires et auriculaires au cours des lésions valvulaires et de la symphyse cardiaque.* — Les extrasystoles ventriculaires comportent un pronostic relativement peu défavorable, car elles peuvent exister chez des sujets porteurs de lésions valvulaires du cœur, au même titre que chez des sujets indemnes de toute affection cardiaque. Elles s'accompagnent, dans les deux cas, des mêmes sensations subjectives. J'observe actuellement deux malades, l'un âgé de 30 ans, atteint d'insuffisance aortique, l'autre âgé de 45 ans, atteint d'insuffisance mitrale, qui sont venus se plaindre, non de la lésion cardiaque qui ne provoque chez eux aucune incommodité, mais de palpitations imputables à des phénomènes extrasystoliques. Cette arythmie est d'ancienne date, elle ne témoigne d'aucune débilité de l'organe. L'histoire de ces malades suffirait à montrer l'erreur des auteurs qui croient encore à l'incompatibilité des palpitations avec des lésions chroniques organiques du cœur. Je ne pense pas, toutefois, être autorisé à conclure que ces sujets soient menacés à plus ou moins brève échéance, par le seul fait qu'ils sont actuellement affectés d'extrasystoles. Il est possible que la lésion organique en ait favorisé l'apparition; mais rien ne dit qu'elles n'auraient pas pu exister indépendamment d'elle.

Cependant, les extrasystoles augmentent certainement de fréquence avec les premiers signes de la débilité cardiaque; aux approches de l'asystolie, elles contribuent pour une grande part à constituer les diverses variétés d'arythmie que l'on constate alors, et nous verrons ultérieurement le rôle important qu'elles jouent dans l'apparition des crises tachycardiques ou de l'arythmie perpétuelle, si fréquentes au cours de l'insuffisance cardiaque.

Si quelque chose, dans les cas que j'ai pris pour exemple, peut me rassurer sur l'avenir de mes malades, c'est ce fait que les phénomènes extrasystoliques dont ils souffrent sont d'origine ventriculaire. Je n'aurais pas la même confiance s'il s'agissait d'extrasystoles auriculaires. Celles-ci, vous le savez, ne sont pas habituelles. Il faut, pour qu'elles se produisent, qu'elles soient favorisées par un état particulier de l'oreillette droite; et j'ai eu trop souvent l'occasion de voir des modifications profondes du rythme cardiaque, celles notamment qui sont caractérisées par la disparition ou la fibrillation de la contraction auriculaire, être précédées de battements extrasystoliques nés dans l'oreillette, pour ne pas être alarmé lorsque je les vois apparaître. C'est un signe de fâcheux augure dont vous aurez à tenir compte dans la pratique.

Je noterai enfin que, parmi les affections organiques du cœur, il en est une qui s'accompagne très fréquemment d'arythmie extrasystolique, c'est la symphyse péricardique. L'irrégularité m'a paru, dans ces cas, être d'une gravité pronostique particulière. Je l'ai vue alterner alors avec des crises de tachycardie paroxystique et aboutir rapidement à des accidents d'insuffisance cardiaque et à la mort.

B) — *Valeur diagnostique et pronostique de l'extrasystole au cours de l'hypertension artérielle.* — Si vous vous souvenez de ce que je vous ai exposé relativement au mécanisme des extrasystoles, vous devez vous attendre à ce que celles-ci soient particulièrement fréquentes au cours de l'hypertension artérielle. La clinique n'aura que trop d'occasions de vous montrer combien cette donnée est exacte.

Dans un travail antérieur, j'ai dit avoir été frappé de ce fait que les sujets atteints d'extrasystoles et ayant dépass l'âge moyen, présentaient très souvent de l'hypertension artérielle. D'autres auteurs, Lohmann entre autres, ont fait des constatations identiques. Il ne s'agit pas seulement ici d'une coïncidence curieuse, mais d'une relation dont l'importance est grande.

Parfois il arrivera que l'arythmie soit le seul symptôme pathologique qui accompagne l'élévation anormale de la pression ; c'est sur elle que le malade attirera votre attention, et vous ne serez pas peu surpris alors de constater une hypertension que rien jusque-là ne vous aurait fait soupçonner. A ce titre, l'extrasystolie a donc parfois une signification diagnostique qui n'est pas sans intérêt. Mais il y a plus. Très souvent il s'y attache également une importance pronostique que l'on ne doit pas méconnaître.

S'il peut se faire que les extrasystoles se reproduisent pendant un temps assez long, sans qu'aucun symptôme nouveau apparaisse, très fréquemment aussi elles annoncent le début de la dilatation cardiaque, laquelle vient, vous le savez, compliquer plus ou moins tardivement l'hypertension accompagnée de sclérose rénale. Les extrasystoles relèvent alors de la pathogénie bien élucidée par les physiologistes; leur apparition montre que le cœur n'est plus capable de surmonter les résistances vasculaires périphériques.

Ce qui le prouve plus encore, c'est que les extrasystoles ne manquent pour ainsi dire jamais, lorsqu'arrive chez les brightiques la période de la défaillance myocardique. J'ai eu, malheureusement, l'occasion de le constater chez un de nos jeunes collègues qui, affecté de crises répétées d'œdème pulmonaire par dilatation du ventricule gauche, m'en signalait lui-même l'imminence par l'apparition de crises extrasystoliques, prélude des accidents plus graves qui devaient survenir.

c) — *Signification à distance des extrasystoles.* — Malgré les développements que j'ai cru nécessaire de donner aux considérations précédentes, je n'en ai pas encore terminé avec la signification de l'extrasystolie ; il est, en clinique, des cas particulièrement intéressants qui vous montreront, une fois de plus, que cette arythmie n'est pas toujours, quoi qu'en aient dit les auteurs, exempte de tout pronostic fâcheux.

L'apparition des irrégularités extrasystoliques, au-delà de l'âge moyen de la vie, vers la cinquantième année, est un phénomène qui doit causer quelque appréhension. D'abord il pourra vous arriver, je viens de vous le dire, qu'il vous conduise à la découverte d'une hypertension artérielle que rien ne faisait prévoir. Mais, même en dehors de ces cas, il sera bon de réserver votre avis sur l'avenir des malades qui, aux approches de la vieillesse, commenceront à présenter de l'arythmie extrasystolique. A coup sûr celle-ci peut encore reconnaître ici des causes identiques à celles qui l'expliquent chez des sujets plus jeunes, mais l'absence de toute affection cardiaque est loin d'être aussi habituelle ; très souvent, votre examen vous révèlera, en même temps que l'irrégularité du rythme du pouls, un peu d'oppression, de la dyspnée d'effort, et enfin des petits signes de débilité cardiaque. Puis, si vous revoyez ces malades après quelques mois ou quelques années, vous ne serez pas peu surpris de constater que les phénomènes d'avertissement se sont complétés et que les craintes que vous avez dû émettre à leur sujet se sont confirmées.

L'interprétation de pareils accidents est à coup sûr malaisée, car leur évolution ne se fait qu'avec une extrême lenteur ; aussi n'est-ce pas à l'hôpital que nous pouvons en juger. Il faut pour cela s'adresser à des malades de la ville, dont l'histoire clinique peut être suivie pendant un temps beaucoup plus long.

Il vous arrivera souvent alors, comme il m'est arrivé maintes fois, de voir chez certains sujets apparaître une arythmie extrasystolique dont vous ne soupçonnerez pas tout d'abord la raison. Vous les rassurerez, d'accord en cela avec l'enseignement que vous aurez puisé dans les livres ;

puis, à quelques années de distance, vous vous apercevrez que le cœur ne suffit plus aussi bien à sa tâche, que la dyspnée d'effort s'est accentuée, que l'arythmie, moins pénible peut-être au point de vue des sensations subjectives qu'elle détermine, s'est, par contre, établie d'une façon plus tenace, et que le sujet enfin est sur le chemin de l'insuffisance myocardique.

C'est ainsi que j'ai vu survenir progressivement de la dilatation cardiaque, aboutissant à une insuffisance mitrale fonctionnelle, chez un malade qui, pendant quelques années, n'avait, pour tout signe anormal, présenté que des extrasystoles typiques.

Chez un autre, dont M. Esmein m'a rapporté l'histoire, on ne constata pendant trois années que des extrasystoles revenant par accès à des intervalles irréguliers; c'est seulement au bout de ce temps qu'une dilatation du cœur, accompagnée de crises asthmatiformes nocturnes et de dyspnée d'effort, vint démontrer la véritable origine de ces irrégularités.

Ce n'est pas tout. Les extrasystoles survenues vers la fin de l'âge adulte peuvent également se transformer en d'autres irrégularités dont l'interprétation devient alors plus aisée. Nous avons eu l'occasion de revoir récemment un de nos anciens malades, qui s'était plaint, il y a dix ans, de crises de palpitations, assurément liées à la production d'extrasystoles. Celles-ci avaient persisté depuis cette époque, sans gêne notable autre que les sensations subjectives particulières et pénibles qu'elles déterminaient. Or, depuis quelques mois, ces extrasystoles ont fait place à de véritables accès de tachycardie, laquelle, d'abord paroxystique, est devenue permanente; ce sujet s'achemine à grands pas vers l'insuffisance cardiaque. Il n'est pas douteux, qu'en de pareilles circonstances, les extrasystoles n'aient représenté le premier cri de souffrance du faisceau primitif du cœur.

Enfin, il résulte de recherches récentes que les extrasystoles peuvent parfois s'accompagner de modifications dans les tracés du pouls et des jugulaires, capables de déceler une altération plus ou moins profonde de l'état fonctionnel du cœur et d'annoncer l'approche d'accidents plus sérieux.

M. Mackenzie a signalé deux variétés d'anomalies qui auraient à cet égard une fâcheuse valeur pronostique. La première consiste dans une inégalité de la force des systoles qui suivent l'extracontraction. D'ordinaire, la première de celles-ci est particulièrement énergique, le repos compensateur ayant permis au cœur de retrouver la plénitude de ses moyens, et les systoles suivantes n'en témoignent pas moins d'une vigueur sensiblement égale. Il n'en est plus de même si le myocarde est fonctionnellement atteint : la contraction si énergique qui suit l'extrasystole est pour lui l'occasion d'un effort suffisant à l'épuiser ; aussi la contraction suivante est-elle beaucoup plus faible qu'elle n'aurait dû l'être normalement. De même, parfois encore, pour celles qui lui succèdent, et il arrive que les pulsations ne reprennent leur hauteur primitive qu'après deux ou trois révolutions cardiaques, le pouls retrouvant alors son aspect normal, jusqu'à l'apparition d'une nouvelle extrasystole. Il peut arriver enfin que l'inégalité de la hauteur des contractions figure une sorte de pouls alternant. (Voir fig. 32.)

La deuxième anomalie, étudiée par M. Mackenzie, consiste dans l'allongement de l'intervalle *a c* au moment des extrasystoles ou après elles : cet allongement, d'après l'auteur, ne pourrait tenir qu'à un trouble de la conductibilité. La coexistence de cette anomalie avec les extrasystoles serait un signe avant-coureur d'une altération du faisceau de His.

Je noterai enfin une autre éventualité signalée par M. Esmein et qui aurait une même valeur pronostique : elle consiste dans la rencontre d'extrasystoles auriculo-ventriculaires avec le rythme, dit ventriculaire, dans lequel toute trace de la contraction auriculaire a disparu. Elle indiquerait l'existence d'une myocardite localisée au niveau du septum auriculo-ventriculaire ; de fait, dans les cas observés, les accidents graves n'ont pas tardé à paraître et ont abouti rapidement à la mort.

Je vous rapporte ces faits, Messieurs, sans vous les donner comme définitivement établis. Ils demandent de nouvelles confirmations ; mais la compétence des auteurs qui les ont signalés les recommande déjà à notre attention. Ils nous indiquent aussi que la lecture attentive des tracés s'impose de plus en plus au clinicien et qu'elle est susceptible de lui donner des renseignements précieux et inat-

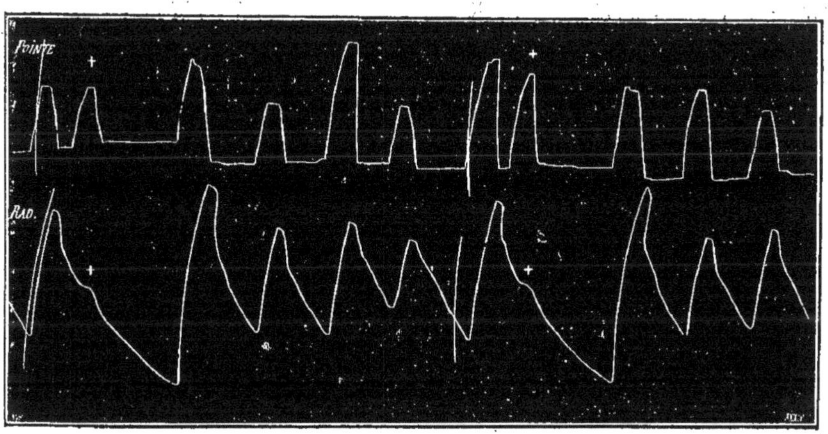


Fig. 32. — Alternance passagère du cœur et du pouls après l'extrasystole +, (Sujet mort trois mois plus tard d'insuffisance cardiaque).

tendus sur le mode de la contraction cardiaque, et la signification à attacher à ses anomalies.

Si vous voulez bien remarquer, Messieurs, que la plupart des sujets sur qui ont été faites les observations précédentes, n'ont tout d'abord présenté, comme seul trouble, que ces « palpitations » soi-disant dénuées de toute valeur pronostique, il vous faudra bien admettre que la sécurité, affectée d'ordinaire à leur égard, est singulièrement trompeuse.

J'en ai dit assez, je pense, pour vous prémunir contre une interprétation trop confiante et pour vous indiquer les multiples investigations auxquelles vous aurez à vous livrer avant de dénier aux extrasystoles dont se plaindront vos malades, toute signification fâcheuse.

Vous examinerez d'abord le cœur et les vaisseaux, non pas seulement pour y reconnaître une lésion constituée et de diagnostic facile, mais surtout pour tâcher d'y déceler quelque trouble à son début ou une atteinte organique à peine ébauchée.

Puis vous porterez votre attention sur l'état des autres organes, du tube digestif notamment, si souvent en cause; vous n'oublierez pas non plus le rôle pathogénique possible d'une intoxication tabagique ou autre, et ce n'est que si vos recherches, dans ces multiples directions, ont été vaines, que vous serez en droit de conclure à l'origine « nerveuse » des palpitations.

Si le sujet auquel vous avez affaire est âgé, vous agirez encore sagement en faisant quelques réserves pour l'avenir; s'il est jeune, vous aurez lieu d'être pleinement rassurés. Cependant, en quelques circonstances que ce soit, vous n'oublierez pas que l'arythmie extrasystolique, fût-elle dépourvue de tout pronostic grave, est une affection incommode, souvent rebelle aux médications et qu'elle traîne avec elle une longue suite de tourments pour les patients qui en sont atteints.

---

## LEÇON IX

# Tachycardie paroxystique
## *(Symptomatologie, Étiologie)*

I. — Tachycardies et extrasystoles.

II. — Aspect symptomatique des accès de tachycardie. — *a)* Mode de début ; conditions provocatrices. — *b)* Phénomènes artériels ; nombre des pulsations et loi des multiples ; régularité du pouls ; abaissement de la tension artérielle. — *c)* Caractères tirés de l'examen du cœur : dilatation cardiaque ; modification des bruits normaux et anormaux. — *d)* Diurèse et troubles dits bulbaires. — *e)* Modes de terminaison des accès. — *f)* Phénomènes extrasystoliques qui précèdent, accompagnent ou suivent les crises de tachycardie. — *g)* Pronostic de la tachycardie paroxystique.

III. — Evolution et formes de la maladie.

IV. — Des formes de passage de la tachycardie paroxystique à la tachycardie permanente ; leurs relations avec les tumeurs du lobe droit du corps thyroïde.

V. — Etiologie de la tachycardie paroxystique ; tachycardie essentielle et tachycardie symptomatique. Association de la tachycardie avec les lésions chroniques organiques du cœur.

MESSIEURS,

La tachycardie est à coup sûr la plus banale des arythmies. L'émotion, la course, la fièvre la provoquent également et à des degrés divers. L'examen de la circulation, pratiqué dans ces différents cas, nous apprend que l'accélération des battements du cœur ne s'accompagne alors d'aucune modification dans l'automatisme cardiaque. Les actes divers de la contraction continuent à s'accomplir suivant leur mode physiologique, le temps qui sépare deux contractions se trouve seulement raccourci, et c'est tout. Il s'agit donc ici d'un trouble passager du pouvoir chronotrope du cœur. De pareilles tachycardies n'offrent pour nous que peu d'intérêt.

Il en est d'autres, d'ordre pathologique, qui méritent que l'on s'y arrête davantage; parmi elles, je vous citerai surtout cette tachycardie singulière qui survient souvent en dehors de toute cause apparente, qui évolue par crises entrecoupées de périodes de santé parfaite, et qu'on appelle la tachycardie paroxystique. C'est d'elle que nous nous occuperons aujourd'hui.

La raison de cette préférence est facile à comprendre. Les tachycardies constituent encore actuellement un chapitre des plus obscurs de la pathologie : nous savons à peine en distinguer les différents types cliniques et nous ignorons presque tout de leur mécanisme. Ce n'est que depuis peu de temps que l'on a employé, pour les mieux connaître, les ressources de la méthode graphique. Or, seule, la tachycardie paroxystique se présente avec des allures nettement différenciées; elle évolue en effet de telle façon que l'on peut aisément, chez le sujet qui en est atteint, comparer les caractères du pouls et de la circulation pendant les périodes de crise et pendant les périodes normales. N'y a-t-il pas là un ensemble d'éléments qui nous permet de bien saisir les modifications que la maladie imprime au rythme du cœur et de remonter plus aisément à leur cause? Il nous sera loisible ensuite de faire porter nos recherches sur les autres tachycardies, ne présentant avec celle que nous aurons étudiée qu'une analogie : l'accélération des battements du cœur, et s'en différenciant par leurs conditions étiologiques et leurs caractères graphiques. Cette façon de procéder est seule capable de nous conduire à des résultats décisifs; elle a d'ailleurs pour elle ses succès antérieurs, l'histoire clinique et pathogénique des bradycardies ne s'étant éclairée que du jour où l'on a isolé, du groupe confus de cette arythmie, le type connu sous le nom de bradycardie d'Adams-Stokes, pour en étudier les caractères graphiques, les diverses modalités objectives, et pour baser enfin, sur ces recherches préalables, une révision complète et raisonnée de la question du ralentissement pathologique du pouls.

I. — **Tachycardies et extrasystoles.** — Il pourra vous paraître étrange, qu'après avoir étudié, dans notre dernière conférence, une arythmie dont les caractères habituels consistent dans la répétition, à intervalles plus ou moins éloignés, de battements isolés, sensibles, ayant souvent pour effet de déterminer un ralentissement apparent du pouls, j'aborde aussitôt après l'examen d'une autre variété d'arythmie, qui se présente sous un aspect complètement différent : celui d'une irrégularité continue, à allures paroxystiques, il est vrai, mais dont la durée est toujours assez longue et dont l'effet est d'accélérer considérablement le rythme du pouls. Je pourrais avoir l'excuse de chercher une opposition d'où sortirait un enseignement. Cependant ce n'est pas le cas ; l'opposition n'est ici, comme vous le verrez, que de surface. Une observation plus attentive des phénomènes si dissemblables qui constituent, d'une part l'extrasystole, et d'autre part l'accès de tachycardie paroxystique, vous montrera, entre ces deux affections, une similitude que l'on ignorait jusqu'à ce jour et qui en justifie le rapprochement. Similitude n'est pas assez dire, identité conviendrait mieux, car ces deux phénomènes reconnaissent une cause pathogénique identique ; ils sont l'un et l'autre, en effet, imputables au trouble d'une seule et même propriété du myocarde ; une interprétation commune leur convient ; une signification pronostique analogue leur est attachée.

II. — **Aspect symptomatique des accès de tachycardie.** — L'histoire de la tachycardie paroxystique a été écrite magistralement par M. Bouveret, de Lyon. La description clinique qu'il en a donnée a été maintenue dans ses grandes lignes par les autres auteurs, Hoffmann et Martius notamment. Seul le cadre en a été un peu élargi, en même temps que certaines conceptions, peut-être trop exclusives, ont été modifiées. Par contre, l'interprétation pathogénique proposée par Bouveret a été l'objet d'une revision complète.

A) *Mode de début ; conditions provocatrices.* — Les caractères essentiels, bien mis en lumière par l'auteur lyonnais, restent toujours ceux qu'il a fait connaître et qui sont : le début subit des crises, et l'allure paroxystique qu'elles revêtent, des intervalles de santé parfaite séparant les accès de tachycardie.

La crise commence, en effet, brusquement, par cette sensation très particulière de « déclenchement », de « déclic » que signalent les malades. Dès ce moment, la précipitation des battements cardiaques, « l'emballement » du cœur, l' « Herzjagen » des auteurs allemands, atteint un degré qui ne sera pas dépassé : la crise tachycardique est constituée.

Sous quelle influence se produit ce brusque déclic ? Les malades, que la répétition des crises a fini par renseigner de la façon la plus précise sur leurs causes provocatrices, nous l'apprennent. Le plus souvent, c'est un effort physique, un travail musculaire qui provoque les accès, les premiers surtout. Plus exceptionnellement ils peuvent être consécutifs à des traumatismes accidentels ou chirurgicaux : c'est ainsi que nous avons vu survenir subitement une crise de tachycardie paroxystique chez une malade atteinte de rétrécissement mitral, qui venait de subir un curettage pour une affection utérine.

Le travail de l'accouchement peut agir de la même façon. Nous ne mettons pas en doute que nombre des accidents gravido-cardiaques observés à la suite de la délivrance, chez des femmes qui avaient jusque-là bien supporté leur grossesse, ne ressortissent au même mécanisme.

Chez d'autres malades, c'est l'émotion qui a une influence prépondérante ; chez certains enfin, les plus sérieusement atteints, le cœur est toujours en imminence de crise ; les incidents les plus insignifiants : un changement de position, la palpation de la région précordiale, le contact de draps froids, etc., suffisent à mettre la tachycardie en mouvement.

Dans cette énumération une place importante doit être faite au travail de la digestion. Les auteurs ne lui attribuent qu'une influence accessoire ; c'est à tort, car son rôle provocateur n'est pas douteux, dans un grand nombre de cas. Certains malades sont astreints à une surveillance très minutieuse de leur régime, sous peine de voir éclater une crise de tachycardie. Chez l'un d'eux, l'ingestion de boissons gazeuses ou d'aliments capables de provoquer une distension gastrique était invariablement suivie de la crise tant redoutée. Je vous rappellerai à ce sujet que les irrégularités par extrasystoles apparaissent souvent dans des conditions identiques, et ce n'est pas la seule analogie que j'aurai à vous citer.

B) *Phénomènes artériels ; nombre des pulsations et loi des multiples ; régularité du pouls ; abaissement de la tension artérielle.* — Quelle qu'en soit la cause initiale, la crise qui a débuté soudainement se caractérise de suite par la précipitation extrême des battements du cœur, plus considérable que dans tout autre état morbide ; les chiffres de 130 à 150 pulsations par minute sont les plus faibles, ceux de 200 plus habituels ; mais il n'est pas rare qu'ils atteignent 250 et même plus.

Hoffmann a établi un fait que je vous ai déjà signalé, et dont nous soulignerons plus loin l'importance, c'est que le degré de l'accélération n'a rien de fortuit et qu'il est réglé par les lois de l'arithmétique. En effet, si l'on compare le chiffre des pulsations artérielles, noté pendant les crises, à celui du pouls normal du malade, on constate très souvent que le premier est un multiple exact du second ; il en est le double, le triple ou le quadruple.

La régularité du pouls pendant les attaques est encore un des signes que Bouveret a considérés comme propres à la tachycardie paroxystique. De fait, cette assertion se vérifie dans la majorité des cas, si l'on se contente d'apprécier au doigt les caractères de l'ondée artérielle ; cependant elle ne constitue pas toujours une règle absolue. Parfois, dans les crises les plus légitimes de tachycardie paroxystique, il arrive que le pouls présente des irrégularités, facilement reconnaissables à la palpation de l'artère et consistant simplement dans l'absence fortuite de l'une des pulsations. Quand on s'adresse à la seule méthode d'exploration qui donne des renseignements réellement précis en pareille matière, c'est-à-dire à la méthode graphique, on voit que les cas où la tachycardie paroxystique s'accompagne d'arythmie se multiplient singulièrement. Je me contente pour l'instant de vous signaler le fait, j'y reviendrai ultérieurement, car il offre une grande importance au point de vue pathogénique.

L'abaissement de la tension artérielle au cours des crises, notamment de celles de longue durée, a été noté dès les premières observations. C'est à MM. Debove et Boulay que revient le mérite d'en avoir fait une étude approfondie.

Ces auteurs avaient considéré la brusque hypotension, qui survient alors, comme une des manifestations pathognomoniques de la tachycardie paroxystique. L'observation n'a pas entièrement vérifié cette opinion. Bien souvent, il nous est arrivé de constater que la pression artérielle ne subissait aucun abaissement au cours des crises, et Hoffmann a fait la même remarque. Est-ce à dire que le signe de MM. Debove et Boulay n'ait aucune valeur ? Assurément non, et on peut en tirer d'importantes indications, moins pour le diagnostic que pour le pronostic de la maladie de Bouveret. L'hypotension coïncide, en effet, toujours avec les formes graves ou compliquées de la maladie et elle s'accompagne habituellement d'autres signes qui permettent d'affirmer l'imminence de l'insuffisance cardiaque.

Nous avons observé un fait de ce genre chez une malade atteinte de rétrécissement mitral et sujette à des crises de tachycardie paroxystique. Au cours d'un accès particulièrement sévère, la tension artérielle qui, à l'état normal, était de 11 centimètres, tomba progressivement à 7 et à 6 centimètres, en même temps qu'apparaissait une dilatation progressive du cœur avec de la congestion hépatique, des œdèmes pulmonaire et périphérique. L'accès ayant enfin cessé, ces phénomènes disparurent, en même temps que la tension artérielle remontait rapidement à son chiffre antérieur.

c) — *Caractères tirés de l'examen du cœur; dilatation cardiaque; modification des bruits normaux et anormaux.* — L'examen du cœur, pratiqué pendant la crise, fournit un certain nombre de renseignements, dont plusieurs ont été interprétés de façon différente.

La palpation permet de reconnaître un ébranlement en masse de toute la région précordiale, lequel se communique à toute la paroi thoracique. Cela ne veut pas dire cependant qu'il y ait une réelle augmentation du volume de l'organe, contrairement à ce qu'a prétendu Martius. Pour cet auteur, en effet, la dilatation cardiaque serait un phénomène constant et précoce ; elle constituerait la cause essentielle de l'affection et de l'accélération des battements du cœur. Cette interprétation est erronée, car la remarque de Martius est loin d'être toujours exacte. Hoffmann ne l'a pas confirmée ; il a même noté que parfois le cœur était plutôt rétracté. Mes observations personnelles m'ont conduit à des constatations analogues. Les tracés de percussion et les tracés orthodiagraphiques que j'ai recueillis m'ont montré, en effet, l'absence habituelle de dilatation du cœur au cours de la crise tachycardique ; elle n'existe que lorsque l'accès s'est présenté sous une forme grave et surtout chez les sujets atteints préalablement de lésion chronique organique du cœur. Elle coïncide alors avec l'abaissement notable de la pression artérielle que je viens de vous signaler. Si elle ne peut constituer un signe diagnostique de valeur quelconque, ni servir, comme l'avait pensé Martius, à l'interprétation du mécanisme de l'affection, elle conserve une importance pronostique de premier ordre, car, au même titre que l'abaissement de la pression artérielle, elle indique l'imminence de l'insuffisance cardiaque.

L'auscultation fournit, par contre, des renseignements intéressants. On note tout d'abord que l'accélération se fait aux dépens du grand silence ; il en résulte qu'à un certain moment les temps de pause sont de valeur égale ou équidistants. Le rythme réalisé dans ces circonstances est dit embryocardique ou fœtal.

De plus, la précipitation des battements cardiaques a pour effet de diminuer la netteté des bruits normaux, mais d'inégale façon. Souvent on constate, avec un affaiblissement des bruits de la pointe et des bruits aortiques, une accentuation du deuxième bruit pulmonaire, en rapport avec l'élévation de la pression dans la petite circulation, dont témoigne également une légère dyspnée.

Enfin il est fréquent de voir, au cours d'un accès violent de tachycardie paroxystique, disparaître des bruits pathologiques qui existaient antérieurement. Cela est vrai surtout pour les bruits caractéristiques du rétrécissement mitral et notamment pour le roulement présystolique. La raison s'en conçoit aisément. L'intensité du roulement présystolique est d'autant plus grande que la période diastolique est plus prolongée et que la systole de l'oreillette est plus énergique. Or, la tachycardie paroxystique a justement pour effet de réduire au minimum le temps de la diastole et de diminuer la tonicité de l'oreillette. Il n'est pas étonnant, dès lors, que le roulement s'atténue au point de disparaître. Aussi devrez-vous vous garder, au cours d'un accès de tachycardie paroxystique, d'affirmer l'absence de sténose mitrale, parce que vous n'en aurez pas entendu les bruits caractéristiques, et votre diagnostic devra rester en suspens, jusqu'à nouvel examen pratiqué lorsque le cœur sera enfin calmé.

Pareille éventualité peut se produire pour les souffles pathologiques, notamment celui de l'insuffisance, qui disparaît parfois complètement.

Par contre, dans les formes graves, accompagnées de dilatation cardiaque, avec phénomènes asystoliques, l'auscultation permet souvent d'entendre des bruits de souffles, inexistants jusque-là, qui sont liés à des insuffisances valvulaires fonctionnelles.

D) — *Diurèse et troubles dits bulbaires.* — Je n'insisterai pas sur les modifications de la diurèse au cours de l'accès : elles n'ont que peu d'intérêt. A la suite d'une crise prolongée ou d'intensité excessive, il est habituel de voir baisser la quantité des urines, et cette oligurie a également une fâcheuse valeur pronostique, car elle indique un certain degré de défaillance cardiaque.

Divers autres symptômes ont été encore signalés : vomissements, troubles pupillaires, réactions vaso-motrices, etc. Nous les réunissons à dessein, parce que certains auteurs se sont appuyés sur leur présence simultanée pour soutenir une théorie bulbaire ou sympathique de la tachycardie paroxystique.

L'argument n'est pas, à notre avis, rigoureusement convaincant, parce que ces signes sont très inconstants et qu'ils ne peuvent pas, lorsqu'ils existent, être considérés comme des symptômes essentiels de la crise.

Habituellement, et pour peu que la crise se prolonge, le malade est dans un état d'anxiété qui se traduit sur son visage par un air de lassitude et de fatigue, permettant souvent de reconnaître qu'il est en proie à son attaque. Dans d'autres cas cependant, et surtout lorsque les crises se sont déjà produites un certain nombre de fois, les sujets s'accoutument, ou s'adaptent pour mieux dire, au trouble cependant profond de leur rythme cardiaque, et continuent à vaquer à leurs occupations sans que rien ne traduise extérieurement une fatigue quelconque du cœur.

Dans les formes sévères, lorsque le degré de l'accélération atteint un chiffre excessif, ou lorsque celle-ci dure suffisamment longtemps, on peut voir survenir des signes de détresse myocardique, caractérisés par une dyspnée intense, de la cyanose, de la bouffissure de la face, en même temps que se manifestent les signes objectifs de la dilatation cardiaque avec état congestif des poumons, tuméfaction douloureuse du foie, etc.

E) — *Modes de terminaison des accès.* — La crise de tachycardie paroxystique se termine souvent de la même façon qu'elle a commencé. Un choc violent, ressenti dans la région précordiale, en annonce la fin, puis, subitement, le cœur reprend son rythme normal. L'état d'anxiété disparaît, le calme renait et il ne reste plus au malade qu'un peu de lassitude et le souvenir d'un moment pénible.

Le retour à l'état normal ne se fait pas toujours avec cette netteté. Parfois il existe bien ce choc violent dont je vous ai parlé, suivi d'un ralentissement des battements, mais le calme est trompeur et de courte durée; peu après, la tachycardie reprend son cours, et il faudra une deuxième ou une troisième tentative pour que l'arrêt soit définitif.

Dans certains cas j'ai observé à la fin de la crise des phénomènes bizarres; ce n'était plus dans la région du cœur que les chocs terminaux étaient ressentis, mais dans la tête. Un de mes malades percevait alors sur le sommet du crâne des chocs espacés et violents, et cela d'une façon tellement constante qu'il n'espérait jamais la fin de sa crise, tant que ces chocs ne s'étaient pas produits.

Parfois, enfin, la terminaison est moins dramatique, soit que l'accélération diminue lentement et progressivement, en lysis pour ainsi dire, soit qu'elle cesse brusquement, mais sans que le sujet en ait conscience : il s'endort parfois, en proie à la tachycardie, et il se sent, au réveil, dans un état de calme et de bien-être témoignant du retour du cœur à son rythme normal.

F) — *Phénomènes extrasystoliques qui précèdent, accompagnent ou suivent les crises de tachycardie.* — Ce tableau clinique ne diffère pas sensiblement de la description donnée primitivement par Bouveret, et vous y retrouvez ces éléments essentiels dont je vous ai parlé : le début soudain de la crise, sa disparition également soudaine, replaçant le sujet dans son état de santé antérieur.

Une observation plus attentive nous a toutefois permis de noter, à l'approche des accès ou dans leur intervalle, certains phénomènes, relevant d'anomalies du rythme cardiaque, auxquels les médecins et les malades eux-mêmes n'avaient pas jusque-là attaché d'importance. Certes, ces phénomènes ne sont pas constants : il est fréquent même de voir les crises tachycardiques exister à l'état vraiment isolé, sans que rien, en dehors d'elles, vienne troubler le rythme du cœur. Mais, souvent aussi, certains malades accusent des sensations particulières dans la région précordiale, qui annoncent ou accompagnent la fin de la crise ; il arrive même que ces sensations se produisent dans l'intervalle des crises, isolément et de loin en loin. Dans quelques cas enfin, ces sensations particulières qui, à n'en pas douter, sont constituées par des battements extrasystoliques, se groupent sous forme de petits accès faisant prévoir l'imminence d'une attaque véritable.

Un jeune homme que j'ai vu récemment est atteint depuis l'âge de 12 ans de crises très nettes de tachycardie paroxystique, survenant le plus habituellement à l'occasion d'un effort. Le malade, éleveur de chevaux au Paraguay, fait de fréquents voyages en France ; lorsqu'il retourne dans son pays et qu'il veut reprendre ses occupations et se remettre à l'équitation, il sait qu'il ne doit y procéder qu'avec la plus grande prudence ; toute tentative un peu trop précipitée est suivie invariablement d'un retour d'accès. Or, un symptôme l'avertit du degré de ménagement qu'il doit s'imposer : c'est la réapparition de battements extrasystoliques, réapparition d'abord fugace, et qui ne manque pas d'être suivie d'un accès s'il ne tient pas compte de sa signification. Chaque fois qu'il veut passer outre, il en subit la pénible conséquence sous forme d'une crise de tachycardie, extrêmement violente, durant de deux à trois heures et nécessitant le repos complet. Puis il recommence son entraînement, avec un soin plus attentif, et, après quelques jours, il lui est enfin possible de reprendre sa vie fatigante, avec le surmenage qu'elle comporte, sans avoir à redouter de nouveaux accès.

Un autre malade âgé de 84 ans, chez qui les crises ont commencé il y a 15 ans, entre d'emblée et sans prodrome dans l'accès tachycardique. Celui-ci dure deux heures, quatre heures au plus, mais il ne se termine pas d'un seul coup ; habituellement ce n'est qu'après deux ou trois tentatives infructueuses de « frenage », après ces « ratés » dont je vous ai parlé. Mais tout n'est pas dit encore, car pendant une heure ou deux il survient des battements extrasystoliques isolés, espacés, qui interrompent de loin en loin la régularité du rythme cardiaque. Celle-ci se rétablit ensuite, et si complètement, qu'elle n'est plus troublée pendant les quinze ou vingt jours qui séparent habituellement les crises.

Dans un autre type clinique, la différenciation de l'une et l'autre de ces arythmies, extrasystoles et crises tachycardiques, devient plus difficile encore : un homme âgé de 45 ans a, depuis l'âge de 20 ans, de très courts accès de tachycardie paroxystique, durant quelques minutes à peine et se reproduisant deux à trois fois par jour : début subit par la sensation subjective si particulière, précipitation des battements, fin également soudaine, rien ne manque à l'accès, que la durée. Entre temps, le cœur reste facilement impressionnable : un peu de fatigue, une émotion suffisent à provoquer l'apparition de quelques contractions extrasystoliques, qui donnent au patient la même sensation subjective que le début de la crise tachycardique, mais qui s'en distinguent parce qu'elles ne sont suivies d'aucune accélération persistante des battements cardiaques. Ce n'est que par une analyse très attentive que l'on arrive, chez ce sujet, à distinguer ces deux variétés d'arythmies et aussi à en reconnaître l'analogie.

A mesure que nous avançons dans l'examen des faits cliniques, une conclusion se dégage et se précise : c'est que la coexistence chez un même sujet de ces arythmies en apparence si dissemblables, l'extrasystole et la crise tachycardique, pourrait bien n'être pas due à un hasard curieux, mais à une véritable communauté d'origine et de mécanisme, et que peut-être il se rencontrera des cas où, progressivement et avec les années, l'irrégularité par extrasystole se sera transformée en une maladie de Bouveret.

Je n'ai pas, pour ma part, observé de cas pareils. D'autres ont été plus heureux : Mackenzie en a rapporté dans son livre deux exemples démonstratifs. Cet auteur a, en effet, vu à deux reprises la tachycardie paroxystique être précédée pendant de longues années de crises d'extrasystoles et se terminer en fin de compte par la tachycardie continue.

G) *Pronostic de la tachycardie paroxystique.* — Pour ceux d'entre vous qui ont appris dans les livres classiques que la tachycardie était toujours d'un pronostic bénin, il semblera que j'en aie, au cours de cet exposé, considérablement assombri le tableau. Mon pessimisme résulte de ce fait que le cadre de l'affection ne doit pas être borné aux cas visés exclusivement par la description de Bouveret. Comme je vous le montrerai, la tachycardie paroxystique ne saurait toujours être considérée comme essentielle, au sens où l'admettait cet auteur ; bien souvent elle vient se greffer sur une lésion chronique organique du cœur. Je vous en ai déjà rapporté des exemples et je vous ai dit alors que, de cette complication, résultait une gravité toute spéciale de la crise tachycardique. Faut-il en tirer la conclusion que la tachycardie paroxystique essentielle est toujours bénigne, alors que la tachycardie symptomatique est constamment d'un pronostic plus sombre ? Cette affirmation trop simpliste serait vite démentie par les faits, et je vais de suite vous en donner des preuves.

J'ai eu l'occasion de voir, il y a deux ans, une jeune fille eonierp , depuis trois jours, à un des plus graves accès de tachycardie que j'aie jamais rencontrés. Assise sur son lit, elle présentait un état d'anxiété extrême, avec visage cyanosé, respiration rapide, superficielle, extrémités froides. Le cœur, dont les bruits étaient très assourdis, battait plus de 250 fois à la minute, et le foie, malgré le court intervalle de temps qui s'était écoulé depuis le début de la crise, était déjà tuméfié.

Ce qui ajoutait encore à l'angoisse de la jeune fille et de ses parents, c'est que, quatre ans auparavant, au moment d'un premier accès, il était survenu, exactement au quatrième jour, une embolie cérébrale avec hémiplégie droite et aphasie, dont toute trace n'avait pas encore complètement disparu. A cette époque, le regretté Merklen n'avait constaté l'existence d'aucune lésion cardiaque, ni pendant, ni après la crise. L'accès que j'observais se termina heureusement avant le quatrième jour, date fatidique si redoutée par l'entourage. Lorsque le cœur se fut calmé, je ne constatai, comme Merklen, aucune lésion organique du cœur.

Je connais inversement un homme de 50 ans environ, atteint depuis l'âge de 10 ans d'insuffisance aortique avec accès de tachycardie paroxystique. Ceux-ci se manifestent à peu près une fois par an, presque à date fixe. Il était porteur, quand je le vis, d'une consultation datée de 1862 et signée de Trousseau et de Bouillaud, dans laquelle le diagnostic de l'affection organique et de la complication, désignée seulement sous le nom de « crises de palpitations » était affirmé. Le pronostic y était réservé, à moins que le sujet ne s'astreignît à une hygiène sévère et ne s'abstînt de toute fatigue. Or, contrairement à ces sages avis et malgré les objurgations des siens, cet homme commença à mener, à partir de l'âge de 25 ans, la vie, toute de surmenage physique et moral, de prospecteur de mines. Il avait mené, sans autre accident, sa lésion organique cardiaque et sa tachycardie paroxystique dans toutes les régions du monde, ne consentant à s'arrêter et à se reposer qu'au moment même de ses crises, qui duraient environ 24 heures.

Ces exemples n'enlèvent rien à la valeur de la remarque

que j'ai faite, relative à la bénignité habituelle des crises chez les sujets indemnes de toute affection cardiaque, comparée à leur gravité, dans le cas contraire. Ils indiquent seulement que ce n'est pas une règle absolue, et qu'il y a d'autres éléments de pronostic, dont il faut tenir compte. Ils résident, à mon avis, dans l'intensité et dans la durée de l'accès.

Une crise de tachycardie paroxystique dans laquelle l'accélération des battements du cœur dépasse 200 pulsations à la minute, devient menaçante dès le troisième ou le quatrième jour. Le cas de la malheureuse jeune fille dont je viens de vous rappeler l'histoire en est une preuve. Au contraire, une crise de tachycardie ne met pas la vie en danger, même si elle dure depuis plusieurs jours ou plusieurs semaines, quand le chiffre des battements n'est pas au-dessus de 150 ou n'atteint pas 200. J'ajouterai alors, pour être d'accord avec la clinique, que, toutes choses égales d'ailleurs, la gravité sera augmentée de ce fait que le cœur aura déjà été touché antérieurement par une lésion organique, aortique ou mitrale.

Dans les diverses circonstances où vous serez conduits à redouter que l'affection comporte un pronostic menaçant, l'abaissement rapide de la tension artérielle sera un signe fâcheux qui vous confirmera dans vos craintes et vous fera prévoir l'imminence de l'insuffisance cardiaque. Les phénomènes de l'asystolie entreront alors bientôt en scène avec leur cortège habituel : œdèmes périphériques, congestion hépatique et pulmonaire, oligurie ; mais ils ne sont pas fatalement progressifs, et si, par bonheur, la crise tachycardique vient à s'arrêter, vous serez surpris de la rapidité avec laquelle disparaîtront des accidents qui vous paraissaient devoir entraîner la mort à brève échéance.

La terminaison par la mort subite est une éventualité rare. Nous ne l'avons vue qu'une fois : il s'agissait d'une malade atteinte d'une lésion complexe du cœur. Je vous rapporterai plus loin les constatations auxquelles ce cas donna lieu.

III. — **Evolution et formes de la maladie.** — Dans l'exposé qui précède, j'ai abordé incidemment la question de la durée des crises de tachycardie en tant qu'élément de pronostic fâcheux. Cette question mérite qu'on s'y arrête, car elle avait occupé déjà les premiers auteurs, Bouveret entre autres, qui avaient été frappés de l'extrême variété dans la longueur des accès. Bouveret avait, en effet, distingué deux formes de la maladie : l'une, à accès courts, allant de quelques minutes à une ou deux heures; l'autre, à accès longs, pouvant s'étendre à plusieurs jours ou même plusieurs semaines. Il est difficile aujourd'hui de maintenir dans sa rigueur une classification basée sur un caractère aussi variable d'un sujet à l'autre, ou chez un même sujet. Les types cliniques, en effet, sont innombrables et ne s'accommodent pas d'un groupement exclusif et artificiel. D'ailleurs, cette question de la durée des crises est intimement liée à celle de l'évolution même de la maladie et ne peut en être séparée.

Pour vous donner une idée de la diversité des aspects sous lesquels peut se présenter la maladie de Bouveret, je vous citerai deux types extrêmes, que j'ai eu l'occasion de rencontrer : l'un dans lequel la tachycardie ne dépassait pas deux à trois minutes, se reproduisant plusieurs fois par jour, et cela depuis 25 ans ; l'autre où la maladie, apparue pour la première fois il y a 18 ans, avait alors duré trois semaines, pour se reproduire après ce long intervalle de temps et présenter la même durée.

Le premier accès peut apparaître à tout âge. Emanuel rapporte le cas d'un jeune garçon de 8 ans qui avait eu son premier accès à 2 ans. Eudes dit également avoir connu une dame de 50 ans qui, depuis l'âge de 3 ans, avait souffert d'accès répétés, durant quelquefois un mois. Des cas analogues ont été signalés par Herringham et par Hoffmann.

Très souvent, les accès débutent vers l'âge moyen de la vie, mais il n'est pas rare, il est même très fréquent de ne les voir apparaître qu'aux approches de la vieillesse. Dans un cas d'Hoffmann, les accès commencèrent à 58 ans, et le malade avait 73 ans lorsqu'il fut observé par lui. Je soigne moi-même un homme âgé aujourd'hui de 84 ans, chez lequel les crises ont débuté à l'âge de 70 ans.

Les exemples précédents, que je vous ai rapportés dans le simple but de vous renseigner sur les âges divers où peuvent apparaître les crises, vous laissent en même temps entrevoir cette conclusion anticipée, que la reproduction des crises est un fait presque inévitable. Cela est vrai, en effet, dans la grande majorité des cas, et, à ce point de vue, la tachycardie paroxystique est une affection trop souvent incurable, mais cela aussi ne préjuge rien de la forme sous laquelle se reproduiront les accès.

J'en distinguerai trois types, tout en m'excusant, à mon tour, de vouloir renfermer dans une classification qui sera toujours un peu factice, la diversité infinie des phénomènes cliniques; mais je crois cependant que le groupement que je vais vous proposer, qui a pour bases les cycles évolutifs de l'affection et les rapports chronologiques des accès, est préférable à celui de Bouveret, qui ne considérait qu'un des caractères les plus grossiers de l'accès, c'est-à-dire sa durée.

Je distinguerai donc dans la tachycardie paroxystique trois formes principales : la forme abortive, la forme invétérée et la forme progressive.

La forme *abortive* est celle dans laquelle la maladie semble enrayée après un ou plusieurs accès. J'en ai vu plusieurs exemples, notamment celui d'une dame qui souffrit, de l'âge de 20 ans à celui de 25 ans, de crises espacées de tachycardie qui ne se sont pas reproduites ultérieurement.

Je me hâte d'ailleurs de vous dire que très souvent il ne s'agit que d'un simple espacement des accès ; car on n'est pas en droit d'affirmer qu'ils ne récidiveront pas après une longue période de calme. Je vous ai cité l'exemple de ce malade chez lequel une crise tachycardique s'était produite il y a

18 ans et qui se croyait, après ce long intervalle, libéré à tout jamais, au moment même où l'affection revenait, avec les mêmes caractères et pour la même durée. Il en faut conclure qu'il n'est pas de tachycardie qui ne puisse réapparaître, et que, dans le cas présent, le temps ne fait rien à l'affaire. Mais si l'on admet que les intervalles de repos sont parfois si longs qu'une vie entière d'homme ne suffit pas à les rompre, il est bien permis alors de parler de forme abortive.

La forme *invétérée* est de beaucoup la plus fréquente. C'est celle qu'il vous sera donné de voir le plus habituellement. La maladie procède alors de la façon suivante : un premier accès survient, à n'importe quel âge ; il dure quelques minutes ou quelques heures, puis une longue période de calme, d'un an ou deux, lui succède. Un autre accès survient, de même durée, ou sensiblement plus long, suivi encore d'une nouvelle période de calme; les accès se répètent alors plus fréquemment, souvent avec les mêmes caractères, et, inlassablement, la maladie se poursuit sans que rien l'interrompe ou l'aggrave; elle ne comporte aucun autre fâcheux pronostic que l'incommodité temporaire dans laquelle elle plonge le malade.

J'ai vu parfois, dans cette forme invétérée de l'affection, les accès se reproduire avec une véritable périodicité. Il est des malades qui, à des moments déterminés et connus d'eux, attendent leur retour, sachant qu'il ne manquera pas de se faire à la date prévue.

Je vous rappelle à ce sujet l'histoire de ce prospecteur de mines qui, depuis l'année 1862, présente régulièrement et tous les ans un accès de 24 heures de durée.

Un si long intervalle de calme est d'ailleurs assez rare, lorsque la maladie est d'ancienne date et lorsqu'il s'agit d'accès ne dépassant pas six à douze heures. Il est alors habituel qu'ils reviennent plusieurs fois par mois, ou plus encore si l'on a affaire à des accès courts. Je connais deux exemples où la tachycardie ne dure pas plus de deux à trois minutes, mais où elle se répète plus de soixante fois dans les vingt-quatre heures.

Dans une troisième forme que j'ai qualifiée de *progressive*, les accès de tachycardie se renouvellent de plus en plus fréquemment, et augmentent de durée au point qu'à un certain moment, ils arrivent pour ainsi dire à se « souder ». La tachycardie, de paroxystique, devient alors continue.

Cette conception est en opposition avec celle de Bouveret, que je vous ai rappelée au début de cette leçon, et d'après laquelle l'un des éléments essentiels de l'affection était d'évoluer sous forme de crises, entrecoupées de périodes de parfaite santé.

M. Bouveret, qui a défendu l'autonomie absolue de la tachycardie paroxystique, dont il a eu d'ailleurs le mérite de reconnaître la personnalité clinique, a tenté d'établir autour d'elle de véritables « cloisons étanches ». A l'en croire, une tachycardie continue n'aura jamais pu être paroxystique dans ses stades antérieurs ou, en retournant la proposition, une tachycardie paroxystique ne deviendrait jamais continue. Nous ne pensons pas qu'une pareille affirmation puisse être maintenue aujourd'hui. Le mémoire fondamental de Bouveret date de 1889; deux ans plus tard, Janicot rapportait, dans sa thèse, un fait de tachycardie paroxystique devenue permanente. MM. Huchard, Hoffmann, Fraentzel, publièrent ultérieurement des faits analogues. La brèche s'élargissait, comme vous le voyez, dans la conception trop exclusive de Bouveret, que Mackenzie renversa définitivement en rapportant deux observations dans lesquelles des crises d'abord espacées d'extrasystoles furent suivies d'accès typiques de tachycardie paroxystique et enfin de tachycardie permanente.

Mon expérience confirme absolument ces données nouvelles et, partant, la légitimité de la troisième forme de la maladie — celle dans laquelle la tachycardie devient continue après avoir été paroxystique pendant de longues années. — Cette expérience est basée sur les cinq cas suivants que je vais vous rapporter brièvement, en attirant votre attention sur une particularité très singulière rencontrée chez chacun de mes malades.

IV. — **Des formes de passage de la tachycardie paroxystique à la tachycardie permanente ; leurs relations avec les tumeurs du lobe droit du corps thyroïde.** — 1° Mme B., âgée de quarante-huit ans, a commencé à souffrir, il y a seize ans, de crises de tachycardie dont le début et la fin étaient marqués par une sensation de choc violent dans la région précordiale. Les crises duraient, au début, trois ou quatre heures et étaient séparées par plusieurs mois d'intervalle. Depuis cinq à six ans, elles se sont progressivement rapprochées, en même temps qu'elles devenaient plus longues. Il y a deux ans, elles reparaissaient toutes les semaines et duraient de vingt-quatre à quarante-huit heures.

Le retour des crises se faisait sans qu'il fût possible d'incriminer une cause déterminée ; parfois, elles ont paru succéder à une émotion morale vive, mais parfois aussi elles commençaient la nuit et la malade ne les ressentait qu'au réveil. Elles s'accompagnaient d'une sensation de malaise qui n'empêchait cependant pas les occupations habituelles. Pendant leur durée, le pouls était à la fois rapide et irrégulier ; le chiffre de l'accélération variait entre cent cinquante et cent quatre-vingts pulsations à la minute.

Depuis quelques mois, les crises n'ont pas cessé de se prolonger, tandis que les intervalles d'accalmie sont devenus de plus en plus courts.

Enfin, il y a trois semaines, les crises se sont « soudées », et la tachycardie, tout en restant arythmique, est devenue permanente.

C'est alors que nous eûmes l'occasion d'examiner la malade. Son état général paraissait parfait ; les pulsations atteignaient le chiffre de cent-soixante à la minute ; la pression artérielle mesurait 14 centimètres. Le cœur ne présentait aucune altération organique, aucun trouble fonctionnel autre que l'arythmie. La seule particularité à noter était la suivante : la malade, qui avait toujours présenté un développement anormal du corps thyroïde, a remarqué, il y a vingt ans, sur le côté droit du cou, une petite tuméfaction que l'on a estimé être de nature kystique, qui a toujours persisté, et qui a atteint le volume d'une grosse noix.

La malade, revue trois mois après, était exactement dans le même état.

2° M^me^ B..., âgée de 56 ans, a été vue par nous pour la première fois en 1897.

En 1890, elle fut atteinte d'un premier accès de tachycardie, survenu subitement et ayant cessé de même au bout de trois heures. Plusieurs mois se sont écoulés sans aucun trouble de la santé; le pouls restant invariablement lent et régulier. Puis, les crises se sont reproduites en augmentant à la fois de durée et de fréquence. Elles avaient toujours pour caractères de débuter et de finir subitement, de provoquer une sensation profonde de malaise et d'être constituées par de l'accélération et par de l'irrégularité des battements. Dans certaines crises, le nombre des pulsations atteignit le chiffre de 200 à la minute.

En 1896, les crises présentèrent une durée progressivement croissante de 20, de 30, puis de 100 heures environ, alors les périodes de calme se raccourcissaient au point de ne plus dépasser deux jours.

En 1897, les crises se sont « soudées » et sont restées telles depuis, pendant les années 1897 et suivantes, où je pus examiner la malade.

L'état général n'était pas mauvais, bien qu'il y eût un amaigrissement notable. Le cœur ne présentait aucune lésion organique. A deux reprises, il s'est produit un peu de faiblesse myocardique, avec dilatation cardiaque et léger œdème des jambes, qui a cédé assez vite au repos et à l'emploi du strophantus.

Comme la malade précédente, M^me^ B... a remarqué, il y a 20 ans, c'est-à-dire deux ans environ avant l'établissement des crises, sur le côté droit du cou, une tuméfaction, de la grosseur d'une noix tout d'abord, puis d'un petit œuf, que l'on supposa être un kyste du corps thyroïde. Le Pr Berger fit une ponction qui ne donna, paraît-il, issue qu'à un peu de sang. Depuis, la tumeur est restée dans le même état.

3° M. L. R..., 44 ans, commandant d'artillerie, a joui d'une très bonne santé jusqu'à il y a huit ans. A cette date, après un déjeuner copieux, étant gros mangeur, il fut pris soudain d'une crise extrêmement violente de « palpitations » qui débuta par une sensation de « déclic » dans la poitrine. La crise détermina un malaise profond; le pouls était alors, paraît-il, extrêmement rapide. Après trois heures, un choc, identique au premier, annonça la fin de l'accès, et les battements reprirent leur lenteur habituelle.

Dans les deux années suivantes, deux nouvelles crises survinrent; elles durèrent une demi-journée et une journée, mais furent moins pénibles cependant que la première. Depuis l'année 1904, les crises se sont succédées à de moindres intervalles. Elles étaient toujours caractérisées par le même début subit, suivi d'accélération et d'arythmie. Les causes les plus insignifiantes les faisaient apparaître, mais il a semblé que le travail de la digestion les provoquait plus particulièrement. Il arrivait fréquemment que, pendant la crise, des chocs violents et assez espacés fussent perçus au niveau du cœur par le malade, à la suite desquels la tachycardie reprenait son cours. Depuis deux ans, les accès se sont rapprochés et c'est à peine s'ils sont séparés maintenant par 48 heures d'accalmie, pendant lesquelles le pouls bat à 65 ou 70 pulsations à la minute.

La première fois que nous avons eu l'occasion d'examiner le malade, au mois de mars 1909, la tachycardie était encore paroxystique. La soudure définitive se fit au mois d'avril, et depuis elle a toujours persisté.

Comme les deux malades précédentes, M. L. R... est porteur d'une tuméfaction, siégeant sur le lobe droit du corps thyroïde, exactement au-dessus de la tête de la clavicule et qui ne dépasse pas le volume d'une petite noix. Le malade ne sait pas l'époque de l'apparition de cette anomalie, dont son médecin lui a signalé l'existence. Le cou n'est d'ailleurs pas anormalement développé. Le cœur ne présente aucune lésion organique, et l'état général est satisfaisant.

A ces observations, j'en puis ajouter encore deux autres plus récentes, où les phénomènes ont été identiques. A des crises, tout d'abord paroxystiques et espacées, a fait suite une tachycardie permanente. Dans ces deux cas également, les malades étaient porteurs d'une tuméfaction du corps thyroïde qui occupait son lobe droit. J'ajouterai que le dernier de ces malades était, en plus, atteint d'une affection chronique organique du cœur.

Ces faits, que je viens de résumer succinctement, suffisent, je pense, tant leur similitude est grande, à créer un type clinique caractérisé par l'apparition de crises de tachycardie d'abord courtes et espacées, puis progressivement plus longues et plus rapprochées, au point qu'après un laps de temps variant de 4 à 16 ans, les périodes de calme disparaissent complètement pour faire place à une tachycardie arythmique permanente. Ils confirment donc la légitimité de la forme dite « progressive » que j'ai établie. Je n'oublierai pas, occasionnellement, de vous faire remarquer la singularité anatomique commune à tous ces cas, qui consiste dans l'existence d'une petite tumeur de la région sus-claviculaire droite, dépendant manifestement du corps thyroïde, lequel ne présentait pas d'autre anomalie. S'agit-il là d'une tumeur thyroïdienne ou parathyroïdienne? Je l'ignore, n'ayant pu dans aucun cas en pratiquer l'examen; mais je ne vous en signale pas moins le fait, en vous engageant à ne pas le laisser échapper, si jamais il se présente à votre observation.

Je ne crois pas, d'ailleurs, qu'une pareille altération suffise à expliquer la forme paroxystique qu'avait revêtue la tachycardie, — vous en verrez les raisons lorsque nous étudierons la physiologie pathologique de cette affection, — mais elle en a à coup sûr favorisé l'apparition, soit par sa nature glandulaire, soit par son action sur le nerf pneumogastrique. Je ne puis pas actuellement vous donner sur ce sujet de conclusions plus formelles, et je ne retiendrai que le fait clinique que j'ai voulu mettre en relief, à savoir que la transformation d'une tachycardie paroxystique en tachycardie continue doit être aujourd'hui hors de contestation.

Les malades dont je viens de rappeler l'histoire ne paraissaient pas être incommodés de l'allure nouvelle de leur affection. Au point de vue des sensations subjectives, ils semblaient même en avoir profité, car ils ne souffraient plus des malaises pénibles dans lesquels les plongeait le retour des accès paroxystiques.

Au point de vue objectif, la tachycardie n'était pas moins bien supportée. Il est vrai qu'elle était moindre qu'au moment des accès, car elle ne dépassait pas 160 pulsations. C'est, comme je vous l'ai dit, un chiffre compatible avec une adaptation parfaite du cœur à la tachycardie.

V. — **Etiologie de la tachycardie paroxystique.** — Messieurs, au cours de l'exposé que je viens de vous faire des symptômes et de l'évolution de la maladie de Bouveret, il m'est arrivé de vous rapporter des cas où la tachycardie était associée à des affections organiques du système cardio-vasculaire; vous en aurez conclu que la conception que je me fais de cette maladie est sensiblement différente de celle qu'en avaient les premiers auteurs. Si M. Bouveret, dans son Mémoire fondamental sur la tachycardie paroxystique, n'a pas ajouté expressément à cette dénomination celle d'essentielle, il n'en a pas moins prétendu qu'un des caractères fondamentaux de cette affection était qu'elle ne reconnaît aucune condition pathogénique nécessaire, qu'elle n'a aucun substratum anatomique. C'était affirmer implicitement qu'elle ne pouvait être qu'essentielle; aussi les livres classiques n'ont-ils pas tardé à rétablir, dans l'énoncé de la maladie, ce qui semblait n'y faire défaut que par omission, et à l'appeler *tachycardie paroxystique essentielle* ou *maladie de Bouveret.*

Dès lors, la tachycardie paroxystique ne pouvait relever que de causes nerveuses, sans que l'on ait, d'ailleurs, pris soin d'établir bien exactement la nature de ces causes, ni leur mode d'action.

Dans la majorité des cas, on invoquait le « nervosisme » du sujet atteint. Vous me permettrez de ne pas insister sur la banalité de cette condition étiologique.

Assez souvent on incriminait une influence héréditaire qui, de fait, s'est trouvée confirmée par d'assez nombreuses observations. Œttinger a rapporté des cas de tachycardie paroxystique familiale. Falconer a rencontré cette affection chez une femme âgée de 43 ans et chez sa fille âgée de 16 ans. L'une et l'autre, d'ailleurs, étaient atteintes de lésion mitrale.

J'ai pour ma part observé un fait d'hérédité tachycardique des plus nets, dans lequel la maladie s'est transmise à trois générations. Je l'ai reconnue « de visu » sur deux des sujets, et la narration qui m'a été faite des troubles présentés par le troisième, la grand'mère du premier de mes malades, ne me permet pas de douter qu'il se soit agi d'accidents de la même nature. Dans ces trois cas le cœur était indemne de toute lésion.

Parfois, enfin, on a signalé la coexistence de névroses, l'épilepsie notamment, avec la tachycardie paroxystique, et on n'a pas manqué alors d'établir une analogie entre l'une et l'autre de ces affections. Nous verrons ce qu'il en faut penser, lorsque nous ferons la revision critique des diverses théories pathogéniques qui ont été proposées. Mais vous devez être avertis dès maintenant que cette coexistence, sur laquelle ont insisté certains auteurs, est un fait exceptionnel.

Voilà, Messieurs, à quoi se bornait, pour nos prédécesseurs, l'étiologie de la tachycardie paroxystique. Comme vous le voyez, les affections du cœur n'y prenaient aucune part. Si, par la force même des choses, il arrivait qu'il s'en rencontrât, on mettait le plus grand soin à démontrer que les troubles qui les accompagnaient n'avaient rien à faire avec la maladie de Bouveret. Peine perdue, l'évidence des faits a eu raison des idées préconçues. Je vous ai rappelé que MM. Huchard et Hoffmann n'avaient trouvé aucun motif plausible pour distraire de la tachycardie paroxystique la forme symptomatique. M. Chauffard estime, lui aussi, que sa coexistence avec les affections cardiaques est si fréquente, qu'il faut voir, dans cette fréquence même, plus qu'une coïncidence. Merklen, en 1902, a émis un avis identique, et plus récemment, en 1906, M. Savy, de Lyon, a consacré une thèse excellente à montrer les rapports de la tachycardie paroxystique avec les lésions valvulaires du cœur.

Il est difficile d'établir un pourcentage exact des cas où l'affection s'est compliquée d'altérations cardiaques. Les statistiques recueillies chez des malades d'hôpital sont forcément erronées, nombre de faits de tachycardie paroxystique essentielle échappant à l'examen. Leur proportion est donc beaucoup plus forte chez les malades de la ville. Cependant, en s'en référant aux résultats publiés par Hoffmann, Merklen, Savy, etc., on peut admettre que les affections valvulaires se rencontrent chez un cinquième des sujets présentant la forme typique de la tachycardie paroxystique. La proportion serait même d'un tiers, au dire de Savy, si l'on s'adresse aux observations contrôlées par un examen anatomique. Ce qui, à notre avis, doit rendre suspecte toute conclusion tirée de pareilles statistiques, c'est que l'on ne tient compte, pour les établir, que des lésions cardiaques les plus facilement reconnaissables à l'auscultation, c'est-à-dire des lésions valvulaires. Il n'est pas douteux que la sclérose myocardique doive être également incriminée, mais elle échappe le plus souvent au diagnostic, à moins qu'elle ne donne lieu à des phénomènes d'insuffisance cardiaque.

Ces réserves faites, et à ne considérer que les affections valvulaires chroniques, nous avons, sur vingt-deux cas de malades de ville atteints de tachycardie paroxystique, reconnu quatre fois la coexistence de lésions de cet ordre ; deux fois il s'agissait de lésions aortiques et deux fois de lésions mitrales. C'est à peu près la proportion précédemment signalée.

Comme on le voit également, le siège de la lésion valvulaire est assez indifférent, et il ne paraît pas y avoir, comme on l'avait dit, une prédominance particulière pour les affections de l'orifice aortique. M. Savy est arrivé à la même conclusion. Je rappellerai enfin que dans deux autres cas observés à l'hôpital, la lésion cardiaque était compliquée de symphyse péricardique.

Il est inutile de vous dire que chez tous les sujets que j'ai observés, fussent-ils ou non atteints d'affection chronique organique du cœur, le syndrome était conforme à la description de Bouveret et consistait dans le passage subit du rythme normal au rythme tachycardique, dans l'accélération extrême des bruits du cœur et la répétition des crises, entrecoupées de périodes de calme.

Je n'insiste pas plus longuement, pour aujourd'hui, sur cette notion de la tachycardie paroxystique, symptomatique de lésions chroniques du cœur. Il me suffit de vous en avoir démontré la réalité. Vous en verrez toute l'importance pour l'étude de la pathogénie de l'affection, qui sera l'objet de notre prochaine leçon.

LEÇON X

# Tachycardie paroxystique

## *(Pathogénie)*

I. — Théorie nerveuse. — *a)* Rôle des nerfs périphériques : pneumogastrique; filets accélérateurs du nerf vague ; grand sympathique. — *b)* Rôle des centres nerveux : cerveau, bulbe, moelle. — *c)* La névrose bulbaire.

II. — Théorie cardiaque. — *a)* Données expérimentales. — *b)* Relations de la tachycardie paroxystique avec l'extrasystole ; preuves cliniques et graphiques de cette relation. — *c)* Rôle du cœur dans la genèse de la tachycardie paroxystique.

MESSIEURS,

Je vous ai dit, dans notre dernière conférence, que le tableau de la tachycardie paroxystique était resté, dans ses grandes lignes, tel que l'avait décrit Bouveret. On l'a seulement complété, en mettant en lumière certaines particularités oubliées et en rattachant à la maladie les formes symptomatiques, qui en avaient été indûment exclues. Par contre, la pathogénie a été l'objet d'une révision totale. C'est cette révision que je vais vous faire connaître aujourd'hui. Je vous montrerai les étapes successives qui ont été parcourues, avant d'en arriver à l'interprétation qui me semble, ainsi qu'à un grand nombre d'auteurs, devoir être définitivement acceptée.

D'après cette interprétation, ce n'est plus dans une influence nerveuse, comme on l'a admis jusqu'ici, qu'il faudrait chercher les causes de la tachycardie paroxystique, mais dans le cœur lui-même. Aussi, avant de vous exposer les arguments qui militent en faveur de cette dernière assertion, est-il nécessaire que je vous rappelle ceux sur lesquels s'appuyait la théorie nerveuse, et les raisons qui nous autorisent à la considérer comme décidément insuffisante.

I. — **Théorie nerveuse.** — A) *Rôle des nerfs périphériques (pneumogastrique, filets accélérateurs du nerf vague, grand sympathique).* — M. Bouveret proposa le premier, dans son Mémoire fondamental, la théorie nerveuse de la tachycardie paroxystique.

« La tachycardie paroxystique, dit cet auteur, peut être considérée comme une maladie de cette partie des centres et des rameaux du pneumogastrique qui constitue l'appareil modérateur du cœur. » Dans les cas où aucune lésion ne pouvait être constatée sur le trajet de cet appareil, Bouveret attribua la maladie à une névrose du pneumogastrique.

Cette interprétation paraissait logique : ne savait-on pas, en effet, que le rythme cardiaque est sous la dépendance des systèmes antagonistes des nerfs pneumogastriques et des nerfs sympathiques, les uns modérateurs, les autres accélérateurs du cœur ? Il pouvait donc paraître rationnel de faire dépendre l'accélération pathologique des battements cardiaques, soit d'un trouble du système nerveux périphérique, soit d'une modification des centres cérébro-médullaires. Les deux théories ont eu leurs partisans.

Les auteurs qui ont soutenu la première de ces théories ont invoqué, avant tout, la suspension de l'action modératrice du nerf vague. Je dirai de suite que les faits soi-disant confirmatifs de cette interprétation sont, en grande majorité, discutables. Le plus souvent, en effet, la description en est insuffisante, au double point de vue de l'anatomie et de la clinique, et elle a trait à des cas de tachycardie, non paroxystique, mais continue. Aussi, pour la discussion qui va suivre, laisserons-nous de côté ces faits par trop litigieux, pour ne faire état que des observations dont la signification est indiscutable. Celle qui a été rapportée par Schlesinger est du nombre : relation complète des symptômes observés en clinique, examen macroscopique et histologique du nerf comprimé, rien n'y manque. Ce qui en augmente l'intérêt, c'est qu'elle est la seule, à notre connaissance, où une lésion du nerf vague ait été accompagnée d'une tachycardie à type paroxystique. Or, fait des plus curieux sur lequel j'attire dès maintenant votre attention, ce cas a justement fourni prétexte à l'auteur lui-même pour démontrer que toute théorie qui prétendrait expliquer la tachycardie paroxystique par la seule lésion du pneumogastrique serait fondamentalement erronée.

Il s'agissait d'une malade qui succomba, après avoir présenté, depuis quelques semaines, des crises réitérées et non douteuses d'accélération paroxystique des battements du cœur, qui atteignaient le chiffre d'environ 200 à la minute. A l'autopsie, on trouva une lésion complexe, aortique et mitrale, reconnue d'ailleurs pendant la vie, et, en plus, une compression du pneumogastrique droit, à la partie inférieure du cou, par des ganglions hypertrophiés et indurés. Le nerf présentait, en ce point, des altérations profondes.

Malgré cela, pendant la vie, il était encore possible de provoquer l'arrêt de la tachycardie par la compression digitale du nerf au cou, tandis que la compression, exercée à gauche, c'est-à-dire sur le nerf qui fut reconnu sain, ne produisait aucun effet.

Il est bien certain que la valeur de ce cas ne saurait être mise en doute et que ce serait forcer les phénomènes que de ne voir qu'une simple coïncidence entre la tachycardie et la lésion du vague. Et, cependant, il n'est pas possible d'admettre sans discussion que seule la lésion du nerf pneumogastrique ait pu provoquer l'accélération paroxystique des battements du cœur.

Les recherches expérimentales des physiologistes, les

observations faites par les chirurgiens qui, au cours d'une opération, ont eu à sectionner le nerf vague, les examens anatomo-cliniques de cas où il existait une lésion permanente de ce nerf nous ont suffisamment renseignés sur les effets de pareilles sections ou lésions, pour savoir qu'ils sont très différents de ceux réalisés par la maladie, dans le cas de Schlesinger.

La section du pneumogastrique détermine une accélération des battements du cœur qui a deux caractères : elle ne dépasse pas le chiffre de 130 à 140 et elle est transitoire. Kappler ayant dû réséquer le pneumogastrique droit au cours d'une opération, vit le pouls monter immédiatement à 120. Neuf jours plus tard, il était revenu à 88.

Les altérations persistantes du nerf pneumogastrique, résultant le plus souvent de sa compression, provoquent également de la tachycardie. Celle-ci alors est permanente, mais elle ne dépasse aussi que très exceptionnellement le chiffre de 150; lorsqu'il en est cependant ainsi, c'est que des conditions pathologiques intercurrentes se sont adjointes à la lésion nerveuse pour augmenter encore la fréquence du pouls. Martius a réuni 23 cas d'altérations du pneumogastrique, siégeant sur le tronc du nerf ou ses noyaux d'origine ; dans tous ces cas, la tachycardie répondait aux caractères rappelés ci-dessus, c'est-à-dire qu'elle était modérée et permanente. Si donc l'on compare entre eux les faits cliniques et les faits expérimentaux, on concluera qu'une tachycardie continue et peu accentuée peut bien reconnaître pour cause une lésion du nerf vague, mais qu'il faut quelque chose de plus pour expliquer la tachycardie paroxystique.

Il serait cependant exagéré de jeter par-dessus bord, comme dénuée de valeur démonstrative, l'observation publiée par Schlesinger. Mais on peut faire remarquer à son sujet que l'influence du pneumogastrique n'y était pas complètement annihilée, puisque la compression digitale, exercée au cou sur le nerf malade, était capable de la réveiller et de produire le phénomène, maintes fois observé, de l'arrêt immédiat de la crise, alors que la compression exercée à gauche, c'est-à-dire sur le nerf sain, était inefficace.

La conclusion à laquelle nous conduit cette longue discussion est donc la suivante : dans le cas rapporté par Schlesinger, la tachycardie a pu être mise en mouvement par l'altération du pneumogastrique ; mais si elle a revêtu l'allure paroxystique, c'est qu'il s'est ajouté à cette altération une autre influence dont nous aurons à rechercher tout à l'heure le siège et la nature.

Passons maintenant à l'étude de l'action possible des nerfs accélérateurs constitués, comme vous le savez, par certains filets contenus dans le tronc même du vague, et par les fibres excitatrices du grand sympathique.

Dans l'observation de Schlesinger on pourrait admettre que la lésion du nerf vague, en altérant seulement les filets modérateurs de ce nerf, aurait laissé le champ libre aux seules fibres antagonistes.

L'explication serait ingénieuse ; elle n'est pas en contradiction avec les faits. On sait, en effet, que quand les fibres modératrices du pneumogastrique sont paralysées, soit par le curare, soit par la chaleur, l'excitation électrique du nerf provoque des contractions tétaniques ou simplement accélérées du cœur. C'est même ce qui a conduit Schmiedeberg à admettre que le pneumogastrique, indépendamment de ses fibres modératrices, contenait également des fibres accélératrices; cette opinion est assez généralement acceptée. Mais peut-on supposer qu'une compression du nerf vague puisse paralyser ses fibres modératrices et exciter en même temps ses fibres accélératrices ? C'est vraiment une hypothèse gratuite que Schlesinger lui-même, après l'avoir discutée, n'ose pas accepter.

Il ne paraît pas non plus possible d'accorder une influence pathogénique aux troubles du système sympathique, lequel représente l'appareil vraiment accélérateur du cœur.

Cette influence se comprendrait de deux façons : elle pourrait être directe, et dépendre d'une excitation anormale des ganglions ou du tronc du sympathique, ou indirecte, une lésion isolée du nerf pneumogastrique l'empêchant de jouer le rôle antagoniste qui lui est habituellement dévolu. Dans ce dernier cas, l'altération du nerf vague permettrait à l'influence sympathique de s'exercer sans contre-poids, ce qui amènerait l'accélération des mouvements du cœur. Cette interprétation est d'ailleurs logique, si l'on admet, avec De Cyon, qu'il y a un antagonisme parfait entre le nerf vague et le sympathique.

Mais quelle que soit l'opinion que l'on accepte sur ce sujet, elle ne saurait s'accorder avec les données de la physiologie non plus qu'avec celles de la pathologie.

La tachycardie sympathique, en effet, provoquée par l'excitation du nerf ou de ses ganglions, n'a rien à faire avec la maladie qui nous occupe. Elle n'en a pas l'allure paroxystique, et, de plus, elle ne s'accompagne jamais d'abaissement de la pression artérielle, ce qui, pour ne pas être constant, n'en est pas moins fréquent dans les cas observés en clinique.

Cet abaissement de la pression est incompatible avec la théorie sympathique. « On ne peut parler, » dit De Cyon, « d'une excitation d'un nerf accélérateur que dans « le cas où on obtient pour seul effet une augmentation de la « fréquence sans un changement notable de la pression ».

D'ailleurs, nous ne connaissons pas encore actuellement un seul cas probant où l'influence exclusive des nerfs sympathiques dans la genèse de la tachycardie paroxystique ait été démontrée. Nous ne pouvons, en effet, considérer comme probante l'observation de Pal qui, chez un sujet atteint depuis 15 ans de tachycardie paroxystique, trouva à l'autopsie une infiltration pulmonaire chronique, accompagnée de tuméfaction ganglionnaire avec adhérences fibreuses de voisinage dans lesquelles « se perdaient les fibres sympathiques » ; il y avait, d'autre part, *une lésion grave du cœur* sur la nature et la topographie de laquelle l'auteur ne s'explique pas. Le cas est vraiment trop complexe pour servir de base à la théorie sympathique de la tachycardie paroxystique.

En résumé, la théorie sympathique n'est pas plus satisfaisante que la théorie pneumogastrique. Chercher un compromis entre les deux, pour persister à invoquer le rôle du système nerveux périphérique dans la genèse de la tachycardie paroxystique, serait peine perdue. Schlesinger, qui s'y est employé avec persévérance, arrive à la conclusion suivante, que je vous rapporte sans commentaires : « D'après mon « opinion, dit-il, la pathogénie des crises tachycardiques « devient très facile à comprendre si l'on accepte qu'elles « se produisent sous une influence qui nous échappe, mais « qui a pour effet de provoquer à la fois une paralysie des « actions inhibitrices et une excitation des actions accélératrices du cœur ». S'exprimer ainsi, c'est avouer qu'on n'a pas résolu le problème.

B) *Rôle des centres nerveux : cerveau, bulbe, moelle.* — Voyons maintenant ce qu'il faut penser de la théorie nerveuse centrale de la tachycardie paroxystique.

Un fait la domine tout d'abord et rend, sinon caduques, du moins très hypothétiques les conclusions auxquelles elle pourra prétendre, c'est l'impossibilité de l'appuyer sur des faits expérimentaux, aucune méthode de laboratoire ne permettant de reproduire, par des manœuvres portant sur les centres nerveux, un syndrome ayant quelque analogie avec celui réalisé par la pathologie.

Adressons-nous donc directement à la clinique, et voyons quels renseignements elle nous fournit.

Les observations où la tachycardie a été rapportée à une lésion du *cerveau* ou du *bulbe*, sont assez nombreuses. Elles sont d'inégale valeur. Le Dentu, Hoffmann, ont vu apparaître la maladie à la suite d'un « traumatisme cérébral ». Pitres l'a observée dans un cas de tumeur de la zône motrice gauche. Dans un fait de Senator, il s'agissait d'un ramollissement du bulbe; d'une atrophie du noyau du pneumogastrique, dans une observation de Charcot. Lésions disparates, comme vous le voyez, n'établissant nullement le rapport de la tachycardie avec telle ou telle altération déterminée des centres nerveux.

Au surplus, dans la plupart de ces faits, il s'agissait, non de tachycardie paroxystique, mais de tachycardie continue. M. Reinhold en a rapporté deux plus récemment qui méritent plus d'attention.

Dans le premier, il s'agissait d'un sujet atteint, depuis peu de temps, de crises presque subintrantes de tachycardie à allures paroxystiques. Il y avait, de plus, des signes non douteux de lésion organique du cerveau. On constata, à l'autopsie, l'existence d'une méningite syphilitique de la base avec artérite des artères vertébrales et basilaires. Le cœur était atteint de lésions que l'auteur considéra comme de peu d'importance, et qui consistaient dans une fragmentation du myocarde au niveau du ventricule gauche et des muscles papillaires.

Dans le deuxième, les crises étaient également subintrantes et de date récente. A l'autopsie, on trouva un gliome de l'hémisphère gauche du cerveau; le cœur paraissait indemne de toute lésion.

M. Reinhold pense que ces faits sont de nature à appuyer la théorie bulbaire de la tachycardie paroxystique. Dans le premier, où il y avait une méningite syphilitique de la base, son interprétation pourrait être acceptée ; mais comment expliquer le second où le bulbe n'était pas atteint ? Reinhold ne s'embarrasse pas de cette lacune. Pour lui, c'est encore le bulbe qu'il faut incriminer. Les constatations, faites par Frank et Tigerstedt, ayant montré que l'intégrité des régions cérébrales est nécessaire au bon fonctionnement du bulbe, il lui semble que celui-ci ne pouvait pas manquer de « traduire par des modifications de son fonc- « tionnement les altérations sus-jacentes qui siégeaient sur « les parties supérieures des centres nerveux ».

On avouera que l'explication proposée par Reinhold est bien spécieuse, et le mieux est encore de conclure que la tachycardie paroxystique et les altérations cérébrales peuvent coexister sans que l'on sache si elles ont bien entre elles des relations directes.

On a signalé maintes fois l'apparition de la tachycardie paroxystique au cours de lésions de *la moelle*, du tabes notamment. Le cas le plus récent a été publié par Pal, qui vit la maladie survenir au cours d'un tabes incipiens, accompagné de crises gastriques violentes. Nous avons constaté un fait semblable chez un jeune confrère, atteint depuis cinq ans de crises de tachycardie paroxystique de très courte durée, mais se répétant fréquemment. Depuis un an ont apparu des troubles du système nerveux qui ont fait porter à mon collègue et ami, M. Babinski, le diagnostic de tabes incipiens. La syphilis resta ignorée, mais l'examen du liquide céphalo-rachidien révéla une lymphocytose abondante.

Malgré ces faits et d'autres analogues, il nous paraît impossible de voir, entre la tachycardie paroxystique et le tabes, autre chose qu'une coïncidence. Le cas suivant est une preuve que bien souvent la filiation des phénomènes a été mal interprétée. Un médecin, atteint d'un tabes confirmé depuis six ans, présente depuis dix-huit ans des crises de tachycardie paroxystique. On pourrait supposer que ces dernières ont été un symptôme initial de la maladie ; mais la syphilis, dûment reconnue, ne remontait qu'à quatorze ans : elle était donc postérieure de quatre ans à la tachycardie, laquelle, dès lors, ne pouvait avoir aucun rapport avec le tabes qui avait évolué ultérieurement. Si l'on n'avait pas établi, aussi soigneusement que nous l'avons fait, la chronologie des accidents, on aurait pu donner ce cas comme une preuve des relations de la tachycardie paroxystique avec le tabes.

En réalité, tous les faits que je viens de vous signaler sont exceptionnels, aucun d'eux n'est probant, et le mieux est de conclure qu'on n'est pas encore en état actuellement de rattacher l'arythmie que nous étudions à une altération anatomique nerveuse dont la topographie et la nature soient légitimement établies.

Vous parlerai-je maintenant des relations que certains auteurs ont prétendu établir entre la tachycardie paroxystique et *l'épilepsie*, alors que ce ne sont même plus des preuves anatomiques, mais de simples analogies qu'ils ont invoquées ?

La ressemblance entre les deux affections était, il est vrai, faite pour tenter les comparaisons, et elles se sont donné libre cours, depuis le jour où Nothnagel et Talamon ont rapproché la soudaineté de l'attaque d'épilepsie du début, également subit, de l'accès tachycardique, et le dérèglement nerveux du mal comitial, de « l'emballement » du cœur. Schlesinger, qui accepte vraiment toutes les interprétations avec la plus grande complaisance, a soutenu aussi qu'il y avait une relation certaine entre les deux affections, et il a appelé la statistique à son aide.

Que certaines convulsions épileptiformes puissent apparaître au cours ou à la fin des accès de tachycardie paroxystique, la chose est évidente, mais qu'il y ait un rapport étroit entre l'épilepsie vraïe et la tachycardie paroxystique, cela nous paraît insoutenable. Ici, encore, ce sont des coïncidences fortuites que l'on a pu observer, et rien de plus.

c) *La névrose bulbaire.* — Nous arrivons maintenant à la théorie qui a réuni le plus grand nombre de partisans, celle de la *névrose bulbaire.*

Cette conception paraît tout d'abord assez plaisante, et il n'est pas surprenant qu'elle ait trouvé des initiateurs et des défenseurs. Il paraît, *a priori*, logique de placer, dans les centres bulbaires, l'origine même de la tachycardie paroxystique. N'est-ce pas, en effet, à eux qu'est dévolu le rôle de régulateur du rythme cardiaque ? N'est-il pas plausible d'admettre qu'un trouble fonctionnel ou une lésion organique qui les atteint, soit capable de réaliser, dans l'influence compensée de leurs actions antagonistes, une désharmonie dont résultera la tachycardie ? « Il est rationnel, avait dit « M. Debove en 1890, de considérer la tachycardie dite « essentielle comme une névrose bulbaire ou bulbo-spinale, « car un trouble de ces centres nerveux peut seul expliquer « les phénomènes indiqués : accélération des battements

« du cœur, abaissement de la pression artérielle, polyurie,
« albuminurie, phénomènes pupillaires, fièvre, etc. »

M. Hoffmann se rattacha sans hésitation à cette interprétation, mais nous ne pensons pas qu'il l'ait justifiée par des preuves démonstratives. Il admit tout d'abord, ce qui nous paraît exact, la multiplicité des causes provocatrices : maladies infectieuses, efforts physiques, lésions cardiaques, etc., et il leur attribua à toutes le pouvoir d'agir sur la réflectivité bulbaire. Reprenant la comparaison, sinon la relation avec l'épilepsie, il vit dans la production, fortuite peut-être, de la première crise, la raison même de sa reproduction. Selon lui, le bulbe, ébranlé par cette crise, acquerrait une sorte de sensibilité plus vive et artificiellement créée qui le ferait réagir ensuite, sous la forme morbide primitive, aux causes les plus banales.

L'hypothèse ainsi formulée se dérobe à toute discussion ; si aucun fait précis ne parle en sa faveur, rien non plus ne nous permet de dire qu'elle soit forcément erronée. Elle ne s'appuie sur aucune considération physiologique de quelque valeur. La tachycardie peut bien résulter de l'excitation provoquée des centres bulbaires, mais elle n'a aucun des caractères de la tachycardie paroxystique. L'albuminurie, la glycosurie, la fièvre, apparaissent dans les mêmes conditions ; elles ne font pas partie, si ce n'est à titre tout à fait exceptionnel, de la maladie de Bouveret.

En résumé, si la théorie nerveuse plaît tout d'abord par sa simplicité, elle ne résiste pas à l'examen des faits. On peut bien admettre que la tachycardie trouve parfois dans un trouble ou une altération organique du système nerveux une condition provocatrice, mais pour qu'elle revête l'allure paroxystique, il faut quelque chose de plus : c'est une réaction propre du cœur, que celle-ci soit consécutive à une lésion organique, dont il nous appartiendra de spécifier la nature et le siège, ou à un trouble fonctionnel d'une de ses propriétés fondamentales.

Il n'y a qu'à transposer, pour ainsi dire, l'interprétation de Hoffmann en faisant résider, non plus dans le bulbe, mais dans le cœur même, la condition essentielle de la tachycardie paroxystique. Les causes pathogéniques resteraient également multiples : lésions organiques du cœur, des centres cérébraux ou des nerfs périphériques, mais elles ne pourraient mettre en mouvement le syndrome clinique qu'après une modification préalable de la rythmicité cardiaque, dont le cœur trouverait la raison en lui-même.

En un mot, il n'y a pas de tachycardie paroxystique sans participation propre du cœur ; c'est ce que je vais entreprendre de vous démontrer.

II. — **Théorie cardiaque.** — A) *Données expérimentales.* — La théorie cardiaque de la tachycardie paroxystique n'est que de date récente.

C'est qu'il fallait, pour la proposer, se libérer des conceptions physiologiques classiques, qui déniaient au cœur toute influence dans la régulation de son rythme, pour l'attribuer exclusivement au système nerveux. Cela impliquait qu'il ne pouvait exister aucune relation entre la maladie de Bouveret et des altérations myocardiques. Cette doctrine a conduit à de fâcheuses omissions, entre autres à négliger l'examen du cœur chez les sujets atteints pendant leur vie de tachycardie paroxystique. Aussi la plupart des observations publiées jusqu'ici sont-elles insuffisantes.

Schlesinger, lui-même, n'a tenu aucun compte dans le cas, par ailleurs si complet, qu'il a rapporté, de lésions multiples du cœur qu'il se contente de signaler, alors qu'elles lui auraient peut-être donné la raison, sinon de la tachycardie, du moins de l'allure paroxystique qu'elle avait revêtue.

Il n'est plus irrationnel aujourd'hui de chercher, ailleurs que dans le système nerveux, les causes de la tachycardie paroxystique. Les données physiologiques récentes nous y autorisent et la pathologie nous y engage, en nous montrant la coexistence fréquente de l'affection avec des lésions chroniques organiques du cœur. La gravité même de cette association, que je vous ai signalée dans notre dernière conférence, est une raison de plus d'élucider, d'une manièr complète, le rapport que tout nous indique devoir exister entre la maladie et certains troubles des propriétés fondamentales du myocarde.

Pour cela, nous pouvons déjà nous appuyer sur des données expérimentales très suggestives.

Tigerstedt et Engelmann ont montré que l'excitation du sinus cardiaque de la grenouille provoquait des accélérations, doublant à peu près exactement le nombre des pulsations primitives et cessant aussi brusquement qu'elles étaient survenues. Ce sont bien là les caractères typiques de la tachycardie paroxystique.

M. Hoffmann s'est appuyé sur ce fait pour donner à la théorie nerveuse ou bulbaire le substratum physiologique qui lui faisait défaut. Pour lui, le sinus recevrait à l'état normal plus d'incitations motrices qu'il n'en utilise; mais, dans certaines conditions pathologiques, nombre d'incitations, insuffisantes à l'ordinaire pour donner naissance à des contractions légitimes, arriveraient à leur plein effet. Il suffirait pour cela que le seuil de l'excitabilité du sinus soit modifié, ce qui, suivant lui, ne s'expliquerait que par l'action du système nerveux. Cette conception d'Hoffmann est intéressante ; elle aurait, si elle était acceptée, l'avantage d'unir dans une pathogénie commune la tachycardie paroxystique, névrose bulbaire, la tachycardie par lésion nerveuse, périphérique ou centrale, et la tachycardie qui survient au cours d'altérations cardiaques. Mais, comme on le voit, l'auteur est conduit à admettre la participation même du cœur au processus tachycardique, dans sa forme paroxystique tout au moins, et c'est la nécessité même de cette participation du cœur qui mérite d'être retenue.

Ce n'est pas tout. Une expérience toute récente de Lewis vient de montrer que l'on reproduisait des accès, identiques à ceux qui s'observent en clinique, par la ligature des artères coronaires et particulièrement de l'artère coronaire droite. Une heure et demie après cette ligature, on voit apparaître des extrasystoles auriculaires, ventriculaires ou auriculo-ventriculaires, puis, brusquement, la tachycardie commence. Elle atteint le chiffre de 140 à 400 pulsations et se termine, soit par la réapparition soudaine du rythme normal, soit par la fibrillation des ventricules, ou des oreillettes.

Pendant la crise tachycardique, l'oreillette et le ventricule battent simultanément ou, plus exactement, la contraction ventriculaire anticipe de quinze centièmes de seconde sur la contraction auriculaire, le rythme réalisé étant un multiple du rythme normal. De plus, fait très intéressant, cette tachycardie expérimentale s'obtient après section du pneumogastrique et des nerfs sympathiques, c'est dire qu'elle a nécessairement son origine dans le cœur lui-même.

Cette expérience confirme celle de Lohmann, réalisée antérieurement, et qui montrait que l'excitation des fibres inter-auriculo-ventriculaires produit une accélération considérable des battements du cœur avec rythme auriculo-ventriculaire. Cette accélération dure de quelques minutes à plusieurs heures et disparaît subitement comme elle a commencé.

Ces recherches nous amènent à conclure : d'abord, que ce n'est pas seulement, comme l'admettait Hoffmann, dans des modifications de l'activité du sinus, mais aussi de celle de toute autre région du cœur dépendant du faisceau primitif, qu'il faut chercher les causes de la tachycardie paroxystique expérimentale ; ensuite, que les conditions qui la provoquent résultent, non d'une influence nerveuse extrinsèque, mais d'un trouble même de l'excitabilité cardiaque. C'est, vous vous en souvenez, la pathogénie que nous avons reconnue à l'extrasystole : elle ne peut manquer de s'appliquer aussi à la tachycardie paroxystique, s'il est prouvé, comme tendent d'ailleurs à le faire admettre les expériences de

Lewis, que ces deux arythmies sont de nature semblable.

B) *Relation de la tachycardie paroxystique avec l'extra-*

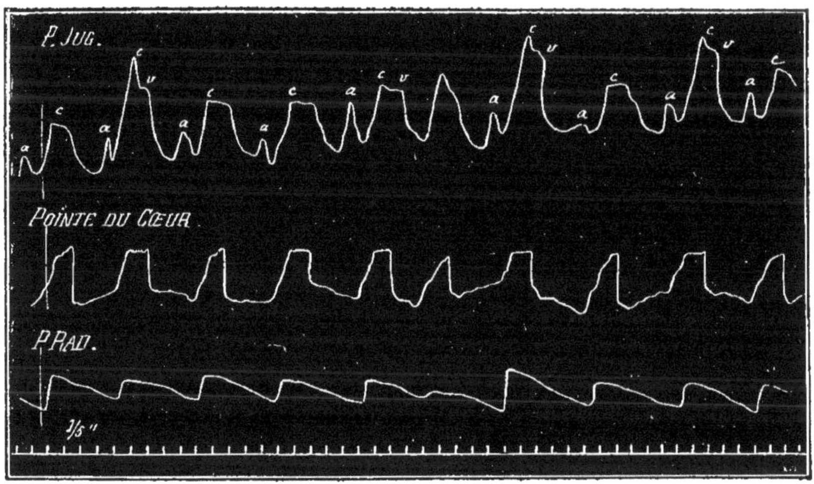


Fig. 32. — Signes avant-coureurs de l'accès de tachycardie. Apparition, en plein rythme normal, d'une extrasystole ventriculaire.

*systole; preuves cliniques et graphiques de cette relation.* — Or, la clinique nous a depuis longtemps appris l'analogie

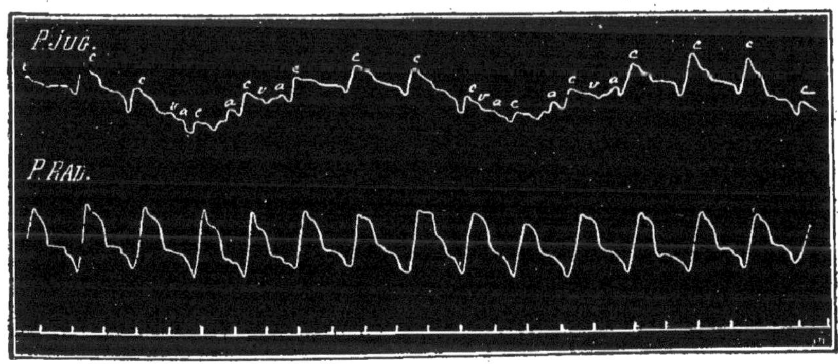


Fig. 33. — Même malade. Début de la crise de tachycardie paroxystique. La fréquence du pouls est triplée. Le rythme ventriculaire commence à s'établir (temps en 1/5").

des crises tachycardiques avec les phénomènes extrasystoliques.

M. Hoffman est le premier auteur qui l'ait signalée. Six

des malades dont il rapporte l'histoire étaient, en plus de leurs crises, sujets à des irrégularités extrasystoliques qui se manifestaient surtout avant et après les accès; chez certains d'entre eux, elles avaient précédé les crises de plusieurs années (fig. 32 et 33).

Je vous ai rapporté moi-même des faits analogues, entre autre celui de ce sujet qui était averti, 24 heures à l'avance, du retour de ses crises par des sensations de chocs pénibles dont la signification lui était bien connue.

Vous rappellerai-je encore, pour vous convaincre de l'identité de nature des deux arythmies, qu'elles s'accompagnent de manifestations subjectives semblables et qu'elles obéissent aux mêmes causes provocatrices? Dans l'un et l'autre cas, en effet, la sensation perçue est celle de déclenchement subit, mais isolé et comme sporadique dans l'extrasystole, suivi au contraire d'accélération des battements du cœur et de l'emballement caractéristique dans les crises tachycardiques. Dans l'un ou l'autre cas, enfin, les efforts physiques, l'émotion, le travail de la digestion ont la même influence pathogénique sur le retour des phénomènes.

J'ajouterai que les troubles morbides observés, ici et là, présentent la plus grande analogie, tant dans leur évolution que dans les circonstances diverses où ils peuvent se manifester. Sujets à disparaître pendant des mois ou des années, ils reviennent à nouveau, pour un temps plus ou moins long, puis s'espacent encore. D'autres fois, ils persistent inlassablement, sans trêve ni répit. Dans l'une et l'autre affection, ils ont, ou non, pour corollaire une affection chronique organique du cœur, et, si celui-ci est touché, leur pronostic en est assez habituellement assombri.

Mais ces constatations, si intéressantes qu'elles soient, n'ont cependant qu'un intérêt de second ordre, si on ne les compare aux renseignements fournis par l'inscription graphique.

En 1903, M. Hoffmann publia des tracés dans lesquels on notait l'apparition, au cours d'une crise de tachycardie, de pulsations extrasystoliques. Malheureusement, ces tracés sont insuffisants. Comme ils ne comportent que l'inscription du pouls radial, ils sont incapables de nous renseigner sur la nature et l'origine des phénomènes anormaux, non plus que sur les conditions générales du rythme du cœur pendant les crises. L'auteur pensa que ces extrasystoles étaient d'origine sinusale, en se basant seulement sur l'absence de pauses compensatrices. Cette

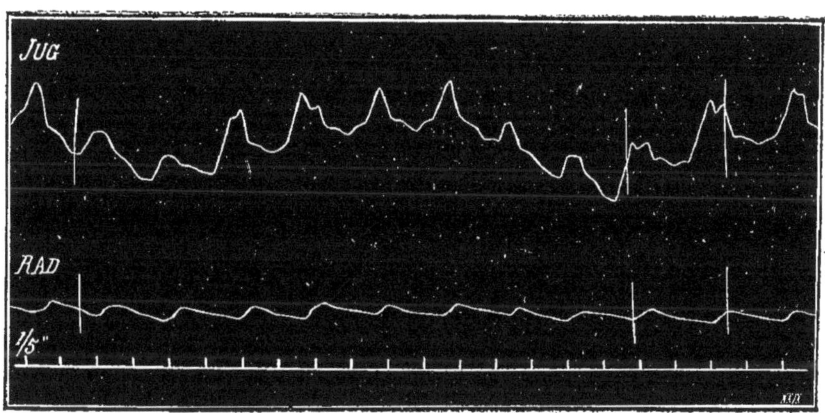


FIG. 34. — Tachycardie avec rythme ventriculaire. Sur le tracé jugulaire on ne constate, à chaque révolution cardiaque, qu'un seul soulèvement, soit, d'une seule tenue, soit bifide, qui débute avec la systole ventriculaire.

particularité n'est plus, vous le savez, considérée aujourd'hui comme démonstrative.

M. Mackenzie a montré, par contre, que les extrasystoles, caractéristiques de la crise de tachycardie paroxystique, pouvaient se produire au niveau du faisceau auriculo-ventriculaire; il a signalé également ce fait intéressant que, pendant la crise, le rythme du cœur subissait souvent une modification profonde, non seulement quant à sa fréquence, mais aussi et surtout quant à la succession de ses divers éléments. Les tracés montrent, en effet, que le soulèvement *a* des jugulaires a disparu ou qu'il s'est confondu avec le soulèvement *c*. Ceci ne peut s'expliquer, on le sait, que par l'absence de contraction auriculaire ou par la simultanéité des contractions auriculaires et ventriculaires. C'est à cette modification que M. Mackenzie a donné le nom de *rythme nodal* (fig. 34).

Pour cet auteur, la tachycardie paroxystique aurait pour expression graphique l'apparition soudaine du rythme nodal, lié lui-même à la production incessante d'extrasystoles à type auriculo-ventriculaire ; il n'y aurait donc pas paralysie auriculaire, mais bien contraction simultanée de l'oreillette et du ventricule, consécutive à une excitation, ayant son lieu d'origine au niveau du nœud de Tawara. M. Mackenzie ne se prononce pas sur l'origine sinusale possible, dans un certain nombre de cas, de ces extrasystoles, et il conclut seulement que l'on doit réserver le terme de tachycardie paroxystique aux cas où l'accélération des battements a, pour siège initial, le nœud auriculo-ventriculaire et, comme rythme, le rythme nodal.

Le fait rapporté par M. Mackenzie a été reconnu exact par d'autres auteurs. John Hay a publié trois observations, accompagnées de tracés jugulaires, qui en démontrent la réalité. Chez un de ses malades, le pouls se ralentissait par moments, et ce ralentissement correspondait à l'interpolation de contractions normales au milieu de systoles précipitées à type ventriculaire. La diastole qui précédait chaque contraction normale était allongée, et l'ondulation *a* y apparaissait immédiatement avant la systole ventriculaire normale, alors qu'elle manquait, lorsque se succédaient les systoles rapprochées à type ventriculaire.

Les constatations précédentes sont-elles particulières à la tachycardie paroxystique ? Il le semble bien, car dans les accélérations moyennes du cœur, dues par exemple à la tachycardie fébrile ou au goître exophtalmique, l'ondulation *v* disparaît, mais *a* et *c* persistent, et l'on peut toujours reconnaître que l'oreillette se contracte avant le ventricule : il n'y a donc pas de rythme nodal.

Ainsi, il ne paraît plus possible d'admettre que la tachycardie paroxystique soit exclusivement caractérisée par l'apparition soudaine du rythme nodal, bien que cela reste le fait le plus fréquent, et il ne faut pas rejeter complètement l'origine sinusale des contractions extrasystoliques. J. Cowan, David Mac Donald et R. Binning ont publié des tracés, recueillis au cours d'une attaque, dans lesquels on voit très nettement l'ondulation *a* précéder le soulèvement radial de quinze centièmes de seconde. Or ce soulèvement suit le début de la systole ventriculaire de dix centièmes de seconde ; il est donc évident que l'ondulation *a*, précédant de cinq centièmes de seconde la systole ventriculaire, ne peut répondre qu'à la systole de l'oreillette. Il faut en

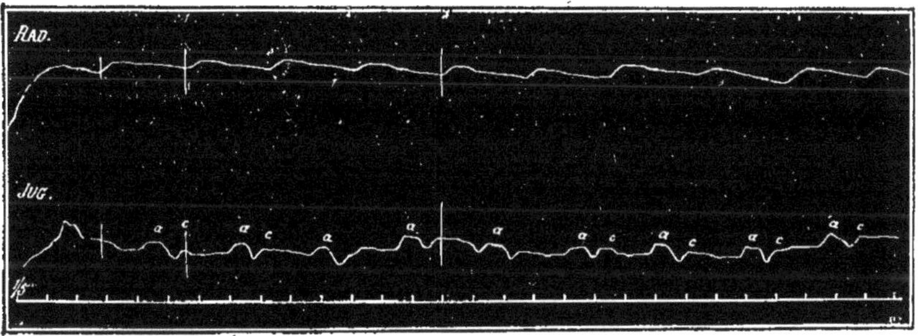


Fig. 35. — Tachycardie avec persistance du rythme auriculaire. Le soulèvement *v* du tracé jugulaire a disparu, mais l'onde *a* continue à se manifester

conclure que, le rythme normal auriculo-ventriculaire ayant persisté, l'origine des extrasystoles doit être cherchée dans une autre région que celle du nœud ventriculaire, l'oreillette ou le sinus par exemple (fig. 35).

Un travail récent de Lewis a confirmé ces données, un peu différentes de celles de Mackenzie. Dans deux cas de tachycardie paroxystique, où le pouls atteignait 120, il a observé la persistance du soulèvement *a* pendant les crises. Chez ces malades, il existait des extrasystoles auriculaires et de l'arythmie sinusale en dehors des accès, mais surtout à leur approche.

Dans deux cas que nous avons observés, c'est le rythme nodal qui a été constaté. Dans l'un, où il y avait une tachycardie moyenne (150), mais à caractère nettement paroxystique, les extrasystoles étaient à type auriculo-ventriculaire, et le soulèvement *a* avait disparu. La crise se terminait par une arythmie extrasystolique, d'une durée de dix à quinze minutes, pendant laquelle les caractères du rythme nodal persistaient, puis, brusquement, se faisait le retour à la normale avec réapparition du rythme auriculo-ventriculaire physiologique.

La conclusion qui se dégage de tous ces faits est qu'il n'y a pas, comme l'avait pensé M. Mackenzie, un substratum graphique caractéristique de la tachycardie paroxystique, et qu'il faut, jusqu'ici tout au moins, lui reconnaître deux variétés, différentes par les caractères du pouls veineux, suivant que les extrasystoles groupées prennent naissance dans le sinus ou qu'elles se produisent dans le faisceau de His, au niveau du nœud de Tawara.

Mais ce qu'il importe de retenir, c'est l'analogie clinique de ces deux variétés d'arythmie. Elle est telle que l'on serait en droit de considérer la tachycardie paroxystique comme une accumulation d'extrasystoles, et de même l'extrasystole comme une ébauche de tachycardie paroxystique. Ce qu'il faut retenir également, c'est que toutes deux sont liées au trouble d'une des fonctions primordiales du myocarde, l'excitabilité, le système nerveux n'y ayant qu'une part indirecte, et qu'elles sont favorisées au plus haut degré par l'existence préalable d'une altération de la musculature cardiaque.

c) *Rôle du cœur dans la genèse de la tachycardie paroxystique.* — L'anatomie pathologique nous a déjà donné, dans certains cas, la confirmation des données précédentes.

Lorsque His engagea les médecins à rechercher dans le faisceau unissant les lésions qui devaient rendre compte de la maladie d'Adams-Stokes et mettre d'accord la pathologie et la physiologie, les réponses confirmatives ne se firent pas attendre. Tout faisait présager qu'il devait en être parfois de même pour la tachycardie paroxystique. Comment, sans cela, s'expliquer des faits semblables à ceux qui ont été rapportés par M. Mackenzie, par MM. Laubry, Esmein et Foy, où l'on voit la tachycardie paroxystique alterner avec une bradycardie, également paroxystique, ou y aboutir. N'est-il pas logique d'incriminer ici une altération du faisceau primitif qui, après avoir déterminé une excitabilité normale de ces fibres, aurait annihilé progressivement leur pouvoir de conductibilité ?

Cette interprétation nous paraît plus logique que celle de M. Martius, qui a soutenu le premier la théorie cardiaque de la tachycardie paroxystique.

Au début du travail qu'il a consacré à la question, cet auteur s'est attaché à montrer que la maladie de Bouveret ne pouvait trouver son explication dans la théorie nerveuse, périphérique ou centrale ; ses conclusions sont à cet égard inattaquables. Mais il propose ensuite une interprétation nouvelle qu'il est impossible d'accepter dans son entier.

Pour Martius, la tachycardie paroxystique serait consécutive à une dilatation aiguë du cœur. Cela n'est pas impossible en théorie. Nous savons, en effet, que les extrasystoles se produisent d'autant plus volontiers que le cœur se dilate et qu'il a à lutter contre une résistance périphérique exagérée ; il ne serait pas surprenant qu'il en fût de même pour la tachycardie paroxystique. La théorie de Martius peut donc bien convenir aux sujets dont le cœur est atteint de lésions chroniques organiques ; mais en est-il de même pour la tachycardie paroxystique essentielle ? Il ne le semble pas.

Cependant, ici encore, Martius soutient que la dilatation cardiaque est la cause initiale de la maladie de Bouveret. Or, comme je vous l'ai dit, Hoffmann et moi-même n'avons pas été en état de constater l'existence de cette distension, tout au moins au début de la crise. L'interprétation exclusive proposée par Martius est donc inacceptable. Toutefois cet auteur a eu le grand mérite d'attirer l'attention sur le rôle joué par le cœur lui-même dans la genèse de la tachycardie paroxystique.

Les observations ultérieures sont à coup sûr plus suggestives. M. Mackenzie a rapporté deux cas cliniques, minutieusement observés, de tachycardie paroxystique suivis d'examen anatomique concluant. Dans l'un, il s'agissait d'un sujet qui succomba après avoir présenté des crises extrasystoliques, puis de la tachycardie paroxystique et, enfin, de la tachycardie permanente. On trouva à l'autopsie une oblitération de la lumière de l'artère nourricière du faisceau primitif, avec altération de ce faisceau. Ce cas est particulièrement instructif, maintenant que nous savons que Lewis a reproduit expérimentalement la maladie par ligature de l'artère coronaire.

Dans un autre cas, où la tachycardie paroxystique s'était également transformée en tachycardie permanente, on notait, avec des lésions complexes du cœur, une transformation fibroïde siégeant au niveau du nœud sino-auriculaire et du faisceau unissant.

Je vous rappellerai enfin que nous avons publié, avec M. Esmein, un cas de tachycardie paroxystique survenue chez un sujet atteint d'affection organique du cœur, à l'autopsie duquel nous trouvâmes des altérations étendues du faisceau primitif, principalement au niveau du nodule de Keith et des fibres de His. En ces points, elles paraissaient en pleine activité.

Ces cas ne sont pas suffisants, à coup sûr, pour donner à l'arythmie que nous venons d'étudier un substratum anatomique, et nous ne prétendons pas le faire. D'ailleurs, l'existence d'un pareil substratum n'ajouterait rien à la valeur de l'interprétation que j'ai soutenue avec un certain nombre d'auteurs.

Pour eux, comme pour moi, la théorie nerveuse est caduque. Si elle peut rendre compte des formes continues de la tachycardie, celle où elle affecte l'allure paroxystique lui échappe complètement. Cette dernière fait, en effet, défaut dans les cas où il n'y a pour unique lésion qu'une section ou une compression du nerf pneumogastrique, et qu'elle est des plus rare au cours des tachycardies thyroïdiennes, exception faite pour les cas particuliers que je vous ai signalés. Par opposition, souvenez-vous aussi que la tachycardie paroxystique évolue souvent indéfiniment, sans jamais aboutir à la forme continue, aussi bien dans les cas où elle est dite essentielle, que dans ceux où elle accompagne une lésion chronique organique du cœur. Ne sont-ce pas là des preuves évidentes que des troubles ou des altérations organiques du système nerveux extracardiaque sont capables de réaliser une tachycardie continue, mais que, seul, le cœur crée la tachycardie paroxystique.

C'est donc à une modification d'une des propriétés fondamentales du myocarde qu'est due la maladie, et pour savoir quelle est celle de ces propriétés qui est en cause, nous n'avons qu'à nous rappeler les relations intimes que la tachycardie paroxystique affecte avec l'extrasystole. On ne saurait comprendre l'analogie de ces deux arythmies si l'on n'admettait pas qu'elles dépendent d'une cause identique; aussi doit-on considérer que le trouble de l'excitabilité qui rend compte de l'une est également responsable de l'autre. Les observations cliniques et les données de la physiologie s'accordent pour consacrer cette interprétation.

On comprendra alors que les tachycardies résultant de causes nerveuses extrinsèques puissent ne jamais revêtir la forme paroxystique, parce que le trouble ou la lésion qui les a mises en œuvre n'affecte en rien l'excitabilité myocardique, et, qu'inversement, une tachycardie reste indéfiniment paroxystique parce que le trouble purement cardiaque qui l'a créée n'a aucun retentissement sur le système des nerfs modérateurs ou accélérateurs du cœur. On n'aura pas, non plus, de peine à concevoir qu'une altération organique, de la nature de celles que j'ai rapportées, modifiant le seuil de l'excitabilité, ne favorise au plus haut degré l'apparition de la maladie.

Il paraîtra dès lors évident que la tachycardie paroxystique, dite symptomatique, ne doive pas être séparée de la forme dite essentielle, dont elle rend la pathogénie plus facilement explicable. Ici, en l'absence de lésions myocardiques, c'est à une disposition particulière du sujet, dont la cause reste encore obscure, mais dont l'effet est de modifier l'excitabilité myocardique, que sera due l'affection.

Aussi le pronostic de la maladie sera-t-il, de même que pour l'extrasystole, fonction des altérations préalables du cœur, s'il en existe, exception faite pour les dangers immédiats qui peuvent résulter de la crise elle-même et qui sont d'ailleurs exceptionnels. Bénin dans les cas où la tachycardie ne reconnaîtra pour cause qu'un trouble fonctionnel de l'excitabilité du myocarde, il sera plus grave lorsque ce trouble sera lui-même mis en œuvre par une lésion organique du muscle cardiaque.

En terminant, je vous dirai encore : pendant la vie et après la mort, examinez plus attentivement qu'on ne l'a fait le cœur des sujets qui auront été atteints de tachycardie paroxystique. C'est là qu'est l'intérêt. Il est surprenant qu'on y ait si peu songé jusqu'à ce jour et qu'on ait voulu chercher au loin, dans les centres ou les troncs nerveux, la raison de troubles qui, affectant primitivement le cœur, ne sont peut-être imputables qu'au cœur lui-même.

---

## LEÇON XI

# Les Bradycardies

I. — Etude historique et critique du syndrome : ralentissement du pouls et accidents syncopaux. — *a*) Les premiers observateurs : Morgagni, Adams, Stokes. — *b*) Période de confusion ; bradycardie et bradysphygmie ; extension abusive de l'hypothèse de Charcot : théorie nerveuse. — *c*) Revirement commandé par les progrès de la physiologie ; faisceau de His, troubles de la conductibilité et dissociation auriculo-ventriculaire ; travaux de His junior, Hering, Lohmann ; objections de Paukul, réfutées par Erlanger. — *d*) Recherches nouvelles sur le ralentissement d'origine pneumogastrique : Muskens, Rehfisch, Hering et Rihl. — *e*) Revision des faits anatomo-pathologiques.

II. — Etude clinique du syndrome d'Adams-Stokes lié à une altération myocardique. — *a*) Modes de début. — *b*) Phase paroxystique ; troubles vertigineux ; phénomènes objectifs, systoles en écho, examen des tracés. — c) Phase de ralentissement permanent ; lenteur invincible du pouls, épreuve de l'atropine ; examen des tracés, dissociation auriculo-ventriculaire. — *d*) Auto-régulation ventriculaire et disparition des accidents nerveux. — *e*) Rôle de la syphilis dans la genèse de la bradycardie.

III. — Des bradycardies indépendantes d'altérations myocardiques. — *a*) Bradycardies toxiques : digitale, ictère, urémie. — *b*) Bradycardies nerveuses : rôle du pneumogastrique. — *c*) Bradycardie et extrasystoles. —

IV. — Diagnostic différentiel des diverses variétés de bradycardie.

V. — Bradycardie nodale.

---

Messieurs,

La question du ralentissement pathologique du pouls, « en sommeil » depuis plusieurs années, s'est réveillée récemment sous l'influence des travaux du Pr His junior. Elle a pris bientôt un grand développement et n'a pas tardé à intéresser les physiologistes aussi bien que les médecins.

Certains physiologistes, en effet, ont considéré que le

trouble apporté à la progression du stimulus moteur par la présence de lésions dans la région des fibres unissantes, était un argument propre à confirmer la théorie myogène. D'autre part, les cliniciens ont pris texte de l'existence de ces mêmes lésions pour en faire le substratum anatomique habituel du syndrome d'Adams-Stokes et pour en conclure qu'il ne pouvait y avoir de ralentissement du cœur et du pouls sans altération concomitante du myocarde.

C'était oublier bien vite l'ordinaire complexité des phénomènes morbides; car, si le ralentissement du cœur d'origine intracardiaque est un fait dûment établi, il ne s'ensuit pas que toutes les variétés de bradycardie reconnaissent la même cause.

Cependant les découvertes de His ont fait faire à la pathologie cardio-vasculaire un pas considérable. Elle nous ont permis de dissocier des phénomènes que l'on persistait à confondre, de différencier notamment les cas où le ralentissement n'atteint que le pouls (bradysphygmie), de ceux où il affecte également le cœur (bradycardie), de rattacher les premiers à des manifestations physiologiques ou extrasystoliques, et les seconds, pour la plupart tout au moins, à des troubles de la conductibilité myocardique, que ceux-ci soient commandés par des lésions organiques ou par des modifications d'ordre nerveux.

Comme il arrive généralement, la question s'est progressivement élargie. Des observations nouvelles, rapportées de divers côtés, ne permirent plus d'expliquer, par une cause commune, tous les ralentissements pathologiques du cœur et du pouls. Il fallut s'employer à discuter la valeur des interprétations proposées et le rôle de chacun des facteurs pathogéniques. L'étude des problèmes ainsi soulevés n'est pas encore terminée, elle a cependant, comme vous le verrez, fait, au cours de ces dernières années, des progrès considérables.

C'est pour vous mettre en état de collaborer à cette œuvre que je veux, en vous exposant cette intéressante question, non pas vous la présenter comme définitivement close, mais au contraire comme perpétuellement ouverte aux recherches. Cependant, pour vous permettre d'avoir en cette étude un guide sûr, je me bornerai à traiter complètement de la forme la mieux connue de la maladie, depuis les travaux d'Adams et Stokes, la mieux élucidée depuis ceux de His, c'est-à-dire de la bradycardie par altération myocardique, en vous indiquant plus succinctement les variétés qui peuvent la simuler et dont la cause semble être cependant de nature différente.

I. **Étude historique et critique du syndrome : ralentissement du pouls et accidents syncopaux.** — A) *Les premiers observateurs : Morgagni, Adams, Stokes.* — Le ralentissement permanent du pouls fut observé pour la première fois par Morgagni, qui en signala deux cas; cet auteur fit même remarquer, à leur sujet, que ce phénomène n'était pas une simple curiosité clinique, mais un symptôme d'ordre pathologique.

Ces faits étaient oubliés, lorsqu'en 1827 Adams en rapporta d'analogues qui s'étaient accompagnés de troubles nerveux graves. Ces troubles avaient consisté en des attaques épileptiformes, avec perte de connaissance, mais sans paralysie consécutive. L'auteur indiqua aussi que la mort subite pouvait être la conséquence de pareils accidents. Il lui parut que ces symptômes, ralentissement du pouls et troubles nerveux, du fait qu'ils étaient associés, devaient avoir une origine commune. Les seules hypothèses plausibles consistaient à les attribuer à une lésion cardiaque ou à une altération de l'encéphale. La première était la plus vraisemblable, car les examens anatomiques avaient toujours, en pareil cas, montré l'intégrité des centres nerveux, tandis que le cœur présentait des modifications manifestes, notamment de la dégénérescence graisseuse.

En résumé, pour Adams, la cause du pouls lent permanent résidait dans la déchéance du cœur, et c'est à la mauvaise irrigation de l'encéphale, par cet organe affaibli, qu'il fallait attribuer les suspensions réitérées de l'activité cérébrale et les syncopes.

Ces faits, si bien observés et si logiquement interprétés qu'ils fussent, n'avaient cependant pas retenu l'attention comme ils le méritaient, quand, en 1846, Stokes les étudia à nouveau dans un mémoire où les vues d'Adams étaient à la fois confirmées et élargies.

Stokes admettait la théorie de l'origine intracardiaque du pouls lent permanent, qu'il corroborait par cette remarque fort juste, que cette affection coïncidait, d'ordinaire, avec une lésion avérée des valvules du cœur, notamment des valvules aortiques. Il publiait plusieurs observations très probantes et, par une sorte de divination qui nous surprend encore aujourd'hui, il signalait ce fait capital que, dans les bradycardies permanentes, toutes les parties du système circulatoire ne paraissent point battre sur le même rythme, « ce qui, disait-il, touche de près au problème du fonctionnement du cœur normal et malade. »

C'est grâce au mémoire de Stokes que le pouls lent permanent entra, pour n'en plus sortir, dans le cadre nosologique. Cette arythmie ne fut plus considérée comme une singularité, mais comme un symptôme dont il importait de fixer les caractères et la pathogénie.

B) *Période de confusion; bradycardie et bradysphygmie; extension abusive de l'hypothèse de Charcot: théorie nerveuse.* — Chose surprenante, les travaux de la fin du siècle dernier n'eurent pour effet que de dénaturer les conceptions des auteurs précédents, d'obscurcir la description clinique, cependant si nette, qu'ils avaient donnée du syndrome découvert par eux, et de l'interpréter d'une façon de plus en plus erronée.

Les très nombreuses observations publiées de 1860 à 1900 montrent, en effet, que si le pouls lent permanent était resté pour certains auteurs le trouble qu'avait décrit Stokes, c'est-à-dire une suspension du pouls accompagnée d'un arrêt de l'activité cardiaque, pour d'autres, au contraire, il était devenu simplement un phénomène grossier consistant dans l'espacement des contractions radiales, quels que fussent les phénomènes qui se passaient au niveau du cœur.

Cette façon de procéder devait conduire à de singulières erreurs, notamment à considérer comme « pouls lent » des arythmies qui n'avaient rien à faire avec le syndrome d'Adams-Stokes.

La confusion devint, en effet, si complète que certains auteurs en arrivèrent à prendre comme type de pouls lent des ralentissements qui, comme celui que provoquent la digitale, l'ictère, ne sont que des formes apparentes, mais non réelles, de bradycardie : car, vous le savez déjà, la plupart des soi-disant bradycardies de cet ordre ne répondent, en réalité, qu'à de simples défaillances extrasystoliques du pouls, voire même à des retards momentanés du pouls sous l'influence de la respiration, etc.

Chose curieuse, c'est au moment même où l'on donnait, et avec raison, au syndrome qui nous occupe le nom des auteurs qui l'avaient le mieux étudié, que l'on déformait ainsi le tableau qu'ils en avaient tracé. La plupart des observations de cette période sont donc pour nous sans valeur, d'autant plus qu'elles ne sont pas accompagnées d'inscriptions graphiques qui, seules, pourraient nous renseigner sur le cas qu'il faut en faire. Le plus souvent, d'ailleurs, elles ne sont rapportées que dans le but de justifier une interprétation pathogénique qui, elle-même, est aussi discutable que profondément différente de celle qu'avaient proposée Adams et Stokes.

Cette conception nouvelle avait son origine dans les déductions excessives, tirées de découvertes récemment faites dans le domaine de la physiologie cardiaque.

Les frères Weber venaient, en effet, de faire connaître le rôle du pneumogastrique et ils avaient établi que ce nerf est le nerf d'arrêt du cœur. Cette révélation fondamentale ne tarda pas à avoir une singulière répercussion en clinique. Elle impressionna si profondément les esprits, qu'on l'appliqua sans réserve à la pathologie, et que l'on prit l'habitude, tant la chose paraissait naturelle, de considérer les ralentissements du cœur comme nécessairement liés à un trouble de l'action du nerf vague ou des centres dans lesquels il prend son origine. Cette erreur, qui devait conduire à une si fâcheuse interprétation des phénomènes cliniques et à la méconnaissance des faits anatomo-pathologiques les plus avérés, fut en outre favorisée par l'extension abusive que l'on donna aux travaux de Charcot.

Dans ses leçons sur les maladies du système nerveux, publiées en 1877, Charcot avait émis l'hypothèse que certains ralentissements du cœur et du pouls pouvaient être la conséquence d'affections, médicales ou chirurgicales, du bulbe et de la moëlle épinière. Il y a, aujourd'hui encore, une part de vrai dans cette notion, mais Charcot eut l'imprudence d'ajouter que peut-être le pouls lent permanent, dont Adams et Stokes n'avaient point définitivement élucidé l'origine, était dû à une altération des mêmes régions. Il remarquait, d'ailleurs, qu'il s'agissait là d'une simple hypothèse et que les examens anatomo-pathologiques n'avaient pas encore été capables de la confirmer : à coup sûr toutes les bradycardies n'avaient pas leur point de départ dans les centres nerveux, certaines pouvaient prendre naissance dans le cœur.

En 1879, il répétait ces restrictions dans la thèse de Blondeau, son élève. Peine perdue, il en avait trop dit déjà, et l'idée ne lui appartenait plus; les cliniciens s'en étaient emparés et en avaient tiré la conclusion arbitraire que le pouls lent permanent d'Adams et de Stokes avait pour cause unique et nécessaire l'action excitatrice du pneumogastrique ou de son noyau bulbaire.

Les travaux de la fin du siècle dernier s'employèrent presque tous à forcer les faits pour les accommoder à la théorie physiologique régnante, et on négligea, d'une façon de plus en plus complète, de les contrôler par l'étude anatomo-pathologique du cœur lui-même. On ne pensait pas, d'ailleurs, qu'il fût utile d'examiner cet organe chez les sujets atteints de ralentissement permanent du pouls, puisqu'il était admis qu'il n'était pas le maître de son rythme, lequel n'était, aux yeux de tous, commandé que par des influences nerveuses. Il suffisait que l'on constatât au niveau du bulbe un médiocre athérome des artères de la région ou une lésion minime, supposée plutôt que réelle, pour en faire le substratum anatomique du syndrome d'Adams et Stokes. Certains auteurs avançaient bien, timidement et de loin en loin, qu'ils avaient été incapables de constater des lésions déterminées dans la structure du nerf vague ou de son noyau d'origine, chez des sujets atteints de ralentissement permanent du pouls, mais ces protestations restaient sans écho ; en 1891, M. Huchard considérait comme un fait définitivement acquis que la maladie ne pouvait reconnaître qu'une origine bulbaire.

Et cependant, pour renoncer à l'erreur, il n'y avait qu'à se laisser guider par les faits.

En 1895, M. Rendu publia une observation de ralentissement du pouls dont la cause pathogénique était rattachée par lui à la théorie régnante. Pour l'expliquer, en effet, il invoqua un trouble du fonctionnement du pneumogastrique, bien qu'à l'autopsie ce nerf fût indemne de toute lésion. Il signala, d'autre part, la présence d'une gomme dans la région du septum inter-ventriculaire, à sa partie supérieure, sans y attacher autrement d'importance !

Ce fait n'est pas isolé. En 1879, Meigs avait rapporté une observation semblable où il existait une gomme de la cloison du cœur. En 1892, Sendler signala la présence d'un dépôt calcaire de la même région chez un sujet atteint pendant la vie de ralentissement du pouls. La similitude de ces observations et de la disposition topographique des lésions constatées aurait dû frapper les auteurs, mais ils n'y prenaient pas garde, car on ignorait tout alors de l'importance physiologique et pathologique de la région justement affectée.

Ce n'est qu'à partir des travaux importants de Stanley

Kent et de His, parus à la fin du siècle dernier, que l'on douta de la réalité du dogme si fortement établi et que les observations commencèrent à présenter une précision et une rigueur inconnues jusque là.

Je vous ai dit, dans une de nos leçons antérieures, par quelles patientes recherches on était arrivé à fixer la topographie du faisceau primitif du cœur, et comment His avait prouvé que les oreillettes et les ventricules étaient, contrairement à ce qu'on avait cru jusque là, reliés par des fibres unissantes, dépendant directement de ce faisceau. Il en résultait la conclusion logique qu'une contraction, née dans l'oreillette, pouvait se propager librement de celle-ci au ventricule. Ces constatations étaient le complément nécessaire et attendu de la théorie d'Engelmann, relative à l'automatisme cardiaque.

Une seconde conclusion s'imposait également. Puisque, d'après les travaux de His, la contraction se propage sans discontinuité de l'oreillette au ventricule, il s'ensuit qu'un obstacle, interrompant la continuité de ces fibres, empêchera la contraction de suivre son cours normal et aura pour effet de la « bloquer ».

Les recherches anatomiques devaient donc avoir pour corollaires des études poursuivies dans le domaine de la physiologie expérimentale ; c'est ce que His eut le mérite de comprendre immédiatement.

En 1893, il montra, le premier, que sur le cœur de lapin, la section du faisceau unissant rendait le rythme du ventricule différent de celui des oreillettes. Ces recherches restaient cependant insuffisantes, en ce qu'elles ne permettaient pas de connaître la nature de l'arythmie produite, les mouvements des cavités cardiaques n'ayant pas été enregistrés. Cette lacune fut comblée par Humblet qui, par la section du faisceau de His chez le chien, produisit et inscrivit l'indépendance absolue des oreillettes et ventricules, et par Fredericq qui, renouvelant et précisant des expériences anciennes de Wooldridge et Tigerstedt, obtint le même résultat en écrasant le faisceau de His dans les mors d'une pince de Péan.

Ces recherches furent confirmées par Erlanger et par Hering. Le premier de ces auteurs, introduisant dans l'intérieur du cœur une pince, spécialement construite à cet effet, transperça avec une des branches la cloison interventriculaire, la seconde branche, placée sur la base du cœur, restant extra-cardiaque. Il put ainsi, suivant la pression exercée, obtenir à volonté un retard de plus en plus considérable de la contraction du ventricule sur celle de l'oreillette et, finalement, l'indépendance absolue de leurs battements. A ce moment, une excitation de l'oreillette n'était plus transmise au ventricule; si la constriction du faisceau de His était brusque, le ventricule subissait un arrêt soudain et restait quelque temps avant de se contracter.

M. Hering arriva à des résultats plus précis encore. Il sectionna le faisceau de His, sur dix cœurs de chien battant régulièrement dans la solution de Locke ; neuf fois il constata les phénomènes suivants :

1° Les ventricules continuaient à battre régulièrement, mais plus lentement que les oreillettes et sur un rythme différent;

2° Une excitation normale ou artificielle n'était transmise dans aucun sens ;

3° Au cas de section complète, les ventricules finissaient par battre indépendamment des oreillettes.

Ces deux auteurs corroborèrent leurs expériences par l'examen anatomique et pathologique du faisceau de His, qui leur prouva que la section avait été régulièrement effectuée dans les cas où les phénomènes précédents s'étaient produits.

M. Lohmann acheva enfin la démonstration en montrant : 1° que si l'on sépare le cœur des animaux à sang froid ou à sang chaud du point où est produit l'automatisme cardiaque normal (oreillettes), les pulsations qui apparaissent spontanément naissent le plus souvent des fibres communicantes; 2° que ces fibres sont plus excitables que le myocarde ventriculaire, et qu'en les électrisant ou en les piquant, leur automatisme peut s'exagérer au point qu'elles deviennent, pendant une ou plusieurs heures, la région d'où partent les mouvements du cœur.

A cette série de recherches si concluantes on ne fit guère d'objections. Cependant, un élève de Kronecker, Paukul, a soutenu récemment que la section du faisceau primitif, et plus spécialement de la partie connue sous le nom de faisceau de His, provoquait la bradycardie, non par la disjonction des fibres musculaires, mais par la rupture des troncs nerveux qui rampent à leur surface. A l'appui de son dire, il affirma avoir tranché isolément ces fibres sans qu'il s'ensuivît aucune modification dans l'activité cardiaque, alors que la section isolée des troncs nerveux engendrait régulièrement la bradycardie. Il tira argument de ces constatations pour proclamer la faillite de la théorie myogène et la nécessité de revenir à l'ancienne conception neurogène du fonctionnement du cœur.

Ces objections ont paru tout d'abord capitales, plus d'ailleurs pour les physiologistes que pour les médecins. Il nous importe peu, à nous, en effet, de savoir si l'altération qui provoque le ralentissement du cœur affecte plutôt les troncs nerveux que les fibres musculaires, du moment que sa disposition topographique n'est pas douteuse. Or, Paukul ne niait nullement que la région du faisceau primitf ne fût, en tout état de cause, celle qui commande la propagation de l'excitation et dont dépende la bradycardie.

L'interprétation nouvelle, proposée par Paukul, n'en mit pas moins en émoi les physiologistes. Tout d'abord, M. Fredericq ne put se défendre, en appréciant les travaux de Paukul, d'un certain étonnement qui confinait à l'ironie, en constatant la « virtuosité expérimentale » de l'auteur qui avait ainsi, à volonté, dissocié l'action des fibres musculaires de celle de leurs appareils nerveux. Il lui sembla, en tout cas, que la conviction ne devait pas être entraînée par ces seules recherches.

MM. Erlanger et J. Blackmann ont, dans un travail tout récent, réduit à néant les objections de Paukul, en même temps qu'ils ont confirmé leurs travaux antérieurs et en ont élargi la portée.

En injectant avec une fine aiguille de la teinture d'iode dans la région du faisceau de His chez le chien, ils ont produit régulièrement un « bloquage » de la contraction qui, au bout d'un temps plus ou moins long, devenait complet. Chez d'autres chiens, c'est par la striction du faisceau au moyen d'une pince qu'ils ont opéré. On refermait ensuite le thorax et on laissait cicatriser la plaie. Il était facile, au bout d'une dizaine de jours, de prendre, chez ces animaux, des cardiogrammes au niveau de la brèche costale, et de lire sur ces cardiogrammes le rythme des contractions des oreillettes et des ventricules.

Sur 11 des animaux opérés, 4 moururent rapidement et 7 survécurent. Cinq de ces derniers vécurent un temps variable, de 6 à 343 jours, avec un bloquage complet et permanent. Ils présentèrent un rythme ventriculaire allant de 35 à 50, le rythme auriculaire étant en moyenne de 129. Ils eurent des attaques syncopales, mais relativement rares. Trois de ces animaux moururent subitement pendant la nuit, et les examens histologiques montrèrent chez eux la disparition totale du faisceau de His. Par contre, les deux autres animaux survivants n'eurent qu'un ralentissement transitoire du cœur. Après leur mort, on put constater que la teinture d'iode, qui leur avait été injectée, n'avait touché que partiellement le même faisceau.

En résumé, pour les auteurs dont nous venons de citer les travaux, le faisceau de His est certainement, chez le chien, la seule union fonctionnelle entre les oreillettes et les ventricules, car il ne semble pas exister de disposition permettant la suppléance de ce faisceau. La fonction conductrice du faisceau lésé ne peut donc pas se régénérer. Erlanger et Blackmann estiment enfin que les faits contraires observés par Paukul dans le laboratoire de Kronecker doivent tenir à des défauts de technique.

Les recherches précédentes ont été effectuées de 1893 jusqu'à l'année actuelle. Elles ont eu pour résultat de prouver définitivement qu'on pouvait modifier à volonté la succession régulière des contractions auriculaires et ventriculaires, en provoquant un trouble fonctionnel ou organique d'une région déterminée du cœur. Cette région est celle des fibres unissantes, et spécialement celle qui correspond à la jonction des fibres de l'oreillette et du ventricule, au lieu dit : nœud de Tawara.

Nous savons maintenant que la désharmonie, réalisée alors dans le rythme cardiaque, consiste, suivant l'intensité du trouble provoqué, soit dans le retard, soit dans la suppression du passage de l'onde de contraction, de l'un à l'autre des réservoirs. Dans le dernier cas, on assiste à la *dissociation* des battements de l'oreillette et du ventricule, celui-ci ne répondant plus à l'excitation venue de l'oreillette, puisqu'elle ne lui est plus transmise, mais à une excitation autogène, née dans la zone des fibres unissantes, au niveau du septum.

Dissociation : voilà donc le terme ultime de l'arythmie déterminée par une lésion du faisceau de His. Ni le terme, ni la constatation du fait ne sont choses nouvelles, et nous pouvons en revendiquer la priorité pour notre pays. Le Pr Chauveau a, en effet, dès 1885, rapporté, le premier, la relation très exacte de ce phénomène, observé chez l'homme, qu'il désigne sous le nom de « dissociation du rythme auriculaire et du rythme ventriculaire ». A vrai dire, l'interprétation qu'en a donnée cet auteur nous paraît aujourd'hui inexacte, et ce n'est qu'en forçant les choses qu'il a soutenu que l'anomalie nouvelle, sur laquelle il attirait l'attention, ne pouvait avoir son explication que « dans une lésion des racines du nerf vague ». Mais l'honneur de la découverte ne lui en reste pas moins.

D) *Recherches nouvelles sur le ralentissement d'origine*

*pneumogastrique : Muskens, Rehfisch, Hering et Rihl.* — Quoi qu'il en soit, à la lumière des recherches nouvelles, on étudia, de plus près qu'on ne l'avait fait jusque là, la nature des ralentissements du pouls provoqués par des lésions nerveuses, et on rechercha, comme l'avait demandé His, si, dans les cas pathologiques où le syndrome d'Adams et de Stokes avait été observé, on ne constatait pas, au niveau du cœur, des altérations semblables à celles qui avaient été provoquées expérimentalement par les physiologistes.

On s'aperçut alors que la relation, que l'on avait voulu établir entre la plupart des ralentissements permanents du pouls et les lésions nerveuses, était en contradiction avec les données mêmes de la physiologie ; et, à mesure que l'on fût mieux averti, leurs dissemblances apparurent de plus en plus évidentes.

L'excitation expérimentale du tronc ou des noyaux d'origine du pneumogastrique permet bien d'obtenir une bradycardie, dont la réalité est connue depuis longtemps, mais qui, contrairement à ce que l'on avait d'abord cru, ne présente avec celle que nous observons habituellement en clinique que des rapports très grossiers. C'est ce qu'ont bien établi dans ces dernières années les travaux de Muskens, de Hering, de Rihl, d'Erlanger et de Rehfisch.

Ces auteurs ont montré que la bradycardie, liée à un trouble de la fonction du vague, présentait trois caractères importants qui sont : la variabilité des régions du cœur qu'elle affecte, sa courte durée, et le passage instantané du rythme normal au rythme pathologique.

La bradycardie pneumogastrique est variable dans sa nature, en ce sens que la stimulation répétée du même point du nerf met hors d'usage chez l'animal, tantôt une partie, tantôt une autre du faisceau primitif. Parfois l'inhibition se concentre sur le sinus dont la rythmicité s'affaiblit; le cœur se ralentit alors dans sa totalité : oreillettes et ventricules. Dans d'autres cas, les fibres sino-auriculaires sont électivement atteintes, et les contractions des oreillettes et des ventricules sont, pour ainsi dire, espacées en bloc. D'autres fois, c'est le faisceau de His qui subit seul l'effet de la lésion du vague, et la bradycardie est purement ventriculaire. Il peut arriver, enfin, qu'il se produise, non plus une diminution de la conductibilité, mais de l'excitabilité, soit de certaines zones du faisceau primitif, soit de l'oreillette, soit du ventricule, ce qui entraîne des bradycardies partielles qui n'ont plus rien à faire avec les bradycardies pathologiques.

Le second caractère important du ralentissement du cœur d'origine pneumogastrique est son peu de durée. On a beau soumettre ce nerf à des excitations continues, jamais on ne parvient à produire autre chose qu'un effet transitoire, et *on ne peut empêcher* le retour du rythme normal du cœur, soit qu'il se rétablisse d'emblée, soit que même, comme l'a montré Gaskell, ce retour soit précédé d'une courte phase de tachycardie.

Enfin, l'évolution même de la bradycardie pneumogastrique a, comme l'a montré Rehfisch, quelque chose de très particulier, surtout si l'on considère le mode d'apparition et de disparition des périodes anormales. A une révolution normale de tous points succède brusquement une pause partielle ou totale du cœur ; à celle-ci fait suite une série de révolutions encore trop longues, mais de durée décroissante, aboutissant progressivement au retour du rythme physiologique.

Nous voilà loin, vous le voyez, du ralentissement du cœur produit par des lésions du faisceau des fibres unissantes. Sans doute, ces deux grands types ne sont pas sans analogie, et l'on comprend que l'on s'y soit trompé longtemps ; cependant, seules, les formes légères de la bradycardie de cause intracardiaque sont comparables à la bradycardie de cause pneumogastrique. Mais cette dernière n'a jamais la même durée que les premières ; elle est toujours incapable de créer la dissociation absolue et permanente du rythme des différentes parties du cœur, et de réaliser, en un mot, cette bradycardie définitive et immuable qu'engendrent si parfaitement les lésions irrémédiables du faisceau primitif.

Comme vous le voyez, Messieurs, la découverte de His avait eu pour effet de provoquer une revision complète des données pathogéniques relatives au « pouls lent permanent ». La théorie nerveuse était devenue incompatible avec les recherches nouvelles des physiologistes, et, d'autre part, malgré les efforts de ses défenseurs, il n'y avait pas de faits anatomo-pathologiques concluants qui fussent capables de la justifier.

E) *Revision des faits anatomo-pathologiques.* — A l'inanité des recherches faites dans ce sens s'opposa bientôt la réalité des constatations entreprises sur l'invitation de His, et qui portèrent sur l'état du cœur chez les sujets atteints de ralentissement du pouls avec attaques syncopales ou épileptiformes.

En 1904, Handford publia une observation sous ce titre: Gomme du cœur. — Mort par bloquage du cœur (Heart-block). — Contraction rythmique des oreillettes pendant les longs silences. — Pour la première fois, le syndrome clinique était rattaché à une lésion anatomique déterminée du faisceau unissant.

D'autres faits analogues furent rapportés en Amérique, en Angleterre, en Allemagne et en France. En 1906 leur nombre se multiplia singulièrement. Trois, entre autres, présentèrent un grand intérêt : ils étaient dus à Schmoll, à Hay, à Jellinek, Cooper et Ophüls.

Dans le cas de Schmoll, on constata pendant la vie une dissociation auriculo-ventriculaire et, après la mort, une dégénérescence totale de la cloison septale. C'était, trait pour trait, la reproduction, en pathologie, des expériences de His junior.

La même année, Hay publiait un cas analogue ; il ne s'agissait plus cette fois de dégénérescence du septum, mais de lésions irritatives de la même région ; c'était l'affection prise dans sa phase active d'évolution.

L'observation de Jellinek, Cooper et Ophüls, particulièrement suggestive, a trait à un ralentissement subit du cœur survenu au cours de la blennorrhagie, chez un jeune sujet, à l'autopsie duquel on trouva une oblitération complète, de nature infectieuse, de l'artère de la cloison.

Enfin, en 1907 et dans les années ultérieures, nous publiâmes, avec Esmein, un certain nombre de cas où le syndrome d'Adams-Stokes, dûment constaté pendant la vie, eut pour corollaire, après la mort, une lésion de la région du septum.

Les faits semblables se sont singulièrement multipliés depuis lors. Je n'entreprendrai pas de vous les rapporter. Vous n'aurez qu'à consulter les « Archives des maladies du cœur », que je dirige, pour vous convaincre qu'il n'y a pas de semaine où il n'en soit publié. Ils ont tous, pour caractère clinique essentiel, le ralentissement paroxystique ou permanent du pouls, et, pour substratum anatomique, une lésion du faisceau de His, dont la nature peut être variable, mais dont la disposition topographique est immuable.

Ce qui a permis, dans les cas précédents, de conclure que l'altération de la région incriminée était bien la cause des troubles observés pendant la vie, c'était leur similitude même avec ceux réalisés par la lésion expérimentale du faisceau de His.

L'étude clinique du syndrome d'Adams-Stokes vous prouvera mieux que tout raisonnement la réalité de cette ressemblance.

II. — **Étude clinique du syndrome d'Adams-Stokes lié à une altération myocardique.** — A) *Modes de début.* — Le ralentissement du pouls avec attaques syncopales peut apparaître à tout âge. Il est cependant habituel qu'il survienne à une époque avancée de la vie, entre 50 et 70 ans. Aussi paraissait-il rationnel d'en faire l'apanage de la sénilité et de l'attribuer à des lésions athéromateuses des artères. Mais le trouble peut être plus précoce, car nous l'avons constaté chez un sujet de 20 ans, au cours d'une syphilis secondaire.

Le plus ordinairement, les choses se passent de la façon suivante : c'est pour des troubles nerveux que le malade vient consulter, et l'on apprend qu'ils consistent dans des accidents vertigineux, des pertes passagères de connaissance, ou même dans des attaques convulsives. On est alors amené à examiner le pouls et à constater qu'il présente une lenteur habituelle ou transitoire, les troubles nerveux coïncidant avec les phases de ralentissement.

Dans d'autres cas, le ralentissement du pouls est une véritable trouvaille clinique. Ni le médecin, ni le malade, n'en auront été avertis, celui-ci ayant ou non été atteint d'accidents nerveux auxquels il n'aura pas attaché d'importance et qui auront, d'ailleurs, complètement disparu au moment de l'examen.

D'autres fois, le ralentissement du pouls, avec ou sans troubles nerveux, survient à la suite d'une longue période d'irrégularités, auxquelles souvent on n'aura pas pris garde. J'ai déjà attiré votre attention sur cette forme encore mal connue de la bradycardie, très intéressante cependant, parce qu'elle nous révèle, par son évolution particulière, les actes anatomiques successifs qui ont pour siège la région du faisceau des fibres unissantes. Pendant des mois ou des années le sujet n'aura été affecté que de battements de cœur de nature extrasystolique, puis ces extrasystoles se seront « massées » pour constituer de véritables accès de tachycardie paroxystique, prélude de l'arythmie inverse et terminale qui sera une bradycardie véritable. Mackenzie en a publié un cas. MM. Laubry, Esmein et Foy en ont rapporté un autre, observé dans mon service. Un malade de la ville que je soigne en ce moment a présenté des accidents analogues.

Enfin, mais exceptionnellement, le début est subit et le syndrome, quasi expérimental, est constitué d'emblée dans son entier. Tel le cas rapporté par Jellinek, Cooper et

Ophüls, dont j'aurai l'occasion de vous reparler, et qui se termina rapidement par la mort.

B) *Phase paroxystique ; troubles vertigineux ; phénomènes objectifs, systoles en écho, examen des tracés.* — On voit donc qu'il y a des façons différentes pour le malade d'en arriver à la bradycardie permanente. Cependant, si l'on veut, pour plus de précision, s'en référer à une description type, qui sera toujours un peu schématique, étant donnée la diversité des cas, on peut reconnaître à la maladie deux phases successives qui sont : la première, une phase de ralentissement paroxystique avec troubles nerveux ; la seconde, une phase de ralentissement permanent, avec disparition habituelle, mais non constante, des accidents précédents.

La première comporte le pronostic le plus grave. Elle ne se présente pas toujours avec le même aspect clinique. Les crises paroxystiques de ralentissement se greffent sur un pouls habituellement bas, de 30 à 40 pulsations, pour l'abaisser plus encore au chiffre de 12 à 20 : ou bien, elles surviennent brusquement, alors que le rythme du cœur est presque normal. Dans l'un et l'autre cas, elles ont pour effet de provoquer l'apparition de troubles nerveux caractéristiques.

Ces troubles consistent dans des vertiges, des attaques syncopales ou des crises apoplectiformes et convulsives.

Le vertige n'a, d'ordinaire, pas de gravité. D'ailleurs vous aurez rarement l'occasion de le constater de visu, et vous le connaîtrez surtout par le récit du malade. C'est une obnubilation très passagère, ne s'accompagnant pas de perte de connaissance, obligeant tout au plus le sujet à s'appuyer aux objets qui l'environnent, et disparaissant sans laisser de suites.

L'attaque syncopale, elle, ne saurait passer inaperçue. Elle a des caractères particuliers. Elle surprend le malade en pleine connaissance, parfois au moment même où il répond à vos questions. Tout à coup son visage pâlit, ses yeux deviennent vagues; puis, quelques secondes après, son visage se colore à nouveau, ses yeux reprennent leur éclat, il pousse un soupir et il semble qu'il se réveille d'un sommeil profond qui n'aurait duré qu'un instant. Malgré sa courte durée, la perte de connaissance a été néanmoins complète. N'est-ce pas à des accidents de cet ordre qu'aurait été sujet Napoléon Ier qui, comme on le sait, présentait une lenteur inaccoutumée du pouls et qui était également atteint de crises nerveuses, sur la nature desquelles les historiens ne s'accordent pas ? L'interprétation que j'en propose est au moins vraisemblable.

Pendant que les phénomènes précédents se succèdent,

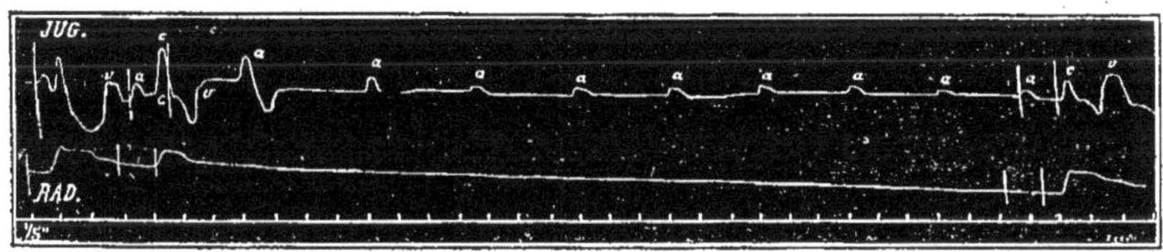


Fig. 36. — Pauses du pouls à la période paroxystique du syndrome d'Adams-Stokes. Les contractions actives de l'oreillette ($a$) persistent pendant toute la suspension du pouls. Après la pause, d'une durée de 6″, l'espace $a$ $c$ reste allongé.

le pouls subit des variations caractéristiques. Au moment de la crise, ses battements sont espacés au point de ne se manifester que toutes les 3, 6 et 10 secondes, pour revenir progressivement, au moment du réveil, au chiffre où ils étaient antérieurement (fig. 36).

Un pas de plus, et nous aboutissons à l'attaque épileptiforme et convulsive.

Déjà, dans la forme précédente, on a pu remarquer que le sujet, au moment de se réveiller, avait présenté un ou deux petits mouvements nerveux semblables à des tics, soit du visage, soit des membres, mais cela n'était que fugitif. Au contraire, dans la variété que nous étudions maintenant, ces manifestations prennent une intensité toute particulière: la perte de connaissance est plus soudaine, plus profonde; il semble que le sujet soit d'emblée plongé dans le coma; puis, tout à coup, ses muscles se raidissent, et souvent à tel point qu'il se trouve comme soulevé dans son lit, en véritable opisthotonos, pendant que les membres sont agités de mouvements convulsifs. Cela peut ne durer qu'un instant, pour se reproduire à de courts intervalles, et constituer un véritable état de mal pendant lequel le visage présente alternativement des phases de pâleur et de congestion.

En même temps, le pouls est d'une lenteur impressionnante ; c'est avec anxiété que vous en attendez le retour, car il peut se passer 10″ et même 15″ — nous l'avons vu, — avant qu'une pulsation nouvelle apparaisse sous le doigt.

Quand les choses vont jusque là, toutes les éventualités sont à craindre, et il n'est pas rare que la mort vienne subitement mettre un terme au drame tragique dont le cœur est victime.

Les troubles nerveux que je viens de vous faire connaître s'étagent donc ainsi sur des degrés de gravité croissante, et l'on peut les prévoir parfois chez un même sujet, d'après l'intervalle qui sépare deux pulsations.

Chez un de mes malades, un intervalle de 3″ provoquait le simple vertige; à 8″ apparaissait l'attaque syncopale, et à 15″ l'attaque épileptiforme et convulsive. Ce n'est pas à dire qu'il en soit de même chez tous les sujets, car certains peuvent présenter la même succession de troubles nerveux à des degrés différents de ralentissement, mais il me paraît intéressant de noter que, chez un même sujet, les choses se passent comme je viens de le dire, et qu'il y a pour lui des moments déterminés où l'on est sûr de voir apparaître soit l'attaque syncopale, soit l'attaque convulsive.

Les accidents nerveux que je viens de décrire sont, à n'en pas douter, consécutifs à la suspension de l'activité du ventricule. C'est l'ischémie cérébrale qui les commande, et cette ischémie est elle-même causée par la modification que subit la circulation à sa source. J'insiste sur ce point, car certains auteurs ont interprété les phénomènes différemment. Pour eux, le trouble qui les provoque devrait être considéré comme d'origine bulbaire, ce qui rendrait compte de la coexistence des convulsions épileptiformes et du ralentissement du pouls. Cette opinion est aujourd'hui insoutenable. D'ailleurs la physiologie nous apprend que l'on peut provoquer à volonté, chez l'animal, la syncope ou l'épilepsie

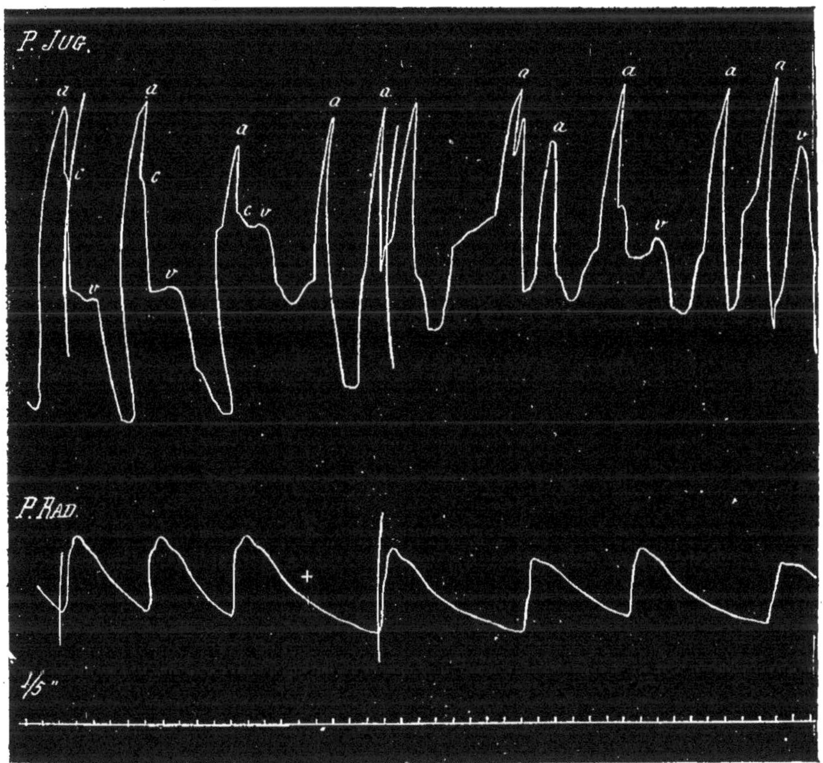


Fig. 37. — Bloquage passager à la phase paroxystique du syndrome d'Adams-Stokes. Au milieu du tracé, le pouls, auparavant normal, se ralentit brusquement. Entre ces battements lents, on constate des systoles auriculaires sans réponse.

par la compression de l'aorte à son origine, ou celle des vaisseaux carotidiens, c'est-à-dire dans des conditions où le bulbe ne prend aucune part.

Étudions maintenant les signes objectifs de l'affection, et pour cela adressons-nous à l'auscultation du cœur et à l'examen des tracés.

Habituellement, le seul phénomène perceptible à l'auscultation consiste dans la lenteur plus ou moins grande du rythme du cœur. Aucun bruit ne se fait entendre dans l'intervalle de deux pulsations ; c'est le fait habituel dans la phase de bradycardie permanente, avec dissociation auriculo-ventriculaire. Je vous l'indique maintenant pour ne plus avoir à y revenir.

Mais dans la phase que nous étudions en ce moment, il n'est pas exceptionnel que l'on entende des bruits surajoutés, se reproduisant à deux ou trois reprises pendant le long silence. M. Huchard leur a donné le nom imagé de « systoles en écho ». Le plus souvent, je me hâte de le dire, ces bruits surajoutés ne sont purement et simplement que des extrasystoles incomplètes, et leur présence indique que l'on a affaire, non pas à une bradycardie véritable, mais à une fausse bradycardie par bigéminisme. J'ai déjà attiré votre attention sur ce point, au sujet du ralentissement du cœur dû à la digitale. Faut-il interpréter de la même façon les systoles en écho qui se produisent au cours de la phase paroxystique de la bradycardie véritable, ou faut-il leur attribuer une origine différente et les rattacher, comme on l'a proposé, à la contraction isolée de l'oreillette ? Je ne puis m'y résoudre, car nous savons que la systole auriculaire est habituellement silencieuse. Je ne serais pas éloigné, pour ma part, de croire qu'ici encore il s'agit de manifestations extrasystoliques. Seule l'étude attentive des tracés pourra nous renseigner définitivement sur ce point, et je crois être autorisé à dire qu'elle plaide dans ce sens.

Passons maintenant à l'examen comparé des tracés de la radiale et de la jugulaire. L'interprétation en est facile. Vous voyez d'abord (fig. 36) que le nombre des soulèvements veineux est plus grand que celui des soulèvements artériels : certains des premiers sont intercalés entre les seconds ; d'autres fois, ils semblent se succéder comme à l'état normal. Mais ce n'est qu'une apparence. Le plus souvent, surtout lorsque le pouls tend à se ralentir outre mesure, il y a une gêne notable dans le passage de la contraction de l'oreillette au ventricule, gêne qui est révélée par ce fait que la contraction ventriculaire retarde sur le battement auriculaire. Cela se traduit par un espacement anormal de l'intervalle *a c*. A d'autres moments, le bloquage est complet, l'onde de contraction n'est pas seulement retardée, elle est complètement entravée, et le soulèvement *a* se manifeste seul (fig. 37).

Tels sont les symptômes subjectifs et les caractères objectifs de la première phase, ou phase paroxystique du ralentissement du pouls. Les phénomènes peuvent en rester là, car la mort subite vient souvent mettre fin aux accidents. C'est ce qui arrive trop fréquemment lorsque le tableau clinique a été au complet, c'est-à-dire dans les cas où les crises convulsives et apoplectiformes ont été répétées ou subintrantes.

c) *Phase de ralentissement permanent : lenteur invincible du pouls ; épreuve de l'atropine ; examen des tracés ; dissociation auriculo-ventriculaire.* — Il en est autrement lorsque l'affection s'est bornée aux petites crises vertigineuses ou syncopales. Très souvent alors les troubles nerveux s'espacent, perdent de leur intensité et le malade se croirait définitivement guéri si, incidemment, à propos de toute autre chose, il ne s'apercevait pas lui-même, ou n'était averti par un médecin, de la lenteur insolite de son pouls.

On pourrait croire alors que ce ralentissement s'est constitué de toutes pièces sans symptômes précurseurs ; mais, si l'on procède à un interrogatoire minutieux, on ressuscitera pour ainsi dire la phase initiale de la maladie et on la diagnostiquera rétrospectivement, en apprenant que le sujet a souffert jadis de troubles vertigineux, mais si légers qu'il s'en souvient à peine. J'ai eu l'occasion de constater plusieurs exemples de cette évolution silencieuse. En voici un, entre autres, particulièrement frappant.

Il s'agissait d'un homme âgé de 60 ans, jardinier de son état, fort bien portant en apparence et qui ne présentait, comme symptôme anormal, qu'un ralentissement du pouls, lequel battait 24 fois à la minute ; à peine y avait-il un peu d'oppression dans les efforts physiques prolongés. En interrogeant cet homme, nous apprîmes qu'il avait passé par une période de malaises mal définis qui avaient rendu le travail difficile. Ces malaises consistaient en de petites crises vertigineuses, dont certaines avaient été suivies de perte de connaissance avec ébauche de mouvements convulsifs. On avait même parlé d'épilepsie. Puis ces troubles avaient disparu. Depuis deux ans, il ne s'en était plus produit. Cependant, vous ai-je dit, le pouls ne remontait pas au-delà de 24 pulsations. Chez ce malade, la dissociation des battements auriculaires et ventriculaires était complète.

Dans d'autres cas, la descente vers la bradycardie permanente se fait par échelons. Je viens d'en avoir justement un exemple. Un homme de 60 ans est atteint d'une grippe légère qui le laisse asthénique pendant plusieurs semaines ; mais ce dernier état est assez particulier, parce qu'il s'accompagne d'« obnubilations passagères ». Le pouls tombe à 44 pulsations; quelques jours après il est à 38, puis à 30. Le jour où j'ai vu le malade, il ne dépassait pas 28. Depuis un mois, il est comme fixé à ce chiffre et il n'y a plus de troubles nerveux.

Ces deux sujets sont entrés dans la deuxième phase, celle du ralentissement permanent du pouls avec disparition des accidents nerveux. Les signes de l'affection sont donc, à cette époque, purement objectifs ; en quoi consistent-ils ?

Tout d'abord, c'est la lenteur constante du rythme, lequel, très habituellement est de 24 à 36 pulsations à la minute. Cette lenteur est d'autant plus caractéristique qu'elle ne cède à aucun des moyens qui, d'ordinaire, chez un sujet normal, accélèrent les battements cardiaques : le passage de la position couchée à la station verticale, la course, sont sans effet. La fièvre même, s'il en survient, ne fait pas battre le cœur plus vite; son action est comme dissociée, car elle ne se caractérise plus que par l'élévation thermique. Nous avons, en 1893, rapporté le cas d'un sujet atteint de bradycardie permanente, qui, au cours d'une grippe avec température de 41°, vit son pouls passer simplement de 24 à 28 pulsations.

Enfin, l'action de l'atropine est complètement nulle. Vous vous souvenez que cette substance, injectée sous la peau à la dose de un à deux milligrammes, provoque habituellement, par inhibition du nerf vague, une accélération du pouls qui peut le faire passer, après dix minutes environ, de 70 à 120 ou 130 à la minute. Ici, rien de pareil : l'épreuve de l'atropine est négative et la lenteur du pouls reste immuable.

C'est à l'examen des tracés graphiques qu'il faut demander la raison de ces singularités.

On aurait peine à croire, en regardant la courbe jugulaire

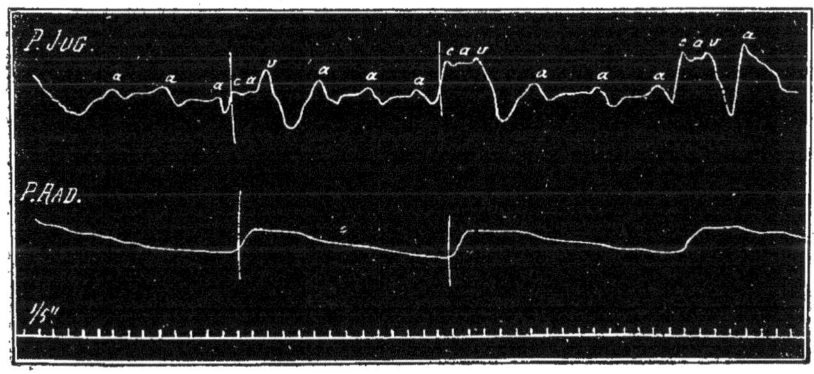


Fig. 38. — Dissociation auriculo-ventriculaire totale dans un cas de syndrome d'Adams-Stokes.

et le tracé radial ci-dessus (fig. 38), qu'ils ont été recueillis chez le même sujet, tant leurs rapports chronologiques sont bouleversés. Les battements auriculaires se manifestent bien avec leur rythme normal, mais le pouls ne dépasse pas 24 à la minute. Mais ce qui est le plus curieux, c'est de voir que les battements auriculaires n'affectent, avec les soulèvements radiaux, aucun rapport déterminé. Parfois, et c'est le cas le plus fréquent, ils s'effectuent sans donner lieu à aucune réponse du ventricule, et par conséquent de la radiale. Parfois, mais c'est un simple effet du hasard, ils se trouvent rapprochés de la pulsation radiale, sans que l'on puisse reconnaître entre eux l'intervalle normal qui, d'habitude, sépare une contraction auriculaire d'une contraction ventriculaire ; il y a cette dissociation auriculo-ventriculaire complète dont je vous parlais tout à l'heure.

Cette constatation explique les diverses particularités que je viens de vous signaler. Il résulte en effet de l'indépendance des battements auriculaires et des battements ventriculaires que les conditions accélératrices : course, fièvre, atropine, provoquent bien une augmentation de la fréquence des premiers, mais sont sans effet sur les seconds, puisqu'il y a impossibilité pour le stimulus normal, dont la reproduction est accélérée par les procédés précédents, à passer de l'oreillette au ventricule.

Il semblerait que d'autres preuves de la réalité de la dissociation auriculo-ventriculaire fussent superflues ; cependant, nous avons pu, dans des recherches récentes, pousser la démonstration plus loin encore, en employant pour cette étude les méthodes nouvelles, c'est-à-dire l'inscription des battements de l'oreillette gauche par la voie œsophagienne et l'électro-cardiographie.

Les tracés œsophagiens nous ont montré, en effet, que les phénomènes n'étaient pas limités au cœur droit et que le cœur gauche, région inaccessible aux méthodes graphiques habituelles, se comportait comme son congénère. Les deux oreillettes se contractent ensemble, comme en font foi les soulèvements synchrones de la jugulaire et du style œsophagien. D'autre part, les pulsations radiales sont complètement indépendantes des contractions auriculaires gauches. Ainsi donc la dissociation auriculo-ventriculaire est certaine, et elle affecte également les deux parties, droite et gauche, du cœur. C'est le résultat le plus évident fourni par l'inscription œsophagienne des battements cardiaques.

Les électrocardiogrammes nous ont, de leur côté, fourni des renseignements sur la seule région du cœur qui eût échappé encore à notre exploration, c'est-à-dire sur le ventricule droit. Or, ils montrent que le fonctionnement des deux ventricules est resté synchrone, comme celui des deux oreillettes. Sur le tracé ci-joint (fig. 39), il n'y a qu'un seul soulèvement présystolique, qu'un seul soulèvement systolique. Le premier coïncide avec une systole des *deux* oreillettes, le deuxième avec une systole des *deux* ventricules. S'il en était autrement, et si les deux oreillettes ou les deux ventricules ne se contractaient pas au même moment, il y aurait, sur l'électrocardiogramme, comme l'ont établi Kraus et Nicolaï, un dédoublement de l'un ou l'autre des soulèvements.

Pourtant les deux soulèvements considérés se distinguent ici des soulèvements physiologiques en ce qu'ils

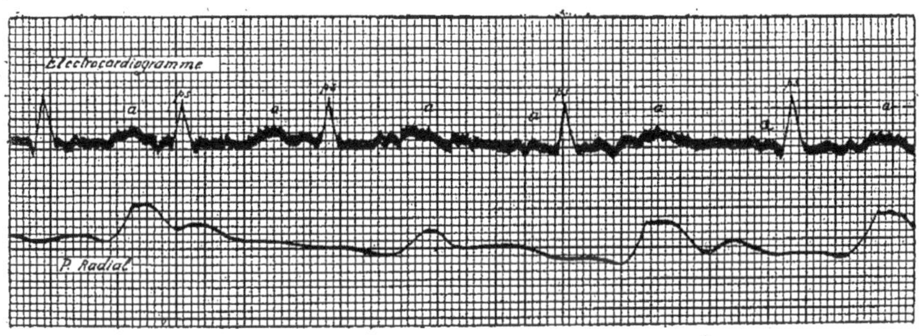


Fig. 39. — Electrocardiogramme dans le syndrome d'Adams-Stokes

ont perdu leurs rapports chronologiques normaux. Au lieu de rester séparés par un intervalle fixe, ils apparaissent sur les courbes aux distances les plus variables, et les présystoliques se trouvent être notablement plus nombreux.

La conclusion qui se dégage de l'étude anatomo-pathologique et clinique que nous venons de faire est que le ralentissement du cœur et du pouls, observé pendant la vie chez des sujets à l'autopsie desquels on a constaté une lésion de la paroi septale au niveau des fibres du faisceau de His, est bien lié à cette lésion même.

La dissociation auriculo-ventriculaire, terme ultime des altérations provoquées expérimentalement sur la région incriminée, est le phénomène auquel aboutit également la bradycardie observée en clinique. L'analogie est évidente. Elle nous autorise à isoler du groupe autrefois confus des bradycardies un type morbide particulier édifié sur les données de la physiologie, de l'anatomie pathologique et de la clinique. Il a pour fondement clinique le ralentissement du cœur et du pouls, tel qu'on le connaît depuis Adams et Stokes, pour fondement anatomique une lésion du faisceau primitif, pour fondement pathogénique, l'insuffisance progressive de la conductibilité aboutissant à sa complète suppression.

La maladie, ainsi individualisée, est tellement caractérisée par le rythme nouveau du cœur, que Hering a proposé de lui donner le nom de maladie de la dissociation (Dissociation's Krankheit.)

Sans me prononcer encore sur l'intérêt que présenterait une semblable dénomination, je vous ferai seulement remarquer que le fait même qu'elle a été proposée montre bien que la bradycardie d'origine intramusculaire avec syndrome d'Adams-Stokes est une entité morbide dont la réalité clinique et le substratum anatomique ne sauraient plus être mis en doute.

D) *Auto-régulation ventriculaire et disparition des accidents nerveux.* — Il est, Messieurs, deux questions qui se posent encore avant d'arriver à la connaissance complète des phénomènes cliniques du ralentissement permanent du pouls : d'abord de savoir comment il peut se faire que les ventricules continuent à battre rythmiquement, alors que le pouvoir de conductibilité est complètement aboli ; ensuite d'expliquer la disparition des troubles nerveux, à l'époque où le pouls s'est définitivement ralenti.

Si, au cours de la dissociation auriculo-ventriculaire complète, les contractions du ventricule obéissent à une cadence régulière quoique ralentie, cela tient à ce fait qu'elles ne dépendent plus des excitations auriculaires, assez souvent désordonnées à ce moment, mais d'excitations propres, autonomes, nées dans la paroi ventriculaire même, là où passe le faisceau primitif du cœur.

Je vous ai dit, en effet, qu'à l'état physiologique le stimulus prenait son origine au niveau de la zone sinusale, mais que, dans certaines conditions pathologiques, notamment lorsque la propagation de la contraction est entravée dans son parcours, toute autre région du cœur, appartenant au système du faisceau primitif pouvait devenir apte à donner naissance aux excitations initiales. C'est ce qui arrive dans le cas présent : le ventricule, privé de ses relations habituelles avec l'oreillette, règle ses battements d'après un rythme nouveau commandé par le ventricule lui-même. Il est alors, comme l'on dit, en état d'auto-régulation « Selbstregulierung » ; d'autre part, le fait que l'oreillette et les ventricules obéissent à des excitations d'origine différente : région sinusale d'une part, paroi septale de l'autre, nous rend compte de la discordance si particulière que l'on constate alors sur les tracés de la jugulaire de la pointe du cœur, et de l'artère radiale.

Mais ce qu'il y a d'assez spécial, c'est que la cadence nouvelle, réglée par l'automatisme ventriculaire, reflète celle qui avait été déterminée par la lésion progressive du faisceau de His, au moment où la dissociation complète s'est effectuée. Le pouls reste au chiffre où il avait été alors amené. La raison de cette singularité nous échappe encore aujourd'hui.

J'ajouterai d'ailleurs que ce fait, quoique très habituel, n'est cependant pas constant. Il peut arriver, en effet, qu'après la phase paroxystique, le pouls remonte à un chiffre presque voisin de la normale, ce qui, avec la disparition des accidents nerveux, autoriserait à croire à une guérison complète, si un examen minutieux ne venait pas révéler la persistance de troubles organiques.

Nous avons rapporté, avec MM. Clerc et Esmein, un fait de cet ordre. Il s'agissait d'un malade qui, après être sorti de la phase de ralentissement paroxystique, aurait paru complètement guéri, puisque les troubles nerveux avaient disparu, en même temps que la fréquence du pouls s'était rétablie au chiffre de 50 à 55 environ, c'est-à-dire presque jusqu'au chiffre normal. L'examen des tracés nous montra que la dissociation des battements auriculaires et ventriculaires n'en avait pas moins persisté. Volhard a publié récemment un cas analogue.

La disparition habituelle des troubles nerveux à la phase de « pouls lent permanent » ou « d'auto-régulation » est ordinairement attribuée à une sorte d'adaptation des centres nerveux à l'ischémie qui résulte de la lenteur des contractions. Cela est possible, et l'adaptation est d'autant plus explicable alors que la lenteur prononcée du cœur étant compensée par la régularité même de ses battements, la circulation cérébrale n'est plus soumise à ces « à-coups » dont le danger se fait particulièrement sentir à la phase de ralentissement paroxystique. Mais il est aussi une autre considération dont il faut tenir compte : c'est que, malgré le chiffre bas auquel peuvent être tombées les pulsations, leur espacement n'atteint cependant pas le degré où les troubles nerveux ont coutume d'apparaître ; il est rare qu'il dépasse deux secondes, et nous savons que cet intervalle, si facilement atteint au cours de la phase paroxystique, est nécessaire pour que les accès syncopaux se manifestent. Cette explication n'est pas invoquée d'ordinaire, elle nous paraît cependant plausible et de nature à rendre compte de la disparition des troubles nerveux dans le ralentissement permanent du pouls.

Le pronostic de l'affection est tout différent ici de ce qu'il était dans la première phase de la maladie ; et cela se conçoit aisément, si l'on se souvient que la gravité réside surtout dans le danger que les accidents nerveux font courir au malade.

En fait, les sujets heureusement parvenus à la période de pouls lent permanent peuvent présenter une très longue survie. Wenckebach rapporte que sir William

Gairdner, le fameux clinicien de Glascow, était atteint de pouls ralenti. Lorsqu'il le vit, il avait 84 ans, et il vécut encore deux années. Je connais des exemples analogues, celui notamment d'un homme âgé de 83 ans, dont le pouls bat 24 fois à la minute et chez lequel les troubles nerveux ont disparu depuis sept ans.

E) *Rôle de la syphilis dans la genèse de la bradycardie.* — Je vous ai dit, Messieurs, que le syndrome clinique d'Adams-Stokes, caractérisé, dans sa phase ultime, par la dissociation auriculo-ventriculaire, avait pour substratum anatomique une altération du faisceau de His. Mais, si la disposition topographique de la lésion est toujours identique, il n'en est pas de même de sa nature, qui peut être très variable. Tour à tour, on a signalé la dégénérescence graisseuse du cœur, comme dans le cas d'Adams, la myocardite scléreuse ou des tumeurs primitives, voire même, comme dans l'observation de Jellinek, Cooper et Ophüls, une oblitération de l'artère coronaire par des colonies microbiennes au cours de la blennorrhagie, etc. Cependant, au milieu de cette diversité, une affection, entre toutes, joue un rôle prépondérant dans la pathogénie de la lésion causale : c'est la syphilis.

La syphilis cardiaque est, en général, assez mal connue. On met souvent et trop facilement sur son compte bien des troubles dont elle n'est pas responsable. Il semble cependant qu'elle soit très fréquemment en cause dans le ralentissement du pouls, lié à une lésion du faisceau de His. Pourquoi localise-t-elle plus volontiers ses effets sur la région des fibres unissantes que sur toute autre région du cœur ? Cela n'est pas encore clairement expliqué, mais le fait n'en est pas moins réel.

Si l'on examine les observations cliniques et anatomiques publiées jusqu'ici, on s'aperçoit que, dans un tiers des cas environ, la nature syphilitique des lésions a été nettement établie ; elle pouvait être également considérée comme probable dans bon nombre d'autres.

Fait plus significatif encore, le traitement mercuriel essayé par divers auteurs a été, à différentes reprises, suivi de guérison, soit des phénomènes épileptiformes ou syncopaux, soit même de tous les troubles, y compris le ralentissement du pouls. Je citerai comme particulièrement probantes les observations de Moritz, de Thornton, d'Esmein et le cas d'Erlanger, le plus démonstratif, qui concernait un malade chez lequel la dissociation auriculo-ventriculaire était telle que le ventricule ne donnait qu'un battement pour quatre contractions auriculaires. Après le traitement mercuriel, le rythme redevint rapide et régulier.

La syphilis peut se manifester ici sous ses deux formes anatomiques habituelles : lésions gommeuses ou scléreuses, et lésions embryonnaires. D'après les faits observés, il semble que la première se rencontre plus fréquemment avec le ralentissement permanent du pouls ; la deuxième avec le ralentissement paroxystique.

Les gommes de la cloison ne sont pas rares. Je vous ai rappelé que le cas publié par Rendu et interprété d'une façon erronée par son auteur, avait trait à une lésion de cette nature.

J'ai, pour ma part, rapporté avec Esmein un fait de ralentissement paroxystique causé par une lésion syphilitique, de structure embryonnaire, du faisceau de His. Il s'agissait d'un sujet chez lequel le pouls passait presque instantanément de 50 à 30, 18 et même 10 pulsations à la minute, en même temps qu'il se produisait des crises convulsives. Ce sujet niait tout antécédent syphilitique : la syphilis n'était cependant pas douteuse, car on notait l'existence d'un tabes incipiens associé à une lésion cardiaque. Il succomba au cours d'une crise.

A l'autopsie on constata, outre la lésion aortique, la présence d'une plaque de sclérose, lisse et grisâtre, étoilée, mesurant trois centimètres sur deux, et siégeant au niveau de la partie postérieure de l'oreillette droite, contre la cloison interauriculaire. Sur une coupe, la lésion occupait toute l'épaisseur de la paroi septale, englobant la grande veine coronaire, et répondant à la région où commence le faisceau de His. On voyait, à l'examen microscopique, qu'il s'agissait d'une sclérose irrégulière contenant des îlots, le plus souvent périvasculaires, de cellules embryonnaires.

La section de la cloison interventriculaire fut encore plus instructive. Si, dans la partie supérieure du septum interauriculaire et dans la partie inférieure du septum interventriculaire, les fibres musculaires étaient assez bien conservées, par contre, toute la portion intermédiaire comprenant le renflement, le rétrécissement et la division du faisceau de His présentait un aspect graisseux, jaunâtre, principalement accentué à la partie moyenne. Sur les coupes histologiques, on notait, de haut en bas, la disparition progressive des fibres musculaires, étranglées par un tissu de sclérose et en dégénérescence graisseuse. Au niveau du septum membraneux, il n'existait plus que du tissu conjonctif adulte, et, à la place exacte du faisceau communiquant, il y avait une infiltration totale, par des cellules embryonnaires. Au-dessus apparaissaient les fibres musculaires dégénérées. La disposition des lésions et leurs caractères histologiques permettaient d'affirmer leur nature scléro-gommeuse.

Le caractère dissemblable des lésions syphilitiques du faisceau unissant vous explique que le traitement puisse réussir dans certains cas et échouer dans d'autres. S'il s'agit d'infiltration embryonnaire, ou de gomme de la cloison, son efficacité sera probable ; elle sera plus douteuse lorsqu'on aura affaire à la myocardite scléreuse. Il y aura donc grand intérêt à faire rapidement le diagnostic du ralentissement du pouls pour avoir chance d'intervenir utilement.

III. — **Des bradycardies indépendantes d'altérations myocardiques.** — Messieurs, malgré l'importance qu'a pris en nosographie, au cours de ces dernières années, le ralentissement du pouls d'origine myocardique, il ne faudrait pas croire que le syndrome d'Adams-Stokes ne puisse reconnaître d'autre cause qu'une altération du faisceau de His ; nous avons, avec intention, laissé de côté l'étude des faits susceptibles d'une interprétation différente. Il est temps maintenant d'y revenir.

Je vous ai dit que les recherches récentes provoquées par la théorie myogène avaient abouti à une revision des données relatives à l'action inhibitrice du pneumogastrique. Elles n'avaient pas eu comme conclusion de faire, à tout jamais, rejeter de la pathologie la possibilité de bradycardies d'origine nerveuse, mais elles avaient conduit à prévoir que ces bradycardies devaient présenter des caractères très différents des précédentes, et semblables à celles que reproduit également l'expérimentation. Cette partie de la question restait donc à reviser.

D'autre part, il n'est pas douteux que certains poisons agissent d'une façon très particulière sur le rythme du cœur, soit pour l'accélérer, comme le fait l'atropine, soit pour le ralentir, comme le font la digitaline, la muscarine, etc. Leur mode d'action, pour les derniers de ces poisons tout au moins, est encore discuté, mais leur effet est certain. Nous aurons donc aussi à en tenir compte dans l'exposé qui va suivre, et nous commencerons par le rôle des intoxications dans la bradycardie.

A) *Bradycardies toxiques : digitale, ictère, urémie.* — Le ralentissement du pouls a été signalé dans trois intoxications principales : la digitale, les sels biliaires et les poisons de l'organisme, au cours de l'urémie. J'emploie à dessein ce terme de « ralentissement du pouls » de bradysphygmie, car il correspond bien à la majorité des cas, où il s'agit, non d'un espacement véritable des battements cardiaques, mais seulement d'une simple lenteur du pouls. Il n'est pas douteux, en effet, que dans nombre de circonstances, le ralentissement ne soit dû à un bigéminisme, non senti à la radiale. J'ai longuement insisté sur ces faits dans ma leçon sur les extrasystoles, je n'aurai donc plus à y revenir.

Mais, en dehors de ces éventualités, y en a-t-il d'autres où le ralentissement affecte à la fois le cœur et l'artère radiale, où il constitue un véritable syndrome d'Adams-Stokes et soit susceptible des mêmes complications? La chose n'est pas improbable, mais elle mérite discussion.

Si, parmi les trois poisons que je viens de vous énumérer, il en est un qui doive être plus particulièrement apte à provoquer un ralentissement vrai du rythme du cœur, c'est, à coup sûr, *la digitale.* Nos connaissances relatives à son action pharmacodynamique nous ont, en effet, appris que le médicament a, sur la conductibilité du myocarde, une influence inhibitrice particulièrement énergique, ou, autrement dit, une influence dromotrope négative. Cela peut-il aller jusqu'à provoquer une sorte de « bloquage », incomplet ou même complet, de la contraction? Ce n'est pas impossible, mais les faits démonstratifs font encore défaut. La question sera résolue le jour où l'on aura étudié à loisir, avec tracés à l'appui, un cas où l'action suspensive de la digitale se sera montrée particulièrement énergique. Mais ce que nous savons déjà à cet égard nous permet de dire, par avance, que l'on aura eu affaire à un sujet se trouvant dans des conditions pathologiques très particulières. Mackenzie a vu se produire, à la suite de l'emploi de la digitale, non pas un véritable ralentissement du pouls, mais un allongement de l'intervalle qui sépare la contraction auriculaire de la contraction ventriculaire, espace *a c* sur les tracés, mais seulement chez des malades asystoliques, dont le cœur était profondément altéré. N'est-ce pas, je vous le rappelle, pour des raisons identiques que le bigéminisme digitalique apparaît plus volontiers, à doses égales, chez des sujets dont le cœur est profondément touché que chez ceux dont le myocarde n'est que peu atteint?

En réunissant ces faits à ceux que je vous signale aujourd'hui, il s'en dégage une conclusion pratique, à savoir que l'apparition de troubles dans la rythmicité cardiaque, à la suite de l'emploi de doses modérées de digitale, indique un état de déchéance avancée de l'énergie myocardique et commande de suspendre la médication. Ces troubles consistent alors, soit dans des extrasystoles, de forme et de nature diverses, soit dans un ralentissement du pouls, qu'il soit lié également à un bigéminisme avorté ou à toute autre cause.

Les considérations précédentes sont applicables au pouls lent ictérique. Il est possible que *l'intoxication biliaire* provoque un trouble de la conductibilité du cœur se traduisant par la lenteur du rythme, mais aucune observation n'en a démontré encore la réalité. Le pouls lent ictérique doit donc être, jusqu'à plus ample informé, tenu pour une bradysphygmie liée à des phénomènes extrasystoliques et à un bigéminisme qui ne se manifeste pas à la radiale. C'est d'ailleurs la conclusion à laquelle est arrivé de son côté le Pr Bard, dans un récent travail.

Je dois enfin, pour être complet, vous parler du « *pouls lent urémique* », bien que je ne sache pas au juste ce que signifie cette expression, car les auteurs qui ont écrit sur ce sujet ne nous ont pas exactement renseignés.

La lenteur du pouls chez certains urémiques a été attribuée tour à tour à de l'athérome des artères cérébrales ou bulbaires, à des poisons retenus dans l'organisme, etc. Rarement, jamais devrais-je dire, le cœur n'a été examiné comme il aurait convenu qu'il le fût. Or, nous savons qu'il a des raisons multiples d'être profondément altéré chez les sujets ayant succombé aux effets d'une sclérose du rein. Dans l'attente d'observations plus précises, recueillies avec la rigueur qui est maintenant nécessaire, j'estime qu'il faut surseoir avant d'accepter la théorie de l'intoxication, invoquée pour expliquer le ralentissement du pouls chez ces malades. Elle ne saurait trouver une preuve suffisante dans ce fait que parfois le traitement a ramené le pouls à sa fréquence normale. Cela peut tenir simplement à ce que certains troubles de la conductibilité cardiaque se sont amendés, comme les autres symptômes de la maladie, sous l'influence de la médication.

En résumé, j'estime que la bradycardie survenant chez des urémiques, n'autorise pas à dire qu'il existe une bradycardie urémique.

B) *Bradycardies nerveuses.* — J'en arrive, maintenant, Messieurs, aux bradycardies d'origine nerveuse.

Par une singulière fortune, les travaux récents ont paru mettre un instant en doute la réalité de ces bradycardies, seules admises par les auteurs du siècle dernier. C'est que le nombre des cas où elles avaient pu, avec juste raison, être attribuées à des lésions myocardiques, est devenu si considérable qu'on s'est demandé s'il n'allait pas atteindre la totalité des observations. Une conception aussi exclusive serait aussi erronée que celle, toute contraire, qui a régné si longtemps dans la science, et qui a conduit à la méconnaissance des faits anatomo-pathologiques les plus évidents. Mais s'il est, dès aujourd'hui, permis de reconstituer un groupe de bradycardies nerveuses, c'est avec des observations nouvelles, et non avec celles qui ont prétendu en prouver la légitimité. Je vais vous en donner immédiatement la preuve en examinant avec vous celles où l'on a invoqué l'influence des centres cérébro-bulbaires.

La plus ancienne, la plus constamment citée, et que l'on estimait jadis être concluante, est l'observation due à Halberton. Elle a servi de fondement, pour ainsi dire, à la théorie nerveuse. Je vous la rappelle en peu de mots. Un homme de soixante-quatre ans fait une chute sur la tête qui, après quelques mois, ne semble avoir laissé aucune trace, si ce n'est un peu de raideur à la nuque. *Deux ans plus tard* apparaissent des crises épileptiformes, avec lenteur du pouls, et le malade succombe. A l'autopsie, on trouve un rétrécissement de la partie supérieure du canal rachidien et du trou occipital; « le bulbe était petit et ferme », le cœur gros, dilaté, gardait les traces d'une endocardite ancienne. Aucun examen méthodique du cœur, aucun examen histologique ne fut pratiqué.

Riegel et Ross ont longuement discuté la valeur de cette

observation. Ils ont fait remarquer, avec juste raison, que deux années s'étaient écoulées entre le traumatisme et l'apparition des troubles vasculaires; que la lésion cardiaque, signalée seulement pour mémoire, était peut-être à incriminer plus que le rétrécissement du canal rachidien, qui, en tous cas, ne semblait avoir produit sur les centres nerveux que des altérations très minimes et même discutables. En conclusion, ils se sont refusés à considérer l'observation d'Halberton comme concluante.

On peut en dire autant de celle de Heine, également rapportée comme démonstrative. Ici, il s'agissait d'un malade atteint de vertiges et « d'arrêts du cœur »; la bradycardie résultait de ce fait que, de temps à autre, quelques pulsasations faisaient défaut. A l'autopsie, on trouva une série de granulations sur le cervelet, une tuberculose pulmonaire bilatérale et une volumineuse adénopathie trachéo-bronchique ayant englobé plusieurs branches du pneumogastrique. En l'absence de renseignements plus circonstanciés, que faut-il incriminer ici : la lésion méningée ou celle des nerfs périphériques? Quelle était la nature du ralentissement? L'observation est muette sur ces points.

Le regretté Brissaud a rapporté plus récemment un fait qui a été retenu par nombre d'auteurs comme également démonstratif de la théorie nerveuse de la bradycardie avec crises syncopales. Il avait trait à un homme de trente-trois ans atteint de ralentissement du pouls et de vertiges. Le pouls battait cinquante-quatre fois à la minute. On serait tenté d'admettre ici la réalité du syndrome d'Adams-Stokes. L'interprétation nous paraît cependant insoutenable. Remarquez d'abord que le pouls était loin de présenter la lenteur où les crises vertigineuses ou syncopales ont coutume d'apparaître. Mais, fait capital, le malade était en plus porteur d'une paralysie faciale; il avait de la névralgie du trijumeau et présentait des troubles de l'équilibre par lésion du nerf auditif. En voilà, il me semble, plus qu'il ne faut pour expliquer les crises vertigineuses avant de les attribuer à la lenteur, très relative d'ailleurs, du pouls.

Je m'arrêterai dans ces citations. J'aurais pu vous rapporter d'autres observations, car il n'en a pas manqué ; elles seraient toutes passibles d'objections semblables. Je conclurai en vous disant que je ne connais pas, dans la science, de fait qui prouve, d'une façon indiscutable, la relation de troubles cérébraux ou bulbaires avec un ralentissement vrai du cœur accompagné de crises vertigineuses ou syncopales.

J'en reviens maintenant à ce qui concerne l'intervention des nerfs périphériques, du nerf vague en particulier dans la pathogénie des bradycardies, notamment de celles qui s'accompagnent du syndrome d'Adams-Stokes.

L'action du nerf vague dans la genèse de certaines arythmies n'est pas chose nouvelle pour vous. Vous vous souvenez sans doute que nous l'avons invoquée dans le ralentissement du pouls d'origine respiratoire ; celui-ci est, en effet, imputable à un réflexe nerveux parti des muscles inspirateurs de la paroi et transmis au cœur par la voie du pneumogastrique. Je ne vous rappelle d'ailleurs cette variété de bradycardie que pour mémoire, car elle est, à proprement parler, physiologique, et ne provoque jamais de troubles nerveux.

Mais la bradycardie d'origine pneumogastrique ne se borne pas au fait particulier de l'arythmie respiratoire : prouvée expérimentalement par les travaux des frères Weber, elle a été plus récemment l'objet d'études approfondies de Muskens, de Rehfisch, d'Hering et de Rihl, — études dont je vous ai rapporté les résultats au début de cette conférence. — Les recherches des auteurs précédents étaient purement expérimentales ; elles nous ont conduits à cette double conclusion : qu'il pouvait y avoir en clinique des faits de ralentissement du cœur et du pouls nettement imputables à un trouble ou à une lésion du pneumogastrique, et que ces ralentissements devaient alors avoir des caractères très particuliers qui les distingueraient des autres.

Cette hypothèse logique n'est une réalité que depuis peu de temps, car les observations anciennes, dépourvues des garanties que nous exigeons actuellement, n'autorisaient pas à l'admettre.

Par contre, deux observations toutes récentes me paraissent devoir retenir l'attention.

Dans un cas dû à Lasslett, il s'agissait d'une femme de 40 ans, sujette depuis 4 ans à des syncopes graves, se répétant à de fréquents intervalles pendant environ une semaine chaque mois; le reste du temps elle était tout à fait bien portante.

Lorsque les syncopes commençaient à se manifester, le pouls, jusqu'alors régulier à 70, devenait irrégulier et tombait à 32. Ce ralentissement était dû à la présence de pauses qui duraient de 2″ à 5″ en moyenne. Pendant les pauses, on n'entendait absolument aucun bruit à l'auscultation, et les tracés jugulaires montraient un arrêt complet des oreillettes, aussi bien que des ventricules. Lorsque les contractions reprenaient, on notait parfois que les pulsations radiales, d'abord affaiblies, se succédaient crescendo jusqu'à une hauteur normale. Lorsque les pauses dépassaient 4 secondes, elles produisaient une perte de connaissance, quelquefois avec chute, mais sans convulsions. Fait important, l'espace *a c* ne variait pour ainsi dire pas, on ne pouvait donc pas invoquer chez cette malade un trouble de conductibilité auriculo-ventriculaire.

L'auteur fit le diagnostic d'arythmie par inhibition sinusale du nerf vague, en s'appuyant sur ce fait que le ralentissement disparaissait sous l'influence des mouvements rapides, de la déglutition, et après ingestion d'atropine, le pouls remontant alors au chiffre de 100 à la minute, pour s'y maintenir pendant 24 heures.

La deuxième observation, due à Esmein, n'est pas moins intéressante. Il s'agissait d'un jeune homme de 23 ans, atteint, en février 1909, d'une bronchite qui passa d'emblée à l'état chronique. A partir du mois de septembre de la même année, il se manifesta une irrégularité du pouls avec attaques syncopales, qui n'avaient pas encore cédé en décembre 1909.

Le pouls battait 48 fois à la minute. Il existait un nombre égal de contractions ventriculaires sans bruits anormaux. Ce sujet fut examiné pendant 4 mois ; durant cette période, il n'y eut pas de jour où le pouls n'ait été trouvé ralenti. Mais

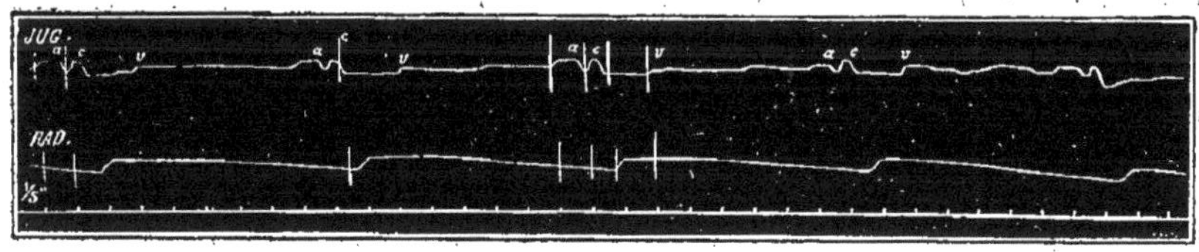


Fig. 40. — Bradycardie totale dans un cas de compression du pneumogastrique dans le médiastin. Les contractions auriculaires et ventriculaires subissent un ralentissement égal, sans que le rapport qui existe entre elles soit modifié.

cette bradycardie n'était ni constante ni invariable. A certains moments de la journée le rythme normal reparaissait, en particulier le matin au réveil, où le nombre des pulsations

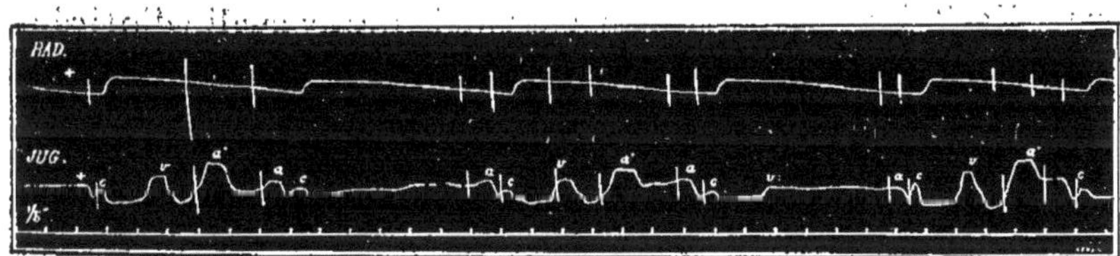


Fig. 41. — Bradycardies partielles chez le même malade. Tantôt une systole de l'oreillette fait défaut (+), tantôt, au contraire, il existe une contraction de l'oreillette sans réponse du ventricule (*a'*).

était toujours supérieur à 60 ; une course rapide l'élevait jusqu'à 94. L'épreuve de l'atropine, pratiquée à diverses reprises, se montra constamment positive ; elle doublait le chiffre des pulsations. A de certains moments, la bradycardie était passagèrement remplacée par de l'arythmie respiratoire, variété d'irrégularités qui, comme je viens de vous le rappeler, est sous la dépendance du nerf pneumogastrique.

Les tracés se montrèrent parfaitement comparables à ceux

que l'on obtient chez l'animal par l'excitation du nerf vague. On n'y trouvait point de dissociation auriculo-ventriculaire totale ; tantôt on remarquait une pulsation indépendante de l'oreillette ; tantôt, au contraire, une pulsation ventriculaire sans battement auriculaire correspondant ; tantôt enfin, la bradycardie portait à la fois sur l'oreillette et le ventricule, et leurs contractions étaient ralenties à un degré égal. Ajoutons, enfin, que le nombre des battements ventriculaires restait toujours relativement élevé ; il ne descendait jamais au-dessous de 40 (fig. 40 et 41).

La radioscopie, pratiquée par M. Bordet, donna l'explication des phénomènes. Elle montra, dans la région du médiastin où les branches du pneumogastrique abordent la base du cœur, l'existence d'une tumeur arrondie, probablement ganglionnaire, qui tenait évidemment sous sa dépendance l'irritation incessante du pneumogastrique et expliquait les troubles cardiaques et nerveux consécutifs à celle-ci.

Je n'ai pas besoin de vous faire remarquer combien, dans les cas précédents, les caractères évolutifs et objectifs de la bradycardie étaient différents de ceux de la bradycardie d'origine intracardiaque ; par contre, ils présentaient les plus grandes analogies avec les troubles réalisés par les lésions expérimentales du nerf vague. Ces particularités nous serviront tout à l'heure pour le diagnostic différentiel des deux affections.

Je vous ai dit que la réalité des bradycardies d'origine nerveuse ou pneumogastrique n'était actuellement prouvée que par deux observations concluantes. Cependant, si l'on consulte les auteurs, ou si l'on s'en réfère aux publications récentes, il semblerait que les cas de cet ordre fussent bien plus nombreux. C'est ainsi que l'on a mis sur le compte de la bradycardie nerveuse bien des cas de ralentissement du pouls survenus à la suite de maladies infectieuses : la diphtérie, la fièvre typhoïde, ou principalement à la suite de certaines affections du tube digestif, l'appendicite notamment.

J'ai même rapporté un fait de cet ordre en 1907. Il s'agissait d'une malade qui, au cours d'une appendicite, avait vu son pouls se ralentir jusqu'à 40 pulsations à la minute, en même temps qu'on constatait des syncopes et des petits ictus, constituant un véritable syndrome d'Adams-Stokes.

Je n'ai malheureusement pas pu inscrire les mouvements de la circulation, mais l'examen objectif m'avait fait penser qu'il ne s'agissait pas de bradycardie d'origine myocardique et j'avais admis la nature nerveuse de l'arythmie par ce fait que l'atropine avait fait reprendre au pouls son rythme normal, et cela d'une façon définitive.

L'année suivante, une observation semblable fut publiée par M. de Bokay et interprétée de la même façon.

Cependant ces observations et d'autres analogues, qui ont prétendu rattacher à un trouble fonctionnel transitoire du pneumogastrique les bradycardies que l'on voit survenir en pareille circonstance, ne sont pas suffisamment probantes pour être acceptées sans réserves.

En effet, chacune des causes que nous avons précédemment étudiées peut intervenir dans la production des bradycardies consécutives aux maladies infectieuses. Très souvent, le ralentissement est simplement d'origine respiratoire, mais il ne faut pas oublier non plus que ces mêmes affections sont susceptibles d'atteindre le myocarde et d'y provoquer des altérations inflammatoires accompagnées d'un trouble de la conductibilité d'où résultera la bradycardie.

Belski et d'autres auteurs ont signalé des faits semblables à la suite du rhumatisme articulaire aigu, de la diphtérie, etc. Le cas rapporté par Jellinek, Cooper et Ophüls, où il s'agissait d'une bradycardie survenue subitement au cours de la blennorhagie et qui avait pour cause une oblitération microbienne d'une des branches de l'artère coronaire est le plus probant que nous ayons à ce sujet.

Cependant il manque encore à la plupart de ces observations la consécration définitive que seule peut donner la méthode graphique. C'est à elle que nous devrons, dans l'avenir, demander les renseignements qui nous permettront de rattacher les bradycardies consécutives aux maladies infectieuses à leurs causes véritables. Je n'insisterai pas sur l'intérêt qu'il y a à s'entourer, dans ces recherches, de toutes les précautions indispensables pour arriver à un diagnostic exact, car c'est de lui que dépendra le pronostic que l'on sera en droit de porter sur chacune de ces bradycardies, suivant la cause qui l'aura provoquée.

Si l'on remarque que, dans les cas précédemment rapportés, la lenteur du pouls coïncidait avec des crises syncopales, on en concluera avec juste raison que le syndrome d'Adams-Stokes n'est pas incompatible avec les bradycardies nerveuses. Le fait n'est pas douteux et il justifie ce que je vous ai exposé à ce sujet, à savoir que les troubles nerveux sont fonction de la suppression de l'activité cardiaque, et non de la cause qui la provoque, et qu'ils peuvent se manifester dans toute circonstance où l'espacement des contractions du ventricule est suffisamment prolongé. Mais, dans les bradycardies nerveuses il n'est jamais assez grand pour donner lieu à des accidents mortels.

c) *Bradycardies et extrasystoles.* — Y a-t-il encore d'autres cas où l'intervalle qui sépare deux contractions successives du ventricule soit suffisant pour provoquer des phénomènes subjectifs analogues ? Assurément, et le bigéminisme par extrasystoles en est un exemple assez fréquent.

Cette variété d'extrasystoles est, comme les autres d'ailleurs, caractérisée par la production d'une contraction surajoutée à la contraction normale et suivie, surtout lorsqu'il s'agit d'extrasystoles ventriculaires, d'une pause compensatrice égale, ou à peu près, au double de deux périodes normales. Donc, si la période normale est d'une seconde, la pause sera environ de deux secondes ; elle aura dès lors une durée assez longue pour que des troubles nerveux apparaissent. Et, de fait, il est fréquent qu'ils se manifestent sous la forme de ces éblouissements passagers accusés par les malades. Jamais cependant les accidents ne dépassent ce degré, parce que la suspension de l'activité ventriculaire est toujours limitée à la durée que je viens d'indiquer. Il s'agit alors d'un syndrome d'Adams-Stokes fruste, mais qu'il faut bien connaître pour éviter de l'attribuer à des causes plus graves, ce que l'on serait tenté de faire si l'on ne tenait compte que de la lenteur du pouls et des troubles nerveux qui l'accompagnent.

IV. — **Diagnostic différentiel des diverses variétés de bradycardies.** — Cela me conduit, Messieurs, à la question très délicate du diagnostic du ralentissement du pouls accompagné ou non d'accidents vertigineux ou syncopaux et, pour le mener à bien, nous nous placerons dans les conditions habituelles de la clinique.

Deux cas peuvent se présenter : ou bien le ralentissement du pouls est transitoire, paroxystique, ou bien il est permanent.

Prenons de suite celui où le RALENTISSEMENT est PERMANENT, ou tout au moins suffisamment prolongé pour qu'il paraisse tel. Une pareille arythmie ne peut être provoquée que par des manifestations extrasystoliques subintrantes — le pouls digitalique en est un exemple — ou par un trouble de la conductibilité du myocarde.

Le pouls ralenti par extrasystoles n'est qu'exceptionnellement d'une lenteur invariable, et, le plus habituellement, on le voit perdre, par moments, ce caractère et battre sur un rythme nouveau qui le ramène à la normale ou qui fait apparaître d'une façon manifeste les extrasystoles qui, jusqu'alors, ne se communiquaient pas au pouls.

S'il n'en est pas ainsi, il suffit de mettre le sujet dans la station debout, de le faire courir ou de lui faire pratiquer des mouvements de déglutition pour que le pouls s'accélère en même temps que les extrasystoles se modifient ou disparaissent. Si, malgré tout, le doute persiste encore, l'épreuve de l'atropine le dissipera complètement : l'injection sous-cutanée de un à deux milligrammes de la substance ne manquera pas de provoquer, au bout de 10 à 15 minutes, l'accélération habituelle à 120 ou 130 pulsations, avec disparition ordinairement absolue des phénomènes extrasystoliques.

De son côté, l'auscultation du cœur permettra de reconnaître que l'irrégularité consiste dans une bradysphygmie et non dans une bradycardie véritable. Si l'on perçoit le rythme à quatre temps dont je vous ai parlé, même avec un pouls très ralenti, aucune hésitation n'est possible, seules les contractions extrasystoliques peuvent donner lieu à un pareil phénomène d'auscultation accompagné de la lenteur du pouls. Si le rythme est à trois temps, le doute ne persistera pas plus longtemps, car la régularité de l'apparition de l'extrasystole immédiatement après le deuxième bruit du cœur est une raison suffisante pour rejeter l'hypothèse d'un ralentissement du pouls d'origine intracardiaque par trouble de la conductibilité.

Enfin, l'examen des tracés rendra toute confusion impossible. On notera, sur le cardiogramme, la présence de soulèvements ventriculaires, incompatibles avec de véritables bradycardies, et témoignant au contraire de manifestations extrasystoliques; les phlébogrammes montreront que le rythme de l'oreillette est resté normal — car, dans le cas dont il s'agit, on a très généralement affaire à des extrasystoles ventriculaires qui ne modifient en rien la succession des contractions de l'oreillette — et, de plus, on remarquera qu'au moment des systoles normales l'espace *a c* n'est nullement modifié, c'est-à-dire qu'il n'y a aucun trouble de la conductibilité intracardiaque.

Je vous rappellerai que, si le ralentisssement du pouls d'origine extrasystolique s'accompagne parfois d'obnubilation légère — et encore est-ce assez exceptionnel — jamais on ne le voit déterminer les accès syncopaux, encore moins les crises convulsives, qui sont l'apanage des autres bradycardies.

Cette variété d'arythmie étant éliminée, nous ne restons plus en présence que d'une seule éventualité, qui est celle du ralentissement simultané du cœur et du pouls par trouble de la conductibilité, c'est-à-dire d'une bradycardie de cause intracardiaque. Celle-ci a pour caractère la lenteur invincible du pouls qui ne peut être rompue, ni par les moyens naturels : station debout, course, effort, ni par des causes accidentelles comme la fièvre ; — dans le cas que nous avons rapporté en 1893, une élévation de température à 41° n'augmentait le pouls que de 4 pulsations chez un sujet dont le cœur battait 24 fois à la minute — ni par les moyens artificiels : l'injection d'atropine n'étant capable que d'accélérer le rythme auriculaire sans modifier le nombre des battements du ventricule.

L'examen des tracés révèle des particularités très différentes du cas précédent. Il montre une dissociation habituellement complète des battements de l'oreillette et de ceux du ventricule, les soulèvements *a* étant bien plus nombreux que les soulèvements *c* et ne présentant plus avec ceux-ci les rapports chronologiques habituels.

Ajoutons enfin que l'évolution de la maladie est ici suffisamment caractéristique par elle-même. S'il peut arriver que le ralentissement permanent du pouls soit un phénomène survenu inopinément sans que rien l'ait annoncé, il est plus fréquent de voir qu'il a été précédé d'une phase de ralentissement paroxystique, pendant laquelle le sujet aura été atteint de crises syncopales ou même d'accès convulsifs ; parfois ils persistent encore, mais seulement de loin en loin, alors même que le pouls est devenu constamment lent.

Abordons maintenant la question du diagnostic du RALENTISSEMENT PAROXYSTIQUE du pouls, c'est-à-dire des cas où le pouls présente des phases de lenteur plus ou moins prononcée, alternant avec des phases de rythme normal.

Le *ralentissement respiratoire*, ou autrement dit le ralentissement du pouls lié à l'expiration, affecte parfois ces caractères. J'aurais jugé inutile de vous le rappeler si je n'avais vu, dans nombre de circonstances, où d'ailleurs l'arythmie respiratoire était vraiment excessive, cette bradycardie purement physiologique donner lieu à des erreurs de diagnostic.

Pour les éviter, il suffit de comparer attentivement le rythme du pouls et celui de la respiration et, au besoin, de les fixer par l'inscription graphique. De toutes façons, le doute ne persistera pas longtemps.

La *bradysphygmie par extrasystoles* se distinguera de même facilement : à des périodes de pouls ralenti feront suite d'autres périodes de pouls irrégulier dans lesquelles les manifestations extrasystoliques se reconnaîtront aisément. On assistera alors à une sorte d'alternance, un bigéminisme apparent étant suivi de bigéminisme dissimulé, pendant lequel l'extracontraction ne parvient pas à la radiale. Il est inutile d'ajouter que, dans le cas présent, aucune erreur ne sera possible, si l'on a soin de s'entourer des renseignements que j'ai énumérés tout à l'heure.

La bradycardie paroxystique, liée à un *trouble de la conductibilité* dans sa phase initiale, est caractérisée par l'intervalle parfois énorme qui sépare deux contractions successives du pouls et pendant lequel se manifestent les troubles nerveux : accès syncopaux et vertiges. La durée des pauses est toujours plus considérable que dans les cas précédents, elle peut atteindre parfois 8 à 10″. L'inscription des mouvements du cœur et des vaisseaux montre un retard habituel de la contraction ventriculaire sur la contraction auriculaire, au moment où se produit le ralentissement des battements, ce qui est marqué par un allongement des espaces *a c* sur les tracés jugulaires.

Très souvent même il y a une ébauche de dissociation, les systoles auriculaires étant plus fréquentes que les systoles ventriculaires et ne présentant plus avec ces dernières les rapports chronologiques habituels.

L'atropine est encore capable d'accélérer la fréquence des battements du cœur, mais elle a déjà une action bien plus manifeste sur l'oreillette que sur le ventricule.

La *bradycardie d'origine nerveuse* est essentiellement

paroxystique et ne peut être que cela. Elle est, en effet, toujours caractérisée par des phases de bradycardie séparées par des périodes de rythme parfaitement normal.

L'intervalle qui sépare deux pulsations est parfois également ici très considérable — les cas de Lasslett et d'Esmein en font foi — ce qui provoque des accidents nerveux assez semblables aux précédents, mais qui ne vont jamais jusqu'aux crises convulsives, car l'écart n'atteint pas les 8 ou 10″ nécessaires pour qu'elles se produisent.

Le diagnostic de cette forme de ralentissement n'en est pas moins facile, car la lenteur du pouls, si accentuée qu'elle soit, ne résiste pas aux causes accélératrices habituelles, station debout, course ou épreuve de l'atropine.

D'autre part, et même au moment où les contractions cardiaques sont les plus espacées, les tracés n'indiquent aucune modification, aucune augmentation de l'intervalle *a c* et encore moins de dissociation des battements auriculaires et ventriculaires. Les anomalies du rythme cardiaque consistent, soit dans des pauses de l'oreillette, soit dans des pauses du ventricule, soit dans des pauses qui affectent *à la fois* les deux cavités, ce qui ne se voit jamais dans le cas précédent.

J'ai insisté, Messieurs, sur le diagnostic différentiel de ces diverses variétés de bradycardies, non pas seulement au point de vue de la nosographie clinique, mais encore au point de vue du pronostic relatif à chacune de ces formes d'arythmies. Or, le pronostic ne peut être tiré que de la connaissance exacte des phénomènes en présence desquels vous vous trouverez. Si la bradycardie permanente de cause intracardiaque peut être, comme je vous l'ai dit, suivie d'une très longue survie, la bradycardie paroxystique de même origine est, au contraire, particulièrement grave. Il importe donc que vous soyez en mesure de la distinguer des fausses bradycardies par extrasystoles, qui n'entraînent jamais de conséquences fâcheuses, et des bradycardies nerveuses qui, malgré leur apparence, ne conduisent jamais non plus aux pires éventualités.

Mais, vous le voyez, ce n'est pas exclusivement sur la présence ou l'absence des troubles nerveux que vous devez vous appuyer pour établir à la fois votre diagnostic et votre pronostic, car ils peuvent se manifester dans tous les cas, bien que d'ailleurs, comme je vous l'ai fait remarquer chemin faisant, ils n'apparaissent au complet que dans la bradycardie par lésion du faisceau de His.

V. — **Bradycardie nodale.** — Il semble que nous en ayons terminé avec les différentes modalités de la bradycardie; cependant je n'ai pas encore épuisé la question, et je tiens à vous donner quelques explications au sujet d'une éventualité curieuse signalée récemment par Mackenzie et qui présente dans la clinique un certain intérêt.

M. Mackenzie a décrit tout récemment, sous le nom de bradycardie nodale, une forme de ralentissement du cœur, jusqu'ici confondue avec le ralentissement par lésion intracardiaque, et qui s'en distingue « graphiquement », si l'on peut s'exprimer ainsi, en ce sens qu'elle se révèle sur les tracés par des modifications un peu dissemblables.

Dans les cas rapportés par l'auteur anglais, on constate non plus cette indépendance des mouvements des oreillettes et des ventricules, habituels à la phase de dissociation, mais bien la disparition complète de tout vestige des contractions auriculaires, aussi bien de celles qui sont isolées que de celles qui sont normalement reliées à des contractions ventriculaires.

Ce phénomène indiquerait, d'après Mackenzie, que le stimulus a cessé de s'élaborer en son lieu ordinaire, c'est-à-dire au niveau du sinus, pour prendre naissance dans la région du nœud de Tawara, par suite de l'hyperexcitabilité de cette région.

L'éventualité signalée par Mackenzie n'est pas exceptionnelle, et nous l'avons constatée chez quelques-uns de nos malades, mais son interprétation peut être différente de celle qu'en a proposée Mackenzie.

L'hyperexcitabilité, invoquée par Mackenzie, nous paraît

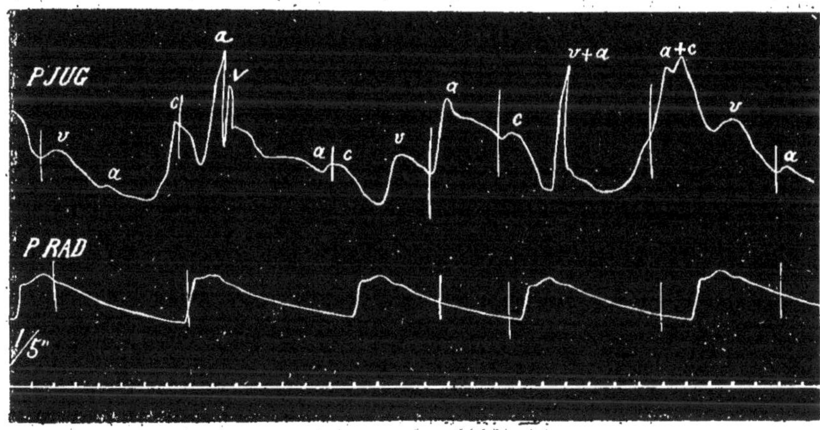


Fig. 42. — Dissociation auriculo-ventriculaire chez un sujet atteint de syndrome d'Adams-Stokes.

difficilement acceptable. On a peine à admettre qu'elle puisse réellement exister, alors que la région du nœud de

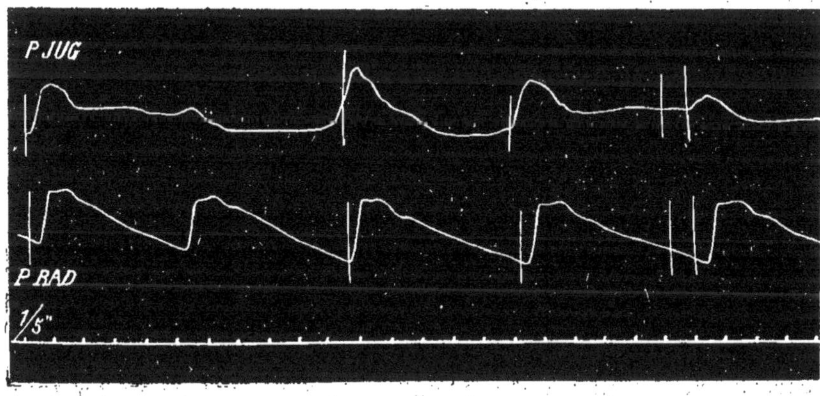


Fig. 43. — Rythme circulatoire du même malade, pendant une période d'insuffisance cardiaque : bradycardie nodale.

Tawara, qui serait à incriminer ici, n'est pas capable de fournir un nombre d'excitations suffisant pour ramener la fréquence des battements à un rythme à peu près normal. N'oubliez pas, en effet, que dans les cas dont il s'agit, le ralentissement du cœur reste le phénomène essentiel.

A cette interprétation, j'en préfère une autre défendue par M. Esmein, et qui met en cause une asthénie primitive de l'oreillette. Dans quelques cas que nous avons étudiés ensemble, la bradycardie nodale apparaissait constamment avec des signes manifestes d'insuffisance cardiaque, pour disparaître dès que ceux-ci rétrocédaient. Suivant l'état du malade, on assistait à toutes les phases qui caractérisaient les différences d'activité de l'oreillette, les tracés révélant, suivant elles, soit une simple ébauche de contractions auriculaires, soit leur disparition absolue.

Les tracés ci-joints (fig. 42 et 43), vous en fournissent la preuve.

En résumé, la bradycardie nodale de Mackenzie nous paraît consister seulement dans un ralentissement habituel des battements du cœur, affectant des sujets atteints d'insuffisance cardiaque, chez lesquels toute trace de soulèvement présystolique, c'est-à-dire toute trace de contraction auriculaire a disparu.

Ceci nous paraît avoir une assez grosse importance en clinique, car la conclusion à laquelle on est logiquement conduit est que l'apparition d'un rythme ventriculaire chez un sujet atteint de ralentissement permanent du cœur indique un pronostic particulièrement grave.

Messieurs,

Si j'ai donné comme titre à cette leçon : « Des bradycardies », et non : « De la maladie de Stokes-Adams » que vous trouvez plus habituellement dans vos livres classiques, c'est que j'ai justement voulu éviter qu'il subsistât dans vos esprits une confusion qui a régné trop longtemps en nosographie.

Quand Adams et Stokes signalèrent la coïncidence de troubles nerveux avec certaines formes de ralentissement du pouls, ils n'entendirent pas créer une maladie nouvelle, mais édifier un syndrome dont la pathogénie pouvait être variable, encore bien qu'elle leur parût, dans la majorité des cas, ressortir à un mauvais fonctionnement du muscle cardiaque. Ce n'est qu'ultérieurement, dans le but, louable d'ailleurs, de rappeler le nom des auteurs qui avaient le plus contribué à l'étude de cette association morbide, qu'on lui donna le nom de maladie d'Adams-Stokes. C'est de là qu'est venue toute l'erreur, car on sous-entend toujours à une dénomination semblable un ensemble de phénomènes cliniques d'une nature particulière reconnaissant une pathogénie univoque.

Or, l'exposé qui précède vous a montré que cette déduction était erronée. Le syndrome: troubles nerveux et ralentissement du pouls a bien comme base clinique un phénomène d'ordre toujours identique, mais les causes qui provoquent le ralentissement des pulsations sont de nature très dissemblable. Aussi vous conseillerai-je, dans tous les cas où vous vous trouverez en présence du syndrome d'Adams-Stokes, de vous attacher, tout d'abord, à l'étude du phénomène le plus important, qui est la bradycardie, de l'analyser dans ses manifestations objectives, en vous aidant de la méthode graphique, de façon à reconnaître s'il s'agit d'une bradycardie véritable ou d'une bradysphygmie et, dans le premier cas, de déterminer d'une façon précise le trouble de la fonction physiologique qui lui a donné naissance. Seule, cette façon de procéder vous conduira à une interprétation rationnelle des phénomènes, seule elle vous permettra de déduire un pronostic précis basé, non sur la bradycardie elle-même, mais sur la cause qui lui a donné naissance.

Quant aux accidents nerveux, vous vous souviendrez qu'ils ne sont que des troubles connexes en rapport avec le degré de la bradycardie, et non avec sa nature.

## LEÇON XII

# Pouls alternant

I. — Des caractères cliniques du pouls alternant. — *a)* Définition donnée par Traube et interprétation défectueuse qui a suivi. — *b)* Expériences suscitées par la théorie myogène : Engelmann et Hoffmann. — *c)* Conceptions de Wenckebach critiquées par Hering et Volhard.

II. — Conditions pathogéniques du pouls alternant. — *a)* Troubles de la contractilité prouvés par Volhard et Hering. — *b)* Notion des « asystolies partielles » d'Hering; objections de Galli.

III. — Signification pronostique du pouls alternant. — *a)* Ses rapports avec la tachycardie paroxystique, la débilité cardiaque, l'angine de poitrine et les extrasystoles. — *b)* Lieu de production du pouls alternant.

IV. — Diagnostic du pouls alternant. — *a)* Caractères qui le différencient des extrasystoles. — *b)* Le diagnostic des « asystolies partielles ».

V. — La question de la bigéminie ou hémisystolie cardiaque. — *a)* Travaux de Leyden réfutés par les physiologistes et par Riegel. — *b)* Observations nouvelles de Kraus et Nicolaï, de Hewlett, de Levellis.

---

MESSIEURS,

Depuis que Traube a décrit l'arythmie particulière, à laquelle il donna le nom de « pouls alternant », il n'est pas de médecin qui ne pense la reconnaître aisément. On sait qu'elle est caractérisée par la succession régulière et quelque peu persistante d'un battement artériel faible à un battement fort, et l'on estime d'ordinaire que cette définition suffit à en rendre facile le diagnostic. C'est d'ailleurs à cette seule notion, incomplète, comme vous le verrez, que se borne la connaissance de cette arythmie, car on se trouve fort en peine d'en tirer une signification quelconque.

Le pouls alternant mérite cependant une étude approfondie, car il s'attache à sa présence un pronostic habituellement fâcheux. Il constitue une des irrégularités les plus capables de nous renseigner sur l'aptitude fonctionnelle du cœur. Aussi est-il indispensable que vous connaissiez les caractères qu'il revêt, les conditions pathogéniques qui en provoquent l'apparition, la signification qui lui est attachée et les moyens de le distinguer des autres arythmies.

I. — **Des caractères cliniques du pouls alternant.** — A) *Définition donnée par Traube et interprétation défectueuse qui a suivi.* — C'est Traube, vous ai-je dit, qui donna son nom au pouls alternant ; mais ce n'est pas tout. Dans la leçon fondamentale qu'il lui a consacrée, il eut soin d'insister sur la difficulté de son diagnostic, réelle, comme vous le verrez, quoi qu'il en semble à la plupart des médecins. Aussi n'a-t-il pas manqué de spécifier, d'une manière très précise, les caractères auxquels on le reconnaît. Ce qu'il a dit à ce sujet conserve, aujourd'hui encore, toute sa valeur, et le travail de Traube constitue, par la sagacité d'observation dont il témoigne, un des plus beaux chapitres de son œuvre.

Traube conféra au pouls alternant trois particularités essentielles.

C'est tout d'abord la différence rythmée d'amplitude des pulsations, un battement faible succédant régulièrement à un battement normal ; cette alternance a servi à dénommer l'arythmie.

En deuxième lieu, le pouls alternant est caractérisé par le rapport déterminé et quasi invariable qui existe entre les deux pulsations : la pulsation faible étant presque équidistante des deux pulsations fortes, légèrement plus proche cependant de celle qui la suit.

La troisième particularité enfin, qui achève de constituer au pouls alternant sa personnalité bien définie, consiste dans la persistance, sans aucune interruption, et pour une période relativement longue, de plusieurs heures au moins à plusieurs jours, de la cadence du rythme du pouls.

Les successeurs de Traube montrèrent un moindre souci de la rigueur scientifique. Des trois particularités attribuées par le grand clinicien à l'arythmie qu'il avait découverte, ils n'en retinrent qu'une, la plus frappante, la plus grossière pourrait-on dire, celle qui est constituée par l'inégale force des battements successifs du pouls. Cette négligence entraîna bientôt d'inévitables confusions.

Comme le savait déjà Traube, le pouls alternant est loin d'être la seule variété d'arythmie capable de faire subir aux mouvements artériels une modification bornée simplement à la succession d'un battement faible à un battement fort. Une extrasystole survenant régulièrement après chaque contraction normale du cœur, imprime au pouls un rythme de même apparence. Comme cette arythmie est plus habituelle que l'alternance véritable, il arriva bientôt qu'on les confondit l'une et l'autre, sous une dénomination commune. On attribua, dès lors, au pouls alternant une fréquence exagérée, car il est en réalité fort rare, et on lui enleva toute signification clinique, ce qui est une erreur.

En fait, et jusqu'à ces dernières années, le pouls alternant constituait une simple singularité à laquelle on s'était habitué à n'attacher aucune importance.

B) *Expériences suscitées par la théorie myogène : Engelmann et Hoffmann.* — La question reprit un nouvel intérêt lorsque la théorie myogène fut proposée à l'attention des physiologistes. Puisqu'elle tendait à faire admettre que le myocarde, en vertu de ses aptitudes naturelles, jouait un rôle prépondérant dans le fonctionnement du cœur, il était logique de penser que chacun des principaux types d'arythmie, observés en clinique, avait pour cause une modification particulière d'une des propriétés fondamentales du muscle cardiaque. Pour vérifier cette idée, divers auteurs entreprirent simultanément une série d'expériences où une seule de ces propriétés était systématiquement amoindrie ou même annihilée : cette méthode leur permit de reproduire la plupart des variétés d'arythmie.

Engelmann et Hoffmann montrèrent notamment que, si l'on épuise le myocarde de divers animaux par des stimulations trop fréquentes, qui l'atteignent uniquement dans sa contractilité, on fait apparaître une arythmie spéciale, essentiellement caractérisée par l'affaiblissement d'une contraction sur deux des ventricules, les autres propriétés du myocarde pouvant persister dans toute leur intégrité. D'autres auteurs arrivèrent au même résultat en empoisonnant les cœurs par la digitale ou par l'aconitine. Il parut à tous que l'autonomie de l'irrégularité en question était indiscutable; et, en lui donnant le nom de *cœur alternant*, ils lui réservèrent une place à part dans la classification qui commençait à s'ébaucher.

Cette découverte donna un regain d'intérêt à la question du pouls alternant.

Cette arythmie était restée mal connue, car on ignorait sa cause et sa signification. L'expérimentation ayant permis de déterminer la nature d'une irrégularité qui paraissait de tous points semblable, on se crut en droit de l'assimiler à la précédente et de l'interpréter de même façon. L'analogie n'était pas douteuse, en apparence, tout au moins; elle n'était cependant pas pleinement démontrée; car, si les cliniciens étaient bien renseignés sur les caractères artériels du pouls alternant, ils ne savaient pas à quelles modifications de l'activité cardiaque correspondait l'arythmie. Par contre, les physiologistes, comme Engelmann et Hoffmann, n'avaient fait leurs recherches que sur des cœurs isolés et s'étaient peu préoccupés de la répercussion, sur la circulation périphérique, du trouble cardiaque qu'ils avaient réalisé.

De nouvelles recherches étaient donc nécessaires. Elles devaient avoir pour but de fixer d'une façon plus complète qu'on ne l'avait fait jusque là les caractères du pouls alternant, et d'autre part, de préciser la relation qu'il pouvait avoir avec l'affaiblissement de la contractilité du myocarde. C'est à quoi s'employèrent les travaux de Wenckebach, d'Hering et de Volhard.

c) *Conceptions de Wenckebach, critiquées par Hering et Volhard.* — Wenckebach tenta le premier de résoudre l'une et l'autre de ces questions. Il leur consacra un travail qui servit de base aux argumentations ultérieures, mais dont les conclusions furent controversées, surtout pour ce qui a trait aux caractères nouveaux qu'il assignait au pouls alternant.

Pour cet auteur, la pathologie humaine est en complet accord avec les enseignements de la physiologie expérimentale, et le pouls alternant observé en clinique ne survient qu'au cas où des lésions profondes ont affaibli le myocarde.

Wenckebach en trouve la preuve dans ce fait que l'apparition du pouls alternant n'est accompagnée d'aucun trouble des fonctions qui, avec celle de la contractilité, constituent l'ensemble des propriétés fondamentales du myocarde. Seule la conductibilité pourrait être légèrement touchée, ce qui est d'ailleurs contestable. Donc, le trouble ne peut porter que sur la fonction de contractilité, puisque les autres sont indemnes.

D'autre part, l'auscultation permet de prendre sur le fait l'affaiblissement du muscle cardiaque en montrant que la pulsation faible correspond à une systole cardiaque débile.

Pour ces raisons, l'auteur conclut que le pouls alternant, réalisé par la pathologie, est causé par un affaiblissement de l'énergie du myocarde et par un trouble de la contractilité, au même titre que le cœur alternant produit expérimentalement par Engelmann.

Les arguments de Wenckebach ne sont pas tous également valables ; la conclusion à laquelle ils conduisent n'en contient pas moins une grande part de vérité. Elle devait, en tout cas, étant donnée la signification fâcheuse qu'elle attribuait au pouls alternant, attirer à nouveau l'attention sur les éléments de diagnostic d'une arythmie qui prenait une si-

grande importance. Wenckebach est donc amené tout naturellement à discuter la valeur des trois particularités attribuées par Traube au pouls alternant.

Il admet sans la modifier celle qui a trait à la durée relativement longue de l'arythmie, qui reste, pour lui, un de ses caractères principaux.

De même, la succession du battement faible à un battement fort conserve toute sa valeur diagnostique, pourvu, dit Wenckebach, que des phénomènes analogues soient constatés du côté du cœur, et que le battement faible corresponde bien à une systole cardiaque débile.

Les rapports chronologiqnes des deux pulsations, si soigneusement établis par Traube, ne sont pas maintenus par Wenckebach avec la même rigueur, et c'est en cela justement que réside sa principale innovation. Nous verrons à quelles conclusions elle conduit. Traube avait dit, vous vous en souvenez, que la pulsation faible était sensiblement équidistante des deux pulsations normales, mais un peu plus rapprochée cependant de la seconde que de la première. Pour lui, ce caractère était invariable. Pour Wenckebach, l'invariabilité du rythme est en effet de règle chez un même sujet, mais le rythme n'est pas le même chez tous ; chez certains, les pulsations faibles étant toujours un peu plus longues que les pulsations fortes voisines, alors que c'est le contraire chez d'autres.

Comment expliquer cette discordance ? Régulièrement, affirme Wenckebach, l'onde faible devrait arriver à l'artère radiale plus vite que l'onde forte, la progression de la vague sanguine se faisant d'autant plus rapidement qu'elle est moins considérable. En principe, donc, cette pulsation devrait être plus rapprochée de la pulsation normale précédente que de la suivante. Mais cette règle est souvent contrariée par un trouble de conductibilité, qui s'associe à l'alternance. L'onde sanguine faible quitte alors le ventricule si tard qu'elle ne parvient au pouls qu'après le moment où elle aurait dû s'y faire normalement sentir.

C'est en s'appuyant sur ces considérations, toutes théoriques, il faut bien le dire, que l'auteur explique l'apparition, plus ou moins précoce ou plus ou moins tardive, de l'onde faible suivant les sujets examinés.

Cette conclusion est dangereuse au point de vue des conséquences qu'elle entraîne. Le rapport chronologique, si soigneusement établi par Traube, était le seul élément qui nous permît de distinguer le pouls alternant véritable du pouls pseudo-alternant provoqué par le bigéminisme. S'il est prouvé que ce rapport chronologique n'obéit pas toujours à

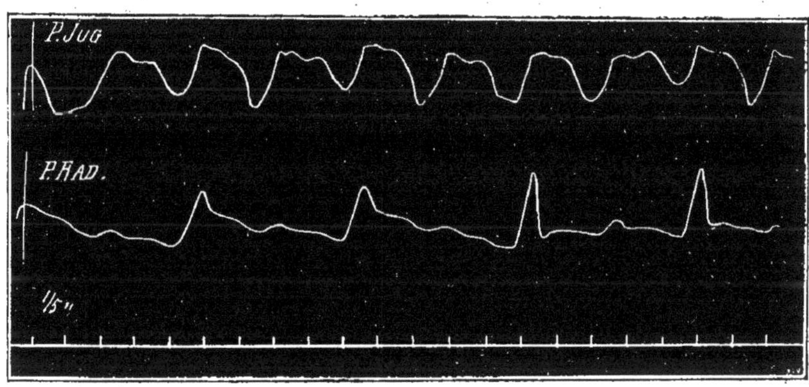


Fig. 44. — Pouls alternant vrai. Chaque battement faible du pouls est légèrement plus proche du battement fort suivant que du précédent.

la loi posée par Traube, tout diagnostic deviendra impossible et, contrairement à ce que prétend Wenckebach, l'auscultation du cœur ne sera pas toujours suffisante pour éviter la confusion.

Il était donc nécessaire de contrôler les assertions de Wenckebach. C'est à quoi s'employèrent Hering et Volhard. Ils aboutirent, l'un et l'autre, à des résultats qui rendirent inacceptable l'interprétation proposée par l'auteur précédent.

Pour celui-ci, on serait en droit de dire qu'il y a alternance véritable dans les cas où une pulsation faible est équidistante des deux autres pulsations, ou même dans ceux où elle est plus rapprochée de la précédente que de la suivante, pourvu que cette pulsation faible corresponde à un battement faible du cœur.

C'est ce que Hering, dans son important article de 1901, se refuse à admettre.

Pour lui, la majorité des faits rapportés par Wenckebach ont trait, non à une alternance véritable du pouls, mais à une pseudo-alternance par bigéminisme. C'est le bigéminisme qui est sûrement en cause dans les cas où la pulsation faible suit de près la pulsation forte. C'est encore lui qu'il faut incriminer lorsqu'elle est équidistante de deux autres pulsations, et cela s'explique alors par la lenteur de la propagation du sang dans les artères au cas d'extrasystoles, lenteur due au retard « post-extrasystolique ».

Rien d'étonnant, d'ailleurs, que dans l'une et l'autre de ces éventualités la pulsation soit d'amplitude moindre, puisqu'elle correspond, non à une contraction normale du ventricule, mais à une extracontraction.

Les tracés de Wenckebach où le rapport chronologique est différent de celui indiqué par Traube, doivent donc être interprétés, non comme des tracés de pouls alternant véritable, mais de pouls pseudo-alternant par bigéminisme.

Cette explication n'est plus valable lorsque les pulsations faibles sont plus rapprochées de la pulsation suivante que de la précédente, conformément au rapport chronologique établi par Traube. Dans ces cas, c'est à l'alternance vraie que l'on a affaire, et il ne peut s'agir d'autre chose (fig. 44).

A vrai dire, les cas où l'on a pu relever un rapport aussi strict dans la succession des battements du pouls, sont extrêmement rares. Hering avoue n'en n'avoir pas rencontré un seul à l'abri de toute critique. Peut-être, ajoute-t-il, seraient-ils plus fréquents si l'on tenait compte de ceux où le retard de la petite pulsation est si peu apparent qu'il se manifeste à peine sur les tracés, mais alors le simple examen du pouls radial est insuffisant pour nous renseigner sur leur nature, et il faut, de toute nécessité, s'aider de l'étude des cardiogrammes.

En conclusion, dit Hering, les tracés artériels doivent être intégralement interprétés comme l'avait fait Traube.

Les travaux de Volhard achevèrent de ruiner la conception de Wenckebach. Celui-ci avait admis qu'en principe la pulsation faible devait tendre à se rapprocher de la pulsation normale précédente, parce que l'onde sanguine très réduite qui lui donne naissance progresse plus rapidement dans les vaisseaux qu'une onde normale. Si, en fait, il n'en est pas toujours ainsi, c'est qu'au trouble de la contractilité s'ajoute un trouble variable de la conductibilité qui retarde le départ de l'onde.

Pour Volhard, ces faits sont inexacts. Une onde sanguine faible parcourt les vaisseaux plus lentement qu'une onde normale, elle doit donc arriver plus tard au pouls et donner aux tracés la forme décrite par Traube. Quant au trouble de la conductibilité invoqué par Wenckebach, il ne saurait être en cause et l'examen des tracés recueillis sur la veine et la pointe du cœur n'en montre pas trace. On ne constate aucune modification de l'espace *a c*; d'autre part, les soulèvements de la pointe du cœur sont équidistants; cela prouve d'une façon indiscutable qu'il n'y a aucun trouble de la conductibilité, puisque le passage du stimulus se fait normalement de l'oreillette aux ventricules et que ces derniers continuent à se contracter suivant un rythme immuable.

Comme vous le voyez, Messieurs, il fallait en revenir aux données si soigneusement et si justement établies par Traube, non parce que sans elles le diagnostic du pouls alternant serait impossible, mais parce qu'elles reposent seules sur l'exacte observation du phénomène. Les objections qui leur ont été faites n'ont servi, après contrôle, qu'à en confirmer la solidité.

II. — **Conditions pathogéniques du pouls alternant.** — A) *Troubles de la contractilité prouvés par Volhard et Hering.* — Il reste maintenant à connaître le mécanisme de cette arythmie et les causes qui lui donnent naissance, questions qui n'avaient pas été abordées par Traube.

Engelmann et Hoffmann, en réalisant par l'expérimentation « l'alternance » des systoles ventriculaires, en avaient attribué la production à un trouble de la contractilité, en rapport lui-même avec un affaiblissement du myocarde.

Wenckebach, qui avait conclu à l'analogie entre le pouls alternant et le cœur alternant, avait en même temps admis que leurs conditions pathogéniques étaient identiques. Cette assimilation paraît bien vraisemblable ; elle est acceptée par la plupart des auteurs, mais elle ne saurait se déduire des arguments proposés par Wenckebach, dont le principal consistait dans la faiblesse du battement systolique cardiaque, correspondant à la petite pulsation. Nous savons aujourd'hui qu'une extracontraction peut provoquer les mêmes phénomènes d'auscultation, sans qu'il soit pour cela permis de parler de débilité cardiaque.

Les preuves données par Volhard sont plus démonstratives. Cet auteur a fait remarquer que l'on ne constatait sur les cardiogrammes aucun changement dans le rapport chronologique des battements du cœur, dont les contractions restent toujours équidistantes, et qu'il n'y avait aucune modification dans la succession des divers événements qui préparent la systole ventriculaire. Si donc une onde sanguine trop faible est projetée dans les vaisseaux et arrive tardivement au pouls, cela tient à un défaut d'énergie dans la contraction du ventricule, à une débilité périodique de l'organe.

Cette conception a été confirmée et complétée par les très ingénieuses et récentes expériences d'Hering.

B) *Notion des « asystolies partielles » d'Hering; objections de Galli.* — Cet auteur a eu l'occasion d'observer un fait curieux et en apparence paradoxal. Il a remarqué que dans le pouls alternant, expérimental ou spontané, les battements artériels affaiblis étaient loin de correspondre toujours aux systoles ventriculaires débiles. Il en est bien ainsi dans un certain nombre de cas, mais, dans d'autres, ce sont les contractions cardiaques vigoureuses qui engendrent les soulèvements atténués du pouls, et réciproquement. D'autres fois enfin, la force des systoles cardiaques varie dans des proportions considérables sans que le pouls cesse de pré-

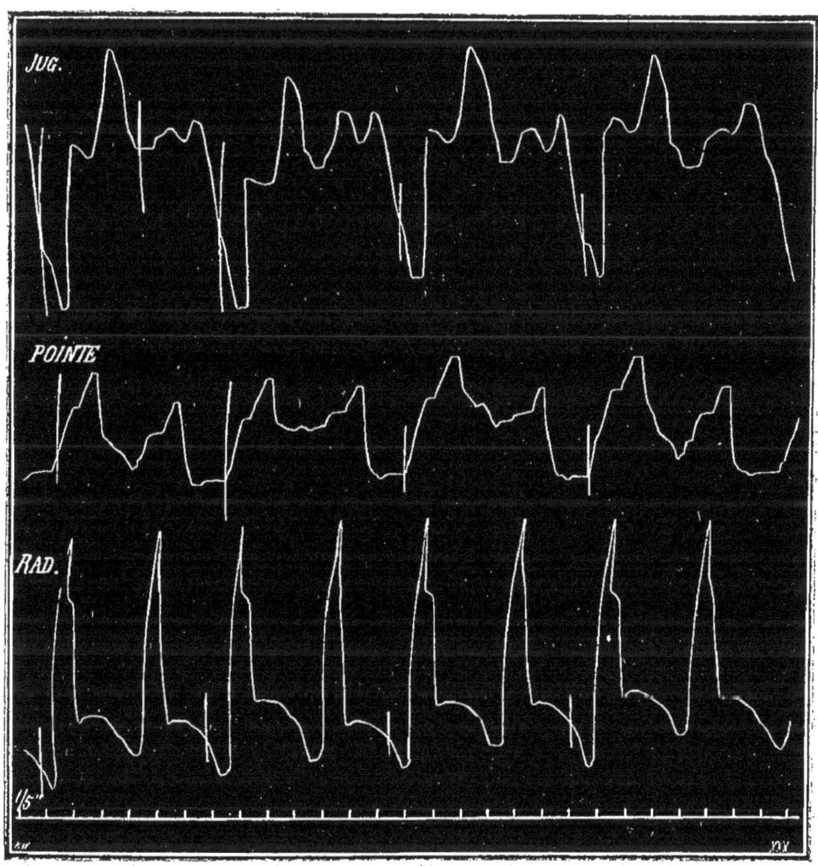


FIG. 45. — Cœur alternant sans alternance du pouls (phénomène de Hering).

senter ses caractères normaux. Certains de ces phénomènes se remarquent déjà dans les tracés annexés au premier travail de Volhard, à l'attention duquel ils paraissent, d'ailleurs, avoir échappé (fig. 45).

Après en avoir longtemps cherché la cause, Hering pense l'avoir trouvée, grâce à un heureux hasard, comme il l'avoue lui-même.

Essayant, sur le cœur du chien, les effets de l'acide glyoxylique, il constata que son emploi constituait un moyen incomparable de reproduire à volonté l'alternance des battements, si difficile à réaliser par tout autre procédé. Mais, chose surprenante, l'alternance n'intéresse pas alors la totalité du ventricule, et le trouble de la contractilité n'atteint que certaines de ses parties : on a affaire à de véritables *asystoles partielles*. Des portions limitées du myocarde ventriculaire refusent, par moments, tout service, et, au lieu de participer à la systole générale, restent au repos complet, tandis que d'autres donnent un effort aussi énergique qu'à l'état normal ; si bien que la conséquence la plus apparente de l'asystolie partielle consiste dans un affaiblissement régulièrement intermittent, dans une alternance typique des battements du cœur et du pouls.

Mais, et ce point est capital, l'effet produit sur le cœur et le pouls dépend essentiellement de la région dont les fonctions sont périodiquement suspendues. Lorsqu'il s'agit de la base du ventricule, le pouls devient alternant sans que le cardiogramme soit influencé ; s'il s'agit de la pointe, c'est l'inverse. Pour que le cœur et le pouls s'affaiblissent en même temps, il faut que les deux régions précédentes perdent en même temps leur contractilité ; si elles viennent à en être dépossédées tour à tour, les battements forts du cœur correspondent aux battements faibles du pouls et inversement.

Ces expériences, qui s'accordent infiniment mieux avec les lois de la physiologie cardiaque que la conception antérieure d'Engelmann, permettent d'interpréter également bien toutes les variétés d'alternances expérimentales et cliniques, y compris celles qui étaient restées les plus complètement incompréhensibles.

Là n'est pas leur seul intérêt : elles nous donnent par surcroît des renseignements nouveaux sur le fonctionnement de certaines parties du cœur. Le ventricule gauche était jusqu'à présent considéré comme un muscle en quelque sorte homogène, dont toutes les fibres constituantes agissent de concert et de la même façon, en vue du même effet. L'action de l'acide glyoxylique montre que les choses ne sont pas aussi simples et qu'on doit distinguer, en réalité, dans le ventricule deux systèmes au moins de fibres musculaires : le système de la base et celui de la pointe, dont les fonctions sont profondément différentes. C'est une justification nouvelle d'une idée que je soutiens depuis longtemps, dont ces leçons vous ont prouvé maintes fois l'exactitude, d'après laquelle le myocarde doit être considéré, ainsi que le cerveau, comme formé de régions indifférentes et de régions spécialisées, la lésion des premières ne déterminant aucune modification du rythme du cœur, alors qu'aucune des secondes ne peut être touchée sans que le rythme n'en soit plus ou moins profondément troublé.

Ainsi les expériences d'Hering confirmaient les données antérieures relatives à la pathogénie du pouls alternant, puisqu'elles permettaient de le produire à volonté, en affaiblissant le pouvoir de contractilité du myocarde. Elles montraient, de plus, que si parfois, comme il arrive habituellement en clinique, le trouble de la contractilité affectait également toutes les régions du cœur, pour produire la défaillance du pouls, il n'était pas nécessaire qu'il en fût toujours ainsi, et que certaines « asystolies partielles » limitées à telle ou telle partie de l'organe suffisaient à produire l'alternance des pulsations, ou à réaliser, suivant les cas, le rythme « à contre-temps » des battements du cœur et des pulsations artérielles. Ces constatations sont admises aujourd'hui par la majorité des observateurs. Seul, M. Galli, dans un travail récent, a protesté contre l'hypothèse de l'asystolie partielle, mais en lui en substituant une autre qui paraît encore moins acceptable. D'après lui, le pouls alternant résulterait d'une asthénie périodique des muscles papillaires qui, une fois sur deux, laisseraient ouvert, au moment de la systole, l'orifice mitral. Il se produirait alors une insuffisance mitrale passagère. Le reflux du sang vers l'oreillette gauche diminuerait d'autant l'importance de l'onde liquide lancée dans les vaisseaux, ce qui se traduirait par la faible élévation du pouls.

Cette trop ingénieuse conception a le défaut de ne s'appuyer sur aucun fait précis. Elle a contre elle, d'ailleurs, un argument de grande importance, à savoir que l'alternance s'observe chez la grenouille. Or, le cœur de cet animal est dépourvu de muscles papillaires (Hering).

En résumé donc, confirmation, dans leurs grandes lignes, des constatations primitivement faites par Traube, nécessité, pour le diagnostic du pouls alternant, d'associer l'examen des cardiogrammes à celui des sphygmogrammes, notion de l'alternance paradoxale du cœur et du pouls, expliquée par les asystolies partielles du myocarde, telles sont les acquisitions les plus récentes et les mieux établies, relatives à la connaissance de l'arythmie que nous étudions aujourd'hui.

Il arrivera probablement, comme cela se produit d'ordinaire en pareilles circonstances, que l'attention ayant été attirée d'une façon plus méthodique sur le pouls alternant, les cas, qui avaient paru tout d'abord exceptionnels se multiplieront, et peut-être leur étude modifiera-t-elle nos conceptions sur les caractères cliniques et les conditions pathogéniques de l'arythmie. Je crois, pour ma part, qu'il ne faudra pas continuer à admettre que la longue persistance du trouble du rythme soit nécessaire pour que l'on puisse parler de pouls alternant, car j'ai eu l'occasion de le constater d'une façon certaine et pour une durée éphémère, au cours de certaines autres arythmies, ou même au milieu d'un rythme habituellement normal. Mais il n'en restera pas moins établi que le pouls alternant, sous quelque forme qu'il se présente, est toujours de fâcheux augure dans le pronostic des affections du cœur.

III. — **Signification pronostique du pouls alternant.** — A) *Ses rapports avec la tachycardie paroxystique, la débilité cardiaque, l'angine de poitrine et les extrasystoles.* — Ainsi,

Messieurs, la signification clinique du pouls alternant est de première importance. Elle a toujours paru telle aux observateurs, et les notions que la physiologie nous a enseignées relativement à la pathogénie de cette arythmie viennent confirmer la mauvaise opinion qu'en avaient les médecins. Si, en effet, nous considérons les conditions dans lesquelles survient le pouls alternant, nous n'aurons pas de peine à nous convaincre qu'elles témoignent, en général, d'un fonctionnement défectueux du cœur.

Nous avons relevé l'existence du pouls alternant dans trois cas, dont deux ont pu être contrôlés par l'examen des tracés, le troisième nous ayant paru également être très vraisemblablement de même ordre. Ce dernier avait trait à une jeune femme atteinte, à la fois, de lésion mitrale et de tachycardie paroxystique ; au cours d'une crise particulièrement violente, où le pouls dépassait 200 battements à la minute, nous vîmes survenir de l'alternance du pouls, en même temps que se manifestaient tous les signes d'une asystolie aiguë, dont le pronostic nous parut tout d'abord des plus fâcheux. La malade guérit de cette crise, mais succomba quelques mois après.

Cette coïncidence de la tachycardie paroxystique avec le pouls alternant ne semble d'ailleurs pas exceptionnelle. Hoffmann l'a signalée il y a plusieurs années. On avait d'abord émis quelques doutes sur l'exactitude de ses constatations, pensant que, faute d'avoir inscrit les mouvements de la pointe du cœur et des veines jugulaires, il avait peut-être pu se laisser tromper par une apparence, et prendre pour un pouls alternant un bigéminisme très fréquent dans la tachycardie paroxystique, puisque cette irrégularité paraît bien être le fait d'une accumulation d'extrasystoles.

Des études ultérieures ont cependant donné raison à Hoffmann, et des observations confirmatives ont été publiées par divers auteurs, Mackenzie notamment. Le fait est intéressant, car il cadre bien avec les expériences primitives d'Engelmann, montrant que l'épuisement du cœur par des stimulations répétées était une des conditions pathogéniques les plus efficaces du pouls alternant.

Les deux autres cas où nous avons pu constater l'existence de cette irrégularité concernaient, pour le premier, une malade atteinte d'insuffisance transitoire du cœur, au cours d'une sclérose rénale ; elle quitta notre service, guérie, en apparence tout au moins, de ses accidents intercurrents ; nous ne savons pas ce qu'elle est devenue. Dans le deuxième cas, il s'agissait d'un sujet affecté de myocardite, de nature probablement alcoolique ; chez lui, le pouls alternant apparut au milieu d'un cortège d'accidents des plus menaçants : apoplexie pulmonaire, dilatation cardiaque, anasarque, etc. ; cet homme fut guéri presque miraculeusement par l'emploi de la strophantine, en injections intra-veineuses. Mais il succomba l'année suivante après plusieurs retours offensifs des mêmes accidents.

Dans ces diverses observations, le pouls alternant s'est manifesté non pas, comme on l'a dit, avec la valeur d'un signe de mort prochaine, mais cependant comme un signe avant-coureur d'éventualités redoutables. Il n'est pas douteux qu'il coïncidait avec un degré extrême de débilité cardiaque et qu'il pouvait faire concevoir les craintes les plus sombres.

L'opinion que j'émets ici est commune à la plupart des auteurs. Mackenzie, notamment, la partage et il rapporte des cas où le pouls alternant a coïncidé avec des lésions les plus graves du cœur. Il va même jusqu'à prétendre que, dans certaines circonstances, il donnerait lieu à l'angine de poitrine. Nous ne nions pas la coïncidence possible des deux phénomènes et nous pensons l'avoir constatée une fois, où, malheureusement, nous n'avons pas pu la consigner par l'inscription graphique ; mais que cette coïncidence soit de règle, c'est ce que nous ne pouvons pas accepter. L'angine de poitrine, du moins dans la forme de cette maladie qui ressortit à l'aortite, ne provoque habituellement pas de modification du rythme du pouls, ni du cœur ; celle qui accompagne les dilatations aiguës du cœur peut bien s'accompagner d'arythmie, peut-être même à type de pouls alternant, et c'est dans un cas de cet ordre que nous l'avons constatée, mais cette irrégularité nous paraît devoir être alors considérée, non comme la cause, mais comme la conséquence des accidents cardiaques qui ont fait naître l'accès angineux.

L'attention a été appelée tout récemment sur les rapports de l'extrasystole avec le pouls alternant. Je vous en ai dit quelques mots dans ma première leçon sur l'extrasystole, en vous signalant une particularité curieuse relevée par Mackenzie, sur certains de ses tracés. Elle consistait en une alternance transitoire, produite par le fait d'une extrasystole, et s'éteignant progressivement à la troisième ou quatrième pulsation. Pour cet auteur, cette anomalie avait une signification pronostique fâcheuse et indiquait une fatigue manifeste du myocarde, dont le pouvoir de contractilité, à la limite pour ainsi dire, s'affaiblissait soudainement à la suite du surcroît de travail provoqué par la contraction surajoutée.

Il semble donc que les extrasystoles, si différentes cependant qu'elles soient par leur nature du pouls alternant, puissent avoir quelque influence sur sa production, à la condition toutefois que le cœur soit en état de « miopragie ». Mais y a-t-il parfois une véritable transformation des extrasystoles, ou plutôt du bigéminisme en alternance véritable, comme l'ont soutenu Tabora et V. Hœsselin ? C'est un sujet encore à l'étude, les assertions émises par ce dernier auteur n'ayant pas été unanimement acceptées. Il faudra attendre de nouveaux éléments de discussion pour que la question soit résolue, et il semble d'ailleurs qu'elle ne doive présenter qu'un intérêt de second ordre.

B) *Lieu de production du pouls alternant.* — De tout ce qui précède, il résulte que le pouls alternant constitue, parmi toutes les irrégularités, une arythmie bien définie. Elle a son individualité propre, ses caractères objectifs particuliers qui permettent de la différencier des autres arythmies, une signification pathologique spéciale, dont l'intérêt augmentera à coup sûr à mesure que les formes frustes du pouls alternant seront mieux connues.

Mais quelque chose d'autre la signale encore à votre attention : c'est ce fait que son lieu de production n'est pas, comme pour les autres arythmies, borné au système des fibres unissantes réparties à travers les oreillettes, la cloison septale et les ventricules, et dont la fonction est de diriger le rythme du cœur. Je vous ai fait remarquer, dès le début de nos conférences, que la plupart des troubles du rythme du cœur avaient pour siège, sinon exclusif, du moins principal, les régions qui, dans le cœur adulte, représentent les vestiges du faisceau primitif; il en est ainsi, vous vous en souvenez, pour les extrasystoles, la tachycardie paroxystique et les bradycardies d'origine myocardique. Il n'en est pas de même pour le pouls alternant. Le trouble qui en provoque l'apparition affecte la totalité du muscle cardiaque, ou mieux la masse non différenciée du ventricule ou des oreillettes. Peut-être, si l'on poursuit les travaux inaugurés par Hering sur les asystolies partielles, arrivera-t-on à reconnaître, par une étude attentive, les segments du myocarde qui sont plus spécialement atteints de troubles de la contractilité et en tirer des éléments de pronostic d'un ordre spécial. Ces déductions ne sont cependant pas encore permises pour le moment.

IV. — **Diagnostic du pouls alternant.** — A) *Caractères qui le différencient des extrasystoles.* — Vous le voyez, Messieurs, la question du pouls alternant a de quoi intéresser tout le monde : les médecins, auxquels elle fournit de précieux renseignements sur l'état fonctionnel du myocarde ; les physiologistes, à qui elle offre des problèmes nouveaux et des sujets d'expérience encore inexplorés. Il est donc indispensable que vous sachiez, dans votre pratique, reconnaître si l'arythmie à laquelle vous avez affaire constitue bien un « pouls alternant véritable », et ce sont ces éléments de diagnostic que je veux vous soumettre à nouveau avant de terminer cette leçon.

Sachez tout d'abord que l'on n'est pas en droit d'affirmer chez un malade l'existence du « pouls alternant » si l'on n'a pas eu recours à la méthode graphique.

On peut la suspecter tout au plus, si le palper de l'artère montre qu'elle est très accentuée et qu'elle persiste sans interruption pendant une période de temps relativement longue, et si, d'autre part, l'auscultation du cœur ne révèle aucun autre changement dans le rythme de ses contractions,

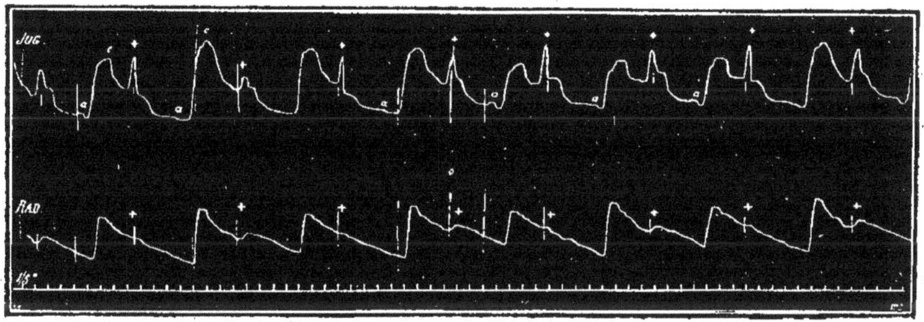


Fig. 46. — Faux pouls alternant par extrasystoles.

qu'un affaiblissement d'une systole sur deux, cet affaiblissement ne coïncidant pas forcément avec celui du pouls.

Pour confirmer le diagnostic, il est nécessaire de prendre un cardiogramme, en même temps qu'un tracé artériel. Cela est indispensable, car c'est le seul moyen de faire apparaître indiscutablement l'alternance et surtout d'étudier le rapport chronologique des pulsations.

Si la pulsation faible est nettement plus proche de la pulsation forte précédente que de la suivante, l'alternance est fausse et c'est à un bigéminisme par extrasystole que l'on a affaire (fig. 46).

Si, au contraire, la pulsation faible est nettement plus proche de la pulsation forte suivante que de la précédente, l'alternance est véritable et il ne peut s'agir de bigéminisme.

Si, enfin, les pulsations fortes et faibles sont sensiblement équidistantes, un supplément d'enquête s'impose, et c'est alors qu'il faut s'aider de la comparaison des tracés artériels avec ceux de la pointe du cœur et de la jugulaire.

Vous pouvez en effet avoir affaire, soit à un pouls alternant véritable, soit à des extrasystoles auriculaires, ventriculaires ou atrio-ventriculaires.

Le pseudo-pouls alternant par extrasystole auriculaire se reconnaîtra à ce qu'il procède d'un soulèvement apexien trop précoce et d'un soulèvement jugulaire plus prématuré encore.

Le pouls pseudo-alternant par extrasystole ventriculaire sera diagnostiqué par la présence, sur le tracé apexien, d'une élévation proche de la précédente, bientôt suivie sur la courbe jugulaire d'un soulèvement qui peut se confondre avec la contraction normale de l'oreillette qui vient après.

Le pouls pseudo-alternant par extrasystoles auriculo-ventriculaires sera reconnu grâce à la présence d'une double contraction prématurée, qui survient sensiblement au même instant sur les tracés apexien et jugulaire.

Remarquez d'ailleurs, Messieurs, que ces renseignements n'ont besoin d'être interrogés que dans les cas où la pulsation faible est, comme je vous l'ai dit, à distance sensiblement égale des deux autres, ce qui, somme toute, constitue l'exception.

Enfin, dans les cas où l'alternance est douteuse, c'est-à-dire où l'on n'est pas assuré de la différence d'amplitude des deux pulsations, il est un moyen de la mettre en évidence, moyen qui a été proposé par Rehberg et que nous avons perfectionné après lui.

Rehberg a remarqué que la simple compression de l'artère brachiale pouvait, chez certains sujets, rendre très apparent un pouls alternant à peine marqué. Nous avons constaté que le fait avancé par cet auteur est parfaitement exact; mais au lieu de comprimer l'artère brachiale au moyen du brassard de Riva-Rocci, comme le fait cet auteur, nous préférons employer notre sphygmosignal, qui permet de rendre encore plus évident le phénomène de l'alternance. Voici comment nous pratiquons la recherche : les deux brassards, antibrachial et brachial, étant appliqués suivant les règles habituelles, on fait d'abord apparaître les battements des artères radiale et cubitale, en introduisant de l'air dans le brassard antibrachial et en faisant fonctionner l'aiguille du signal. Puis, le brassard brachial est gonflé à son tour, et, lorsque la pression atteint 10 à 15 centimètres de mercure, on voit les oscillations du signal, antérieurement égales, varier régulièrement de force et présenter l'image d'un véritable pouls alternant.

On peut donc lire cette arythmie sur l'appareil et, si l'on a la précaution d'en employer un où le cadran du signal porte des divisions, on arrive même à mesurer, par l'étendue respective des oscillations, l'affaiblissement des petites pulsations du pouls par rapport aux pulsations fortes.

B) *Le diagnostic des « asystolies partielles »*. — Il serait utile, pour la pratique, de préciser les régions du cœur plus spécialement affectées du trouble de contractilité qui conduit à l'alternance. Nous avons déjà à ce sujet des indications précieuses qui nous sont fournies par les recherches d'Hering. Elles sont, vous vous en souvenez, basées sur le rythme comparé de l'alternance au niveau du cœur et au niveau du pouls. Tout semble faire supposer en effet qu'une alternance limitée au pouls est due à une débilité de la base du ventricule gauche, à une asthénie de la pointe si c'est l'inverse, et à un trouble de contractilité de toute la masse ventriculaire si la contraction cardiaque et la pulsation radiale sont affaiblies en même temps. A coup sûr, ces données auront besoin d'être contrôlées par de nouvelles recherches ; leur intérêt, en tous cas, ne vous échappera pas.

D'autre part, Tabora a admis la possibilité de l'alternance vraie des systoles auriculaires. Il se base sur cette constatation, absolument exacte, que, dans la période correspondant aux pulsations faibles du ventricule et de l'artère, le pouls veineux subit souvent une modification, consistant dans un abaissement de ses divers éléments. Mais à y regarder de plus près, on se convainct que cette diminution d'amplitude, qui affecte surtout le soulèvement $c$, tient surtout à une atténuation de l'onde carotidienne, qui cesse presque complètement de se marquer sur la courbe veineuse.

En résumé, je ne pense pas que l'alternance véritable des systoles auriculaires soit prouvée par les travaux de Tabora, et elle doit rester douteuse pour nous, comme elle l'est, d'ailleurs, pour beaucoup de physiologistes.

Tel est actuellement, Messieurs, l'état de la question du pouls alternant. A ne considérer que celui où il était il y a peu d'années, on peut juger du chemin parcouru. Tout n'est pas dit encore à ce sujet, et l'avenir nous apportera, j'en suis sûr, bien des renseignements qui ne manqueront pas d'avoir leur application pour le diagnostic de l'aptitude fonctionnelle du cœur et le pronostic des affections de cet organe.

V. — **La question de la bigéminie ou hémisystolie cardiaque.** — A la question du pouls alternant et du pouls bigéminé s'en rattache nécessairement une autre, celle de la bigéminie cardiaque, que plusieurs raisons m'obligent à aborder de suite avec vous.

La première est que la similitude des noms pourrait entraîner une certaine confusion dans votre esprit ; la seconde, que, s'il y avait une véritable bigéminie du cœur, tout ce que nous avons appris au sujet du pouls alternant et du pouls bigéminé serait entaché d'erreur.

Aujourd'hui, pour la grande majorité des auteurs, la bigéminie cardiaque n'est plus distincte du bigéminisme ; c'est un même phénomène, causé par la production d'extrasystoles rythmées de façon à donner au pouls la forme de pouls couplé que vous connaissez bien.

Autrefois, et actuellement encore pour quelques-uns, cette forme de tracés recevait une interprétation toute différente. Le soulèvement faible surajouté à chaque systole normale était attribué à un dédoublement de la contraction ventriculaire. On admettait que les deux ventricules, droit et gauche, avaient cessé de fonctionner synergiquement et n'entraient en systole que l'un après l'autre. La dénomination de bigéminie avait justement pour but de rappeler qu'alors la systole cardiaque, au lieu d'être simple, était faite de deux contractions successives. Le nom d'hémisystolie était également donné à ce phénomène.

Comme vous le comprenez de suite, une pareille conception mérite d'être discutée, car si elle correspondait à la réalité, ne fût-ce que dans certains cas, tout ce que nous avons dit du pouls alternant et du pouls bigéminé serait remis en question les tracés que nous considérons comme caractéristiques étant passibles alors d'une toute autre interprétation.

A) *Travaux de Leyden réfutés par les physiologistes et par Riegel.* — C'est Leyden qui soutint, sinon le premier, car la théorie avait déjà été proposée dès 1838, par Charcelay, du moins avec le plus de persévérance, la conception de la bigéminie où de l'hémisystolie cardiaque. Cet auteur s'appuyait sur les faits dans lesquels il existe deux chocs successifs du cœur, énergiques l'un et l'autre, avec double battement des jugulaires, tandis que le pouls radial ne se soulève qu'une fois. Il lui semblait que l'énergie presque comparable des deux contractions successives ne peut se comprendre que si l'on admet que les deux ventricules entrent l'un après l'autre en systole, le ventricule gauche tout d'abord, puisque le pouls radial coïncide avec sa contraction.

Les assertions de Leyden furent contrôlées par les physiologistes et les cliniciens.

Les premiers, utilisant pour cette étude les ressources de la méthode graphique, arrivèrent tout d'abord à des résultats contradictoires.

Les conclusions positives de V. Bezold et de Knoll furent complètement infirmées par Franck et Voit. François-Franck enfin, dans son travail bien connu sur l'intoxication digitalique, déclara expressément que « l'association fonctionnelle des deux cœurs se poursuivait jusqu'à la mort par ce poison. »

Une nouvelle série d'expériences entreprises par Hering le conduisit, en 1903, à rejeter, lui aussi, l'interprétation défendue par Leyden et à conclure que l'hémisystolie était incompatible avec la vie.

Les cliniciens avaient, de leur côté, contrôlé les faits sur lesquels s'appuyait la théorie de la bigéminie ou hémisystolie cardiaque et s'étaient presque unanimement refusés à leur attribuer la signification que leur donnait Leyden. La protestation de Bezzolo, dès 1876, resta, il est vrai, sans écho, mais elle fut reprise par Riegel, qui, en 1903, ruina définitivement la doctrine de l'hémisystolie. Pour lui, celle-ci est due à un bigéminisme par extrasystole, non perçu à la radiale. Deux arguments le démontrent. Le premier est que, sur les tracés artériels, il est souvent possible de constater l'existence d'un faible soulèvement, non sensible au palper et synchrone à la seconde contraction cardiaque. Il est dès lors certain que cette seconde contraction a intéressé le ventricule gauche.

En second lieu, Leyden signale ce fait que les deux battements juxtaposés sont suivis d'un long repos. Or, quelle serait la raison d'être de cette pause, s'il s'agit d'hémisystolie, alors que nous savons qu'elle est très habituelle avec les phénomènes extrasystoliques ?

B) *Observations nouvelles de Kraus et Nicolaï, de Hewlett, de Levellis.* — Depuis le travail de Riegel et les expériences de François-Franck et de Hering, la controverse semblait épuisée et tous les auteurs étaient d'accord pour rejeter la théorie de l'hémisystolie ou bigéminie cardiaque.

Mais voici qu'elle a été reprise, il y peu de temps, avec des arguments nouveaux, empruntés par Kraus et Nicolaï à l'électrocardiographie. Les tracés que ces auteurs ont obtenus leur paraissent démontrer que la synergie des ventricules n'est pas aussi absolue qu'on veut bien l'admettre. Dans les conditions d'excitation normale, cette synergie reste bien la règle habituelle; mais dans d'autres circonstances, où l'excitation porte sur certaines régions du ventricule, on obtient des secousses électrocardiographiques où les deux moitiés du cœur ne concordent, ni dans leur force, ni dans le moment de leur apparition.

Ces auteurs ne sont, d'ailleurs, pas catégoriques dans leurs conclusions ; ils se bornent à faire certaines réserves au sujet de l'hémisystolie cardiaque, dont la non-existence ne leur paraît pas suffisamment démontrée. C'en est assez, à leur avis, pour que la question mérite un nouvel examen.

MM. Franckel et Bonninger ne contestent pas les faits observés par Kraus et Nicolaï, mais ils pensent qu'une méthode nouvelle et encore très imparfaitement connue, comme l'électrocardiographie, n'a pas qualité pour fixer définitivement la réalité d'un phénoméne extrêmement douteux. Pour qui connaît la difficulté qu'il y a à interpréter convenablement un tracé d'électrocardiogramme, il apparaîtra que l'opinion de ces auteurs est très judicieuse.

En 1908, M. Hewlett a publié un important travail sur la même question, appuyée sur une observation très consciencieusement étudiée, et il arrive à une conclusion conforme à celle de Kraus et Nicolaï. Il s'agissait, dans cette observation, d'un malade asystolique présentant un pouls veineux ventriculaire, mais dont les tracés se signalaient par des particularités très spéciales. Elles consistaient dans un asynchronisme des battements artériels et veineux tel que ces derniers se manifestaient soit après le pouls radial, soit isolément pendant de longues pauses artérielles, et sans qu'il y eût de soulèvements corrélatifs de la pointe du cœur, et par conséquent sans tracé d'activité du ventricule gauche.

Pour des raisons multiples, qu'il serait trop long d'énumérer, l'auteur admet que les soulèvements veineux ne peuvent être dus qu'à des contractions isolées du ventricule droit. Il rejette l'idée que l'oreillette ait pu se contracter spontanément, car il estime avoir trouvé des preuves suffisantes qu'elle était paralysée.

Cette assertion, venant de la part d'un clinicien aussi sagace que Hewlett, demande à être prise en considération. Cependant il ne nous semble pas qu'elle soit pleinement justifiée, et nous pensons qu'il n'est pas absolument démontré que ces soulèvements, eu égard aux tracés annexés au travail, ne puissent provenir d'extrasystoles soit auriculaires, soit auriculo-ventriculaires.

Plus récemment encore, MM. Levellis, Barker et Hirschfelder ont demandé à l'expérimentation des renseignements nouveaux sur la question de l'hémisystolie. Ils ont cherché à la réaliser en sectionnant la branche ventriculaire gauche du faisceau de His. Je n'insisterai pas sur la technique qu'ils ont employée. Je vous dirai seulement que dans 5 expériences sur 14 ils sont arrivés à provoquer ainsi un « bloquage » complet, mais les contractions des deux ventricules restèrent synchrones. Aussi, sans nier formellement l'existence de l'hémisystolie, ne l'admettent-ils qu'avec les plus extrêmes réserves.

C'est la conclusion qui paraît aujourd'hui la plus conforme aux données de la clinique et de la physiologie. Si l'hémisystolie devait renaître de ses cendres, ce serait sur des preuves nouvelles, car celles antérieurement fournies par Leyden sont tout à fait insuffisantes; et, de toutes façons, on peut d'ores et déjà présumer que les cas qui relèveraient d'un pareil phénomène resteraient exceptionnels et ne sauraient modifier nos conceptions actuelles sur le bigéminisme par extrasystole, et sur le pouls alternant.

C'est cette assurance que je voulais seulement vous donner en reprenant l'histoire de la bigéminie ou hémisystolie cardiaque.

## LEÇON XIII

# Arythmie perpétuelle

I. — Etude historique et clinique de l'arythmie perpétuelle. — *a)* Notions anciennes relatives à l'arythmie désordonnée, ou delirium cordis. — *b)* Caractères cliniques de l'arythmie.

II. — Pathogénie de l'arythmie perpétuelle. — *a)* Caractères généraux des tracés. — *b)* Disparition du soulèvement présystolique et sa cause : asthénie ou fibrillation auriculaire. — *c)* Forme ventriculaire des tracés ; ses rapports avec l'insuffisance tricuspidienne. — *d)* Rôle de l'oreillette droite dans la genèse de l'arythmie perpétuelle.

III. — Signification clinique de l'arythmie perpétuelle.

MESSIEURS,

La variété d'arythmie que nous allons étudier aujourd'hui a une singulière fortune. L'observe-t-on, comme il est si fréquent, au cours des états asystoliques, on l'estime d'une haute gravité. On voit, dans sa présence, une preuve surabondante de l'insuffisance du cœur et un indice de mort prochaine. Vient-elle, au contraire, à être reconnue chez des sujets qui semblent, par ailleurs, indemnes de toute affection cardiaque, on la considère comme de peu de valeur et comme non susceptible de comporter un pronostic fâcheux. C'est cependant, dans les deux cas, une arythmie de même forme caractérisée par une accélération modérée du nombre des pulsations avec inégalité de leur hauteur, et par la permanence indéfinie de ce type une fois créé. Pourquoi, alors, un jugement aussi différent? C'est, apparemment, que l'arythmie perpétuelle, si elle est l'arythmie la plus fréquemment rencontrée, est aussi la moins connue. L'étude qui va suivre vous en convaincra aisément.

**I. — Étude historique et clinique de l'arythmie perpétuelle. —** Les raisons, pour lesquelles la connaissance de l'arythmie perpétuelle est moins avancée que celle des autres irrégularités, sont faciles à comprendre.

Lorsque, sous l'influence des travaux de Gaskell et d'Engelmann, on entreprit des recherches nouvelles sur les arythmies, on s'occupa tout d'abord des irrégularités dont le type objectif, nettement défini, semblait se prêter le mieux à l'examen. Les caractères essentiellement protéiformes de l'arythmie perpétuelle, les conditions si diverses dans lesquelles elle se manifeste, la rendaient encore insaisissable aux moyens d'observation. Elle semblait, comme je vous l'ai dit, écrite en un langage incompréhensible. Elle n'avait été l'objet d'aucune de ces études préparatoires qui ont si grandement facilité la connaissance des autres arythmies. Ici, tout était à faire, et ce n'est que depuis le commencement de ce siècle que l'on s'est mis à la besogne.

A) *Notions anciennes relatives à l'arythmie désordonnée ou delirium cordis.* — La variété d'arythmie que nous désignons aujourd'hui du nom d'arythmie perpétuelle, proposé par Hering, était appelée par les anciens auteurs arythmie désordonnée, tachy-arythmie, ou enfin delirium cordis. La dernière de ces dénominations témoignait à la fois de l'intensité de la perturbation du rythme cardiaque, de la fâcheuse valeur pronostique qui lui était attribuée — et aussi de la complète ignorance où l'on était de son mécanisme.

Depuis 1903, année où Hering publia un mémoire fort important sur l'analyse « du pouls irrégulier perpétuel », les travaux se sont singulièrement multipliés. Ils ont donné lieu à des discussions nombreuses et aussi à des revendications de priorité sur lesquelles il est difficile de porter un jugement. La presque simultanéité des découvertes est en effet habituelle en pareille circonstance, les faits d'observation se présentant de la même façon aux divers observateurs dont l'attention est, dans un même temps, attirée sur un même sujet.

M. Hering ne se borna pas, dans son travail de 1903, à donner un nom à l'arythmie que nous étudions en ce moment, il établit aussi son signalement. Déjà, la désignation de « pulsus irregularis perpetuus » indiquait suffisamment que l'on avait affaire à une arythmie caractérisée par une irrégularité permanente des pulsations. A vrai dire elle pourrait être critiquée, si l'on remarque que le terme de pulsus irregularis, traduction pure et simple du mot arythmie, est dépourvu de signification précise, et que l'épithète de perpetuus ne saurait guère convenir à une irrégularité très souvent paroxystique et transitoire à une certaine période de son évolution.

Néanmoins, comme il s'agit, malgré tout, d'une arythmie dont un des principaux caractères réside dans la facilité et la rapidité particulières avec lesquelles elle tend à devenir permanente, la dénomination introduite par Hering, et maintenant consacrée par l'habitude, mérite d'être conservée.

B) *Caractères cliniques de l'arythmie.* — Voyons maintenant la chose qu'elle prétend définir. C'est une arythmie qui est, avant tout, complète et qui, si elle peut être à ses débuts passagère et alterner avec des périodes où le rythme redevient normal, manque rarement, par la suite, de s'établir d'une façon définitive, rendant l'activité cardiaque méconnaissable jusqu'à la mort.

C'est pourquoi les anciens auteurs, à qui ce caractère fondamental n'avait pas échappé, lui donnaient le nom de « folie cardiaque », delirium cordis.

La disparition absolue du rythme physiologique est, en effet, le phénomène essentiel de l'arythmie perpétuelle; et elle en rend l'interprétation singulièrement difficile. Contrairement à ce qui s'observe dans les autres variétés d'irrégularités, tous les événements qui jalonnent, sur les tracés apexien, artériel et veineux les différentes périodes de la révolution cardiaque, sont simultanément modifiés, non seulement dans leur aspect, mais, ce qui est plus grave, dans leurs rapports chronologiques. Aussi les différents repères qui nous servent d'ordinaire à nous orienter font-ils tous à la fois défaut.

On parvient pourtant assez facilement à reconnaître quelques traits grossiers. Ils consistent, le plus souvent, dans un mélange de tachycardie modérée (120 à 130 pulsations par minute) et d'arythmie, entrecoupée parfois par des phases de ralentissement. Les battements successifs du pouls sont, de plus, très inégaux dans leur force, et leur nombre ne correspond plus à ceux du cœur, la pointe se soulevant beaucoup plus fréquemment que l'artère. Toutes les variétés d'arythmie semblent donc s'être combinées, et la réunion de troubles si divers paraît bien indiquer une lésion massive qui atteindrait le cœur dans toutes ses propriétés physiologiques.

Cette conclusion est celle à laquelle s'est arrêté Hering, pour qui le pulsus irregularis perpetuus est, par excellence, une arythmie d'origine musculaire. Sa fréquence au cours des cardiopathies, surtout aux dernières phases de l'asystolie, témoigne, aussi bien que ses caractères graphiques que nous allons étudier tout-à-l'heure, d'une origine vraiment intracardiaque. Ne semble-t-il pas rationnel dès lors d'incriminer pareille pathogénie dans les cas où l'irrégularité apparaît comme unique symptôme, chez des sujets qui semblent tout d'abord indemnes de toute affection du cœur ? Cette déduction très logique, acceptée par Hering, sera, comme nous le verrons, confirmée par les résultats de l'étude que nous allons entreprendre.

L'arythmie perpétuelle présente encore d'autres caractères distinctifs. Elle se modifie sous l'action de l'atropine, mais partiellement, en ce sens que le pouls peut s'accélérer tout en restant irrégulier. Enfin, la digitale la fait souvent disparaître au début, mais reste complètement inefficace dans les stades ultérieurs.

L'évolution de cette arythmie est de même très variable.

Parfois elle est très rapide, aiguë même, et le pouls devient à la fois tachycardique et irrégulier sans que jamais plus il reprenne son rythme normal. Parfois, au contraire, l'arythmie perpétuelle ne s'établit que progressivement, après des phases d'irrégularité paroxystique, où, comme nous l'avons dit, la digitale peut avoir quelque action.

Sous ces deux formes, l'irrégularité reste habituellement silencieuse, ou, s'il arrive qu'elle se révèle à son début au malade qui en est porteur par quelques « sensations pénibles et incommodes », plus tard, tout phénomène subjectif semble avoir complètement disparu. Il est alors surprenant de voir un désordre aussi profond du rythme du cœur être complètement latent, quand de banales extrasystoles, disséminées de loin en loin, s'accompagnent de manifestations subjectives particulièrement pénibles.

Ces troubles peuvent évoluer, avons-nous dit, isolément ou concurremment avec des phénomènes d'insuffisance cardiaque.

Lorsque l'irrégularité s'établit chez un sujet indemne, en apparence, de toute lésion du cœur, il n'est pas rare qu'elle s'associe, à son début, à des phénomènes objectifs et subjectifs de débilité cardiaque, insuffisance urinaire, dyspnée d'effort, etc. Puis, l'adaptation s'étant faite à ce rythme nouveau, le sujet atteint d'arythmie perpétuelle peut vivre encore d'assez longues années sans en souffrir en apparence, bien qu'elle persiste indéfiniment jusqu'à la mort, qui survient alors dans des conditions que nous examinerons ultérieurement.

Dans les cas où le pouls irrégulier perpétuel vient se greffer sur une lésion chronique du cœur avec insuffisance de l'organe, une médication opportune sera susceptible de faire tout d'abord disparaître la totalité des accidents. Ultérieurement, elle n'agira plus que partiellement et sera sans effet sur l'irrégularité du pouls, jusqu'au jour où l'arythmie étant devenue irréductible, l'asystolie entrera de nouveau en scène pour aboutir à la mort.

II. — **Pathogénie de l'arythmie perpétuelle.** — A) *Caractères généraux des tracés.* — A coup sûr, il n'y a rien d'inédit dans l'exposé que nous venons de faire. Si les caractères de l'arythmie perpétuelle y sont décrits avec plus de précision que par le passé, leur raison d'être n'en est pas mieux élucidée. M. Hering avait bien, il est vrai, attiré l'attention sur deux particularités propres au pulsus irregularis perpetuus, à savoir que les extrasystoles y apparaissaient nombreuses et que l'origine des contractions semblait se faire, non plus, comme à l'ordinaire, aux bouches veineuses auriculaires, mais en quelque autre point du cœur. Toutefois, il n'avait pas précisé explicitement ce dernier point. De son côté, Mackenzie, en 1902, avait signalé ce fait très important que, dans certaines irrégularités, il existait une parésie de l'oreillette droite, mais rien encore ne permettait d'affirmer que ces irrégularités répondissent au type spécial qu'Hering devait isoler sous le nom de pulsus irregularis perpetuus. L'histoire de l'arythmie perpétuelle restait donc encore très incomplète.

A partir de l'année 1904, les travaux se sont multipliés et nous ont apporté des données nouvelles. Les auteurs s'accordent, maintenant, pour attribuer une valeur considérable à deux particularités qui consistent dans la disparition, sur les tracés jugulaires, de l'onde présystolique *a* et dans le synchronisme des contractions auriculaire et ventriculaire. Ils sont cependant loin de s'entendre sur leur mécanisme et leur signification.

Mais si les interprétations qui ont été proposées sont parfois contradictoires, les discussions auxquelles elles ont donné lieu sont du plus grand intérêt pour la clinique même, car elles ont incidemment remis en question des faits que l'on croyait définitivement établis et dont l'étude a dû dès lors être reprise sur des bases nouvelles.

B) *Disparition du soulèvement présystolique et sa cause : asthénie ou fibrillation auriculaire.* — La disparition de l'onde présystolique *a* est un phénomène des plus suggestifs. Elle indique, à coup sûr et quelle que soit l'explication qu'on en accepte, l'existence, au niveau de l'oreillette droite, de troubles fonctionnels dont la clinique aura à tenir compte. Potain, qui n'avait pas, à vrai dire, étudié l'arythmie perpétuelle, mais qui avait signalé la forme ventriculaire des tracés, celle dans laquelle il y a synchronisme des soulè-

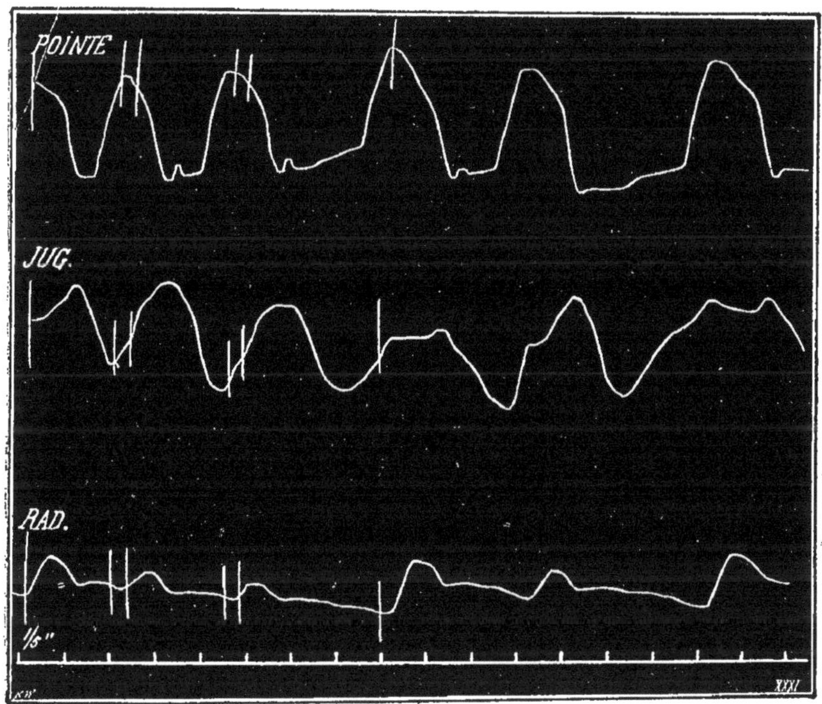


Fig. 47. — Etat de la circulation dans l'arythmie perpétuelle. Inégale durée des périodes successives du pouls radial. Sur le tracé jugulaire, disparition du soulèvement *a*, et fusion des soulèvements *c* et *v* en une seule onde.

vements auriculaire et ventriculaire, n'avait pas été frappé par la particularité que je viens de rappeler. Nous en verrons tout-à-l'heure la raison.

Cette suppression de l'onde *a* n'est cependant pas douteuse. Sur les tracés ci-joints, le phénomène est évident (voir fig. 47). Il se constate également sur ceux qui ont été recueillis par de nombreux auteurs, de même que sur les courbes électrocardiographiques relevées par Hering, Rothberger, Lewis, et par moi-même.

Quelle est la cause d'une modification aussi profonde ? Elle n'est pas facile à déceler et on en a proposé les interprétations les plus diverses.

Dès 1902, Mackenzie, dans son livre intitulé : « The study of the pulse », avait, pour expliquer la suppression du soulèvement *a*, incriminé une asthénie de l'oreillette. Cette parésie était, suivant lui, capable de jouer un rôle imporant dans l'irrégularité cardiaque. Mais à ce moment il ne spécifiait pas le type particulier d'irrégularité auquel on avait affaire.

D'ailleurs, cette expression d'asthénie n'a pas, il faut bien le dire, grande signification. Si elle peut, malgré son imprécision, suffire à la clinique quand il s'agit de rendre compte de la distension auriculaire habituelle dont témoigne la percussion, et de l'engorgement persistant du système veineux, elle demande à être complétée et précisée pour l'explication des modifications du tracé jugulaire.

En effet, si l'oreillette droite a cessé de manifester son activité, c'est, ou bien qu'elle est paralysée, ou bien qu'elle a été dépossédée, par une autre région du cœur, de la propriété de conduire l'excitation motrice. Ces deux éventualités ont été envisagées par Mackenzie. Cet auteur, dans un travail de 1907, les discute et les admet l'une et l'autre, mais en les rattachant à des conditions pathogéniques différentes.

Dans certains cas, et cela s'observerait surtout chez les sujets atteints de lésions mitrales, chez lesquels les oreillettes engorgées ont une tendance particulière à l'asthénie, l'excitation cardio-motrice naîtrait bien à sa place normale qui est le sinus, mais elle ne pourrait se transmettre au ventricule, la distension exagérée de l'oreillette ayant privé de leurs fonctions normales les parties qui réunissent le nœud de Keith et Flack au nœud de Tawara. En d'autres termes, on aurait affaire, en pareil cas, à un trouble de la conductibilité, à un bloquage sino-auriculaire pathologique, identique à celui produit par la première ligature de Stannius qui, comme l'arythmie perpétuelle, a, pour principal effet, la disparition de l'onde présystolique.

Il restait donc à prouver la réalité de la paralysie de l'oreillette droite. Pour cela, M. Mackenzie a fait remarquer que dans les cas dont il s'agit, où le pouls irrégulier perpétuel accompagne une sténose de l'orifice mitral, le roulement présystolique de la pointe a habituellement disparu au moment où l'irrégularité s'établit. Or, ce roulement est sous la dépendance, directe ou indirecte, de la contraction active de l'oreillette gauche. S'il ne se produit plus, c'est que cette contraction fait elle-même défaut. Puisque l'on constate, en même temps, des anomalies dans le fonctionnement de l'oreillette droite, dont la principale consiste dans la disparition du soulèvement *a*, il faut bien admettre, étant donné la synergie constante des deux oreillettes, que la disparition de ce soulèvement est due à une paralysie auriculaire droite.

Ce raisonnement est assez plausible, bien que sa seconde partie ne soit pas à l'abri de toute critique, mais doit-il conduire à accepter la théorie du block sino-auriculaire, théorie qui avait d'ailleurs été proposée antérieurement par Wenckebach ? Hewlett en a fait la critique, et a montré que les cas publiés par Wenckebach ne pouvaient pas être invoqués en faveur de sa thèse, car il a observé des faits de block sino-auriculaire de longue durée, où l'arythmie perpétuelle et la paralysie auriculaire avaient constamment fait défaut.

Mackenzie a défendu également la seconde des éventualités que nous avons énoncées, et qui consiste dans la transmission à une autre région du cœur de la faculté de diriger l'excitation cardio-motrice, l'oreillette en ayant été dépossédée, soit à cause de son asthénie, soit parce que cette autre région, devenue pathologiquement plus excitable qu'elle, aurait pris sa place dans la régulation de l'automatisme cardiaque.

En pareil cas, il ne s'agirait plus de sujets atteints de lésion mitrale, chez lesquels l'oreillette droite est habituellement distendue, mais de sujets affectés de sclérose cardio-vasculaire diffuse. Il faudrait incriminer alors, non plus une paralysie primitive de l'oreillette droite, mais une excitabilité anormale du nœud de Tawara. L'origine des excitations ne serait plus auriculaire, mais nodale : le rythme du cœur serait, dès lors, commandé par cette origine nouvelle et il partirait non plus du sinus, mais du nœud de Tawara, tandis qu'à l'état normal il part du sinus, dont l'excitabilité est supérieure à celle de toute autre partie du cœur. Ainsi s'expliquerait, du même coup, la double anomalie des tracés, celle que nous étudions en ce moment, c'est-à-dire la disparition de l'onde *a* et celle que nous étudierons tout-à-l'heure, c'est-à-dire le synchronisme des contractions auriculaire et ventriculaire.

Je vous ferai remarquer que cette explication est un peu en contradiction avec la précédente et surtout avec l'examen des tracés. Elle suppose que l'oreillette a conservé son excitabilité, puisqu'elle peut répondre par une contraction au stimulus qui lui vient du ventricule, mais aussi que cette excitabilité a dû céder le pas à celle du nœud de Tawara, puisque l'oreillette est devenue incapable, à tout jamais, de réagir au stimulus normal qui lui vient du sinus.

C'est ici que l'interprétation proposée par Mackenzie me semble prêter à la critique. Si l'oreillette droite a, comme le pense cet auteur, conservé, malgré l'apparence, ses propriétés normales, on comprend difficilement qu'elle ne les manifeste pas, sous quelque forme et à quelque moment que ce soit, alors que le caractère essentiel de l'arythmie perpétuelle consiste justement dans la disparition absolue et irréductible du soulèvement *a*, propre à l'activité auriculaire.

M. Hewlett a également opposé des arguments à l'interprétation précédente. Il a fait remarquer que dans les cas où le rythme du cœur est commandé de la façon la plus indiscutable par le ventricule, dans le pouls lent permanent avec dissociation auriculo-ventriculaire totale, par exemple, l'action cardiaque est à la fois lente et régulière, tandis qu'elle présente les caractères inverses dans l'arythmie perpétuelle. Je sais bien, qu'au dire de certains auteurs, l'argument ne serait pas péremptoire, Cushing ayant démontré, notamment, que l'expérimentation permettait de reproduire le rythme rapide et irrégulier de l'arythmie perpétuelle avec des contractions d'origine ventriculaire. J'aurai, d'ailleurs, l'occasion de revenir sur ces faits, lorsque je vous parlerai du synchronisme des soulèvements ventriculaire et jugulaire et de l'interprétation qu'on en peut proposer.

Vous le voyez, Messieurs, l'obscurité n'est pas près d'être dissipée, relativement à ce fait, si caractéristique cependant, qui consiste dans la disparition de l'ondulation *a* des tracés jugulaires. Elle l'est d'autant moins qu'une nouvelle explication en a été proposée, laquelle a besoin, pour être contrôlée, de recherches confirmatives auxquelles le temps a manqué, car cette explication est de date récente.

MM. Cushing et Edmunds, Rothberger et Winterberg, et, plus récemment, M. Lewis ont signalé les analogies des tracés de l'arythmie perpétuelle avec ceux que réalise expérimentalement la fibrillation des oreillettes.

Pour Rothberger et Winterberg, les hypothèses précédentes peuvent bien expliquer la disparition du mouvement présystolique des oreillettes, mais non le désordre permament des battements cardiaques, tandis que la fibrillation auriculaire permet fort bien de reproduire l'une et l'autre de ces anomalies. Il sont d'autant plus portés à assimiler les phénomènes cliniques à ceux de l'expérimentation, que l'électro-cardiogramme est semblable dans les deux cas, caractérisé qu'il est par la disparition de l'onde présystolique et la présence d'une série de soubresauts incessants pendant la durée de chaque révolution cardiaque.

Leur conclusion ne leur semble passible que d'une objection, qui serait tirée de la longue durée, sans rémission, de l'arythmie perpétuelle, peu compatible avec la théorie de la fibrillation.

Lewis a répondu tout récemment à cette dernière objection ; mais il a en même temps jeté un trouble nouveau dans nos tentatives d'interprétation des phénomènes graphiques de l'arythmie perpétuelle. Ses recherches reposent sur des constatations anatomo-cliniques, et sur l'expérimentation, aidée de l'enregistrement électrocardiographique. Comme Rothberger et Winterberg, Lewis assimile complètement les tracés du pulsus irregularis perpetuus à ceux de la fibrillation auriculaire expérimentale : même disparition de l'onde présystolique *a*, même rythme ventriculaire, sans compter quelques caractères nouveaux qui n'avaient pas encore été signalés et qui consistent dans la présence, sur les tracés jugulaires, d'irrégularités légères, visibles pendant la diastole des longues pauses, sorte de tremblement rapide, réalisant un rythme de 350 à 500 pulsations à la minute, tout-à-fait comparables aux oscillations fibrillaires que l'on provoque par la faradisation des oreillettes chez le chien. L'analogie est donc complète, et elle a d'autant plus de valeur que les irrégularités rapides, marquées sur les tracés, ne se voient jamais, au dire de l'auteur, que dans l'arythmie complète du cœur. Enfin, fait très important et qui est de nature à rendre vaine l'objection prévue par Rothberger et Winterberg, la fibrillation, qui n'est que transitoire lors des premiers essais, se prolonge davantage si l'on répète périodiquement l'excitation faradique et tend, en fin de compte, à devenir permanente. On conçoit facilement que la répétition de causes provocatrices de nature identique puisse, en clinique, rendre définitive une arythmie qui, dans son premier stade, se présente sous des allures paroxystiques, absolument comme dans l'expérimentation.

Les observations précédentes ont pour effet de rendre douteuse la théorie de la paralysie auriculaire. Cependant, elles n'infirment en rien les constatations faites antérieurement : la suppression de l'élévation *a* reste un fait indiscutable, et d'ailleurs elle se retrouve sur les électrocardiogrammes recueillis par Lewis. Mais pour cet auteur elle doit reconnaître une interprétation différente de celles proposées jusqu'à ce jour. Pour lui, l'activité auriculaire persisterait, mais au lieu de se traduire, comme à l'ordinaire, par une contraction unique et globale, pour ainsi dire, elle se dissocierait à l'infini, et cette dissociation serait due à la multiplicité des excitations, agissant simultanément en plusieurs points de la musculature cardiaque. Une des causes de la multiplicité de ces excitations pourrait être l'exagération de la pression intra-auriculaire, au cas de sténose mitrale, par exemple.

c) *Forme ventriculaire des tracés; ses rapports avec l'insuffisance tricuspidienne.* — Vous le voyez, Messieurs, la disparition du soulèvement présystolique *a* n'a pas encore reçu d'explication définitive. Elle n'est cependant niée par personne. D'ailleurs, pour se convaincre de sa réalité, il n'y a qu'à se reporter aux tracés qui en font foi.

Est-ce là tout? Non. Les tracés comparatifs de l'artère radiale, de la pointe du cœur et de la veine jugulaire dénotent, au cours de l'arythmie perpétuelle, d'autres modifications qui demandent à être étudiées.

A l'état normal, deux soulèvements *c* et *v* font suite au soulèvement *a*. Dans le cas présent ils se retrouvent encore, mais profondément modifiés. Ils se fusionnent en une onde unique et large, dont l'élévation débute peu après la systole ventriculaire et dont la descente répond à la dépression *y*. Le pouls veineux, ainsi caractérisé par la suppression du soulèvement *a*, et le fusionnement des deux soulèvements *c* et *v*, est la reproduction graphique du pouls veineux vrai. C'est un pouls à type *ventriculaire*, ainsi dénommé parce que l'onde *c*, qui est à son début, est à peu près synchrone à la contraction du ventricule.

A quoi correspond l'anomalie nouvelle que je viens de signaler? Pour certains auteurs, Potain notamment, elle indique toujours l'existence d'une insuffisance tricuspidienne. Devons-nous aujourd'hui considérer cette affirmation comme conforme à la totalité des faits? Ceci demande quelques développements.

Je vous ferai remarquer, tout d'abord, que la désignation de pouls veineux ventriculaire, qui s'applique à la forme des tracés que nous étudions, a été employée pour la première fois par mon maître Potain, qui s'en sert couramment dans ses Leçons cliniques de la Charité, publiées en 1894. Pour lui, cependant, ce qu'il y avait à considérer dans ces tracés, c'était moins le synchronisme des élévations systoliques que le fait de l'affaissement post-systolique de la jugulaire. « Si, disait-il, la veine s'affaisse avant ou en même « temps que le pouls radial, il s'agit d'un faux pouls veineux; « s'il s'affaisse après le pouls, il s'agit du pouls veineux « vrai ». A cela on pourrait objecter qu'il y a toujours un affaissement post-systolique de la jugulaire, c'est celui qui répond à la notation $y$. Potain le connaissait bien, puisqu'il le reproduit sur ses tracés normaux. Cependant il est particulièrement profond au cas d'insuffisance tricuspidienne, car il résulte de la déplétion d'une oreillette qui n'a pas été, comme à l'ordinaire, vidée par la contraction présystolique de ce réservoir, et qui, du fait même de la régurgitation du sang, est restée gorgée de sang. Enfin, on le remarque d'autant mieux qu'il est unique, car il n'y a eu avant lui aucun affaissement $x$, puisqu'il n'y a pas eu de soulèvement $a$. Ce sont là des faits qui avaient échappé à Potain. Il n'en est pas moins vrai que l'on peut, en clinique, continuer à considérer comme caractéristiques du pouls veineux vrai, c'est-à-dire de l'insuffisance tricuspidienne, les formes de tracés consistant dans une élévation presque synchrone du pouls radial et du pouls veineux, prolongée jusqu'au début de la diastole ventriculaire et se terminant par un profond affaissement à ce moment. L'avis que j'exprime ici a été également adopté par le Pr Bard, dans un travail récent.

Il faut ajouter, d'ailleurs, que de pareils tracés coïncident très habituellement avec des signes manifestes d'insuffisance tricuspidienne, souffle systolique, battements hépatiques, etc., qui rendent leur interprétation superflue.

Mais les choses sont loin d'être toujours aussi simples. Il est des cas, très nombreux, où sans souffle systolique, sans signes apparents d'insuffisance tricuspidienne, les tracés n'en présentent pas moins la forme précédente : disparition du soulèvement *a*, synchronisme des pulsations radiale et jugulaire, etc., et c'est justement ce qui a lieu souvent dans l'arythmie perpétuelle. Comment interpréter ces tracés ?

Si, nous en référant aux données précédentes, nous affirmons, sur la simple vue de ces tracés, l'existence d'une insuffisance tricuspidienne, nous acceptons implicitement cette conclusion qu'il peut y avoir, en clinique, des insuffisances de la tricuspide qui ne se révèlent par aucun autre signe que les modifications indiquées plus haut dans la forme des tracés.

Si nous reculons devant une pareille conclusion, si nous ne pouvons nous décider à admettre que la disparition de l'ondulation *a* et la forme ventriculaire d'un tracé soient, en l'absence de tout autre signe, insuffisantes à révéler une insuffisance tricuspidienne, nous sommes conduits nécessairement à déclarer que ces modifications, apparaissant au cours de l'insuffisance tricuspidienne manifeste, n'ont rien à faire avec elle.

Voilà le dilemme. Quelle solution faut-il lui donner ?

Pour quelques auteurs, la première conclusion s'impose : d'après eux, la forme ventriculaire d'un tracé ne se conçoit pas sans insuffisance tricuspidienne. C'est l'opinion de Tabora, opinion qui n'est d'ailleurs appuyée que sur des arguments peu probants et qui est passible de l'objection fondamentale que lui oppose la clinique, c'est-à-dire de la difficulté d'admettre la longue persistance d'une insuffisance tricuspidienne sans apparition des signes qui l'accompagnent habituellement.

Par contre, Gerhardt et son élève Théopold ont soutenu que la forme ventriculaire des tracés n'impliquait pas forcément l'existence d'une insuffisance tricuspidienne, et, en conclusion, que son apparition au cours de cette dernière n'était pas liée à la régurgitation du sang dans l'oreillette, mais à une modification de l'origine du stimulus. C'est également l'opinion de Hewlett.

Est-ce à dire qu'il n'y a pas dans le soulèvement systolique jugulaire des éléments qui permettraient de reconnaître la réalité de cette régurgitation ? L'inverse est probable, mais ces éléments sont encore à trouver.

Il faut bien se souvenir, en effet, que l'élévation dite systolique de la courbe jugulaire, ou élévation *c*, n'est pas significative d'un acte cardiaque unique, et je vous ai dit à ce sujet, dans une de nos premières leçons, que l'on pouvait déjà la décomposer en plusieurs parties : les unes ressortissant à des manifestations artérielles, d'où la dénomination de *c* (carotidienne); les autres dépendant de phénomènes intracardiaques, clôture des valves tricuspides, mise en tension des appareils membraneux, etc.

MM. Bard et Hering se sont attachés à différencier, à l'état normal et pathologique, la part prise par chacun de ces éléments à la constitution du soulèvement global *c*, et c'est dans cette voie qu'il faudra probablement chercher la solution du problème qui nous occupe en ce moment.

Comme l'ont fait ces auteurs, il sera désormais indispensable de s'adresser à des tracés recueillis en pleine vitesse et avec une précision extrême pour arriver à dissocier ces divers éléments.

M. Hering a déjà donné à ce sujet quelques indications précieuses. Abandonnant la dénomination *c* qui, suivant lui, prête à confusion, il a désigné par des termes appropriés chacun des événements qui accompagnent la systole ventriculaire et qui doivent se traduire naturellement sur les tracés jugulaires.

D'après lui, l'activité ventriculaire produirait dans le tracé la venue de deux soulèvements $v^k$ et $v^s$. $V^k$ serait plus spécialement l'accident appelé *c*, carotidien, par la plupart des auteurs, mais en réalité il serait indépendant des battements de la carotide qu'il précède nettement. Coïncidant exactement avec la systole ventriculaire, il correspondrait, suivant l'auteur, à la fermeture des valves tricuspides.

Le second soulèvement, dénommé $v^s$ par Hering, témoignerait plus directement encore de l'activité du ventricule et se décomposerait lui-même en deux parties, toutes deux dues à la stase veineuse auriculaire. Ceci étant établi, Hering produit expérimentalement des degrés variables d'insuffisance tricuspidienne, ce qui le conduit à remarquer qu'une insuffisance très légère ne provoque aucune modification de la forme des tracés; si elle est moyenne, la seule anomalie consiste dans un renforcement de l'onde $v^s$; et enfin, fait très intéressant, si l'insuffisance tricuspidienne est importante, les deux soulèvements $v^k$ et $v^s$ sont séparés par un soulèvement nouveau $v^p$, dû au reflux sanguin. Il peut même arriver que le premier fasse complètement défaut, ce qui est d'ailleurs logique, puisqu'il correspond, suivant l'auteur, à la fermeture des valves tricuspides, qui ne se produit pas dans le cas présent. L'onde nouvelle $v^p$ serait reconnaissable à ce fait qu'elle serait à peu près exactement synchrone au pouls carotidien.

Je ne sais quel sera l'avenir réservé aux constatations d'Hering, ni dans quelle mesure elles seront applicables à la clinique. Ce qu'il en faut, en tout cas, retenir, c'est la préoccupation de l'auteur — et il n'est pas le seul à l'avoir — de distinguer dans un tracé, dont la forme paraît commune aux cas où l'insuffisance tricuspidienne est évidente et à ceux où elle semble faire défaut, les particularités permettant de la reconnaître à coup sûr.

J'avais donc raison de vous dire, Messieurs, que l'étude de l'arythmie perpétuelle devait nous conduire à des surprises, puisqu'elle a eu pour effet de ramener l'attention sur des phénomènes dont l'interprétation paraissait aisée et de nous mettre en garde contre des conclusions trop hâtives. Qui aurait pensé que la question du pouls veineux vrai donnât lieu, actuellement encore, à tant de contestations? Qui aurait pu supposer que nous sommes peut-être encore éloignés d'une solution définitive à son sujet?

Est-ce à dire que tout ne soit que déboire dans l'arythmie perpétuelle, et que le plus clair de son étude ait été de ramener le doute dans les esprits? Nullement. Il est une certitude à laquelle elle nous a conduits, c'est l'importance du rôle de l'oreillette droite dans la pathogénie de cette arythmie, et cela est pour la clinique d'un intérêt incontestable. D'ailleurs, on n'avait pas attendu les renseignements que devait nous fournir la méthode graphique pour en être averti. Dehio et Radasewski avaient déjà insisté sur ce fait; Merklen et Rabé, plus récemment, sont revenus sur le même sujet et ils ont rapporté deux observations qui montrent d'une façon certaine la relation de l'arythmie perpétuelle avec la myocardite scléreuse de l'oreillette droite: « Il y a « lieu, disent-ils, pour résoudre la question des rapports de « l'arythmie avec la myocardite chronique, d'examiner non « seulement les ventricules, mais les oreillettes, la droite « surtout. La sclérose de leurs parois, quand elle est diffuse « et prononcée, paraît devoir compromettre le fonctionne- « ment des éléments nerveux ou musculaires qui président à « la régulation du rythme cardiaque ».

Depuis que l'attention a été attirée sur ce fait, d'autres recherches anatomo-pathologiques ont été entreprises. Elles n'ont pas toujours donné des résultats positifs, mais cela n'a rien de surprenant, car nous savons que les troubles de certaines fonctions du myocarde, capables de donner naissance à des arythmies déterminées, n'ont pas toujours comme corollaire certain une lésion organique constituée de telle ou telle région du cœur. Cependant, dans le cas présent, il n'est pas possible pe ne pas tenir compte des constatations anatomiques faites par certains auteurs, et cela justement dans des régions du cœur qu'on avait lieu d'incriminer.

Si Keith, à l'autopsie d'un malade de Mackenzie, n'a pas trouvé de lésions suffisamment significatives, ni dans le nodule qu'il a décrit, ni dans celui de Tawara, en revanche,

Schönberg, dans des recherches plus complètes, a constamment reconnu des altérations évidentes du nodule de Keith et du faisceau de Wenckebach, formé, comme vous le savez, de fibres unissant la formation précédente à l'oreillette droite. Magnus Alsleben a eu l'occasion de faire la même constatation.

III. — **Signification clinique de l'arythmie perpétuelle.** — L'arythmie perpétuelle apparaît dans trois circonstances principales : chez les cardiaques asystoliques, surtout ceux qui sont affectés de lésions mitrales, au moment de l'insuffisance cardiaque; chez les sujets porteurs de lésions chroniques organiques du cœur, paraissant encore en état d'adaptation, et enfin chez des individus qui ne semblent pas tout d'abord présenter d'affection cardiaque et chez lesquels l'arythmie apparaît comme un symptôme isolé.

L'apparition de l'arythmie perpétuelle au cours d'une crise asystolique est un fait banal et connu de tous. Chacun sait également que les irrégularités sont susceptibles de disparaître avec les autres troubles, mais qu'après une deuxième ou une troisième crise, elles survivent aux autres accidents, malgré les efforts de la médication. Cette évolution si particulière de l'arythmie, incompréhensible jadis, est aujourd'hui facilement explicable, grâce aux renseignements fournis par la méthode graphique. Celle-ci nous montre que, dans les diverses éventualités où le pouls irrégulier perpétuel s'est manifesté, l'asthénie auriculaire a été le phénomène essentiel. Dans les premiers stades de l'asystolie elle n'était cependant pas assez prononcée pour imprimer aux tracés, d'une manière définitive, la forme qu'ils revêtiront ultérieurement. Il a, à ce moment, fallu que la stase veineuse, déterminée par l'asystolie, vienne distendre l'oreillette pour lui faire perdre momentanément ses propriétés habituelles. Plus tard, la persistance indéfinie de l'arythmie, malgré la déchéance de l'oreillette, est suffisamment profonde pour maintenir l'irrégularité du rythme, alors que, par ailleurs, le cœur paraît avoir retrouvé son fonctionnement normal.

Ce qui prouve que cette interprétation est bien exacte, c'est qu'il nous est arrivé de voir de pareilles manifestations survenir à deux ou trois reprises chez des sujets qui, après avoir été guéris des troubles passagers qui les affectaient, ont fini par entrer dans la phase d'arythmie perpétuelle, en dehors même de toute crise asystolique.

J'en arrive maintenant aux sujets porteurs de lésions chroniques organiques du cœur paraissant en état d'adaptation complète, jusqu'au moment où l'arythmie perpétuelle, survenue inopinément, vient révéler une déchéance fonctionnelle que l'on n'avait pas soupçonnée jusque là.

J'en ai observé deux cas qui m'ont particulièrement frappé. Dans le premier, il s'agissait d'un homme de 45 ans qui était porteur depuis quelques années d'une insuffisance mitrale dont la cause était d'ailleurs inconnne, et qui se soumettait régulièrement à mon examen, plutôt par acquit de conscience que par besoin véritable, car il ne ressentait aucun trouble résultant de sa lésion. Il avait conservé une grande activité, il pouvait aller et venir, monter des étages sans trop de fatigue; les battements du cœur étaient réguliers, il n'y avait aucune stase viscérale.

Il y a six mois, cet homme vint me voir, conduit par son médecin justement inquiet de l'apparition d'irrégularités du pouls coïncidant avec une dyspnée d'effort progressivement croissante. Ces troubles étaient survenus sans cause appréciable. A l'cxamen, je constatai l'existence d'un pouls irrégulier perpétuel. Les tracés que je recueillis alors étaient tout-à-fait instructifs, si on les comparait avec ceux que je possédais déjà et qui avaient été relevés antérieurement. Ces derniers ne témoignaient d'aucun trouble dans le fonctionnement normal de l'oreillette et du ventricule; peut-être y avait-il, en y regardant de près, un retard notable dans la déplétion du ventricule, que j'ai pu déceler grâce à une particularité sur laquelle je me propose de revenir ultérieurement.

Au contraire, dans les tracés nouveaux que je venais de recueillir, on notait une suppression complète de l'onde présystolique avec apparition d'un rythme ventriculaire. A n'en pas douter, l'oreillette était devenue subitement insuffisante à sa tâche; d'ailleurs, les cavités étaient dilatées à la percussion ; il y avait de la stase dans les jugulaires, qui étaient gonflées ; on notait un peu de congestion hépatique et il y avait quelques râles dans la poitrine.

Malgré les effets de la médication, ces accidents s'accentuèrent et amenèrent la mort au bout de quatre mois.

Ce cas me paraît singulièrement instructif, car il nous fait assister à une asystolie progressive de cause, si l'on peut dire, intra-cardiaque, puisque sans aucun écart dans le régime alimentaire, sans aucune fatigue, sans que la circulation périphérique ait semblé gênée en quoi que ce soit, c'est la défaillance subite de l'oreillette, témoignant vraisemblablement d'un processus myocardique envahissant, qui avait été la raison même des accidents et des complications irrémédiables qui avaient suivi.

Dans un autre fait, les accidents ont été à peu près semblables. Il avait trait à un homme, valet de chambre de son métier, porteur également d'une insuffisance mitrale bien supportée jusque il y a quelques mois. A la suite de fatigue excessive, cet homme, dont le pouls avait été, jusque là, régulier, nota lui-même l'irrégularité et l'affaiblissement de ses pulsations.

Il ressentait de la dyspnée dans les efforts, chose qui lui était inconnue. A l'examen on notait, comme précédemment, l'existence d'un pouls irrégulier perpétuel avec disparition de l'activité auriculaire ; les cavités cardiaques étaient dilatées, le foie était congestionné. Sous l'influence d'un traitement approprié, les troubles rétrocédèrent et le pouls se régularisa. Mais, quelques mois après, cet homme revenait dans mon service; l'arythmie perpétuelle avait réapparu en même temps que la stase vasculaire. La médication fut impuissante à faire disparaître ces troubles, elle n'amena qu'une amélioration transitoire, et cet homme est, aujourd'hui, en état d'asystolie irréductible.

En résumé, les faits précédents m'autorisent à conclure que l'apparition soudaine de l'arythmie perpétuelle, chez un sujet porteur d'une lésion chronique organique, est de fâcheux augure, même si ce sujet ne présente par ailleurs aucun signe d'insuffisance cardiaque. Dans ces cas, l'arythmie ne rétrocède pas, elle accompagne jusqu'au bout les symptômes de la défaillance cardiaque, elle persiste même si ceux-là disparaissent, faisant craindre alors, dans un avenir plus ou moins proche, le retour d'accidents semblables qui conduiront fatalement à la mort.

J'en arrive maintenant aux sujets qui ne présentent à l'examen, comme seul trouble pathologique, que de l'arythmie perpétuelle, sans qu'on puisse mettre en cause une altération chronique du cœur. Faut-il continuer à les considérer comme porteurs d'une irrégularité singulière sans signification fâcheuse ? Faut-il, instruits par les exemples précédents, suspecter chez eux l'intégrité du système vasculaire, malgré les résultats négatifs auxquels on aura été tout d'abord conduit ?

Pour un grand nombre d'auteurs, pour lesquels toutes les arythmies dépendent exclusivement d'un trouble fonctionnel du système nerveux, l'arythmie perpétuelle, survenue dans les conditions que je viens d'indiquer, ne saurait comporter de pronostic défavorable. Ce n'est pas ainsi que nous envisageons les choses. L'arythmie perpétuelle implique une modification profonde de l'activité cardiaque, tenant à une altération de la musculature même du myocarde. Aussi doit-elle être toujours pour l'avenir l'objet des plus expresses réserves. En fait, j'ai pu me convaincre, par de nombreuses observations où j'ai suivi pendant plusieurs années l'évolution des accidents, que le pouls irrégulier perpétuel se compliquait tôt ou tard de phénomènes asystoliques. J'ai eu l'occasion d'examiner en 1902 un homme de 65 ans qui, depuis quelques mois, souffrait d'anhélation et de dyspnée d'effort et qui ne présentait alors que de l'arythmie perpétuelle. Les phénomènes subjectifs s'atténuèrent assez rapidement sous l'influence du repos et d'une médication digitalique. Ils reparurent ensuite par périodes, tous les deux ou trois mois, pour céder au même traitement. C'est seulement cette année que l'insuffisance organique s'établit d'une manière définitive, avec dilatation du cœur, tuméfaction du foie; elle provoqua la formation de coagulations intra-cardiaques, suivie d'une embolie de l'artère fémorale. Le sujet succomba quelques mois après en pleine asystolie. Ainsi donc, les accidents s'étaient espacés sur une période de huit années, mais ils n'en avaient pas moins conduit le malade, porteur de cette irrégularité en apparence banale, à l'éventualité que je juge habituelle en pareil cas, c'est-à-dire à la déchéance progressive et, en fin de compte irréductible, du cœur. La longue durée de l'évolution de la maladie ne doit pas vous faire rejeter comme inadmissible la relation des complications ultimes avec les troubles primitivement constatés; elle indique seulement la lenteur avec laquelle le processus myocarditique, qui avait donné naissance aux unes et aux autres, avait progressé, avant d'en arriver à gêner définitivement le fonctionnement de l'organe.

En résumé, le pronostic de l'arythmie perpétuelle doit être réservé dans tous les cas, aussi bien chez les sujets porteurs d'affections chroniques du cœur que chez ceux qui en paraissent tout d'abord indemnes. Chez ces derniers, cependant, l'échéance fatale sera très longtemps retardée, si vous voulez bien vous souvenir que l'arythmie perpétuelle doit, dès son apparition, commander la mise en œuvre du traitement qui convient à tout sujet menacé, tôt ou tard, d'accidents d'insuffisance cardiaque.

Ainsi, Messieurs, l'étude de l'arythmie perpétuelle, inaugurée depuis quelques années à peine, nous a déjà donné des résultats précieux, au point de vue du diagnostic de l'aptitude fonctionnelle du cœur. Elle soulève des problèmes extrêmement intéressants, relativement à la physiologie pathologique des diverses cavités cardiaques au cours de lésions chroniques, myocardiques ou valvulaires. Elle nous fournit d'ores et déjà des renseignements très importants pour le pronostic de ces affections. Il y a là de quoi légitimer les considérations que j'ai cru utile de vous exposer au cours de cette leçon.

---

LEÇON XIV

# Pronostic et Traitement des Arythmies

I. — Pronostic. — *a)* Rythme et capacité fonctionnelle du cœur. — *b)* Arythmies physiologiques. — *c)* Pronostic des extrasystoles. — *d)* Pronostic de la tachycardie paroxystique. — *e)* Pronostic des bradycardies. — *f)* Pronostic du pouls alternant et de l'arythmie perpétuelle.

II. — Traitement, — *a)* Arythmies physiologiques et erreurs auxquelles elles donnent lieu. — *b)* Traitement des extrasystoles. — *c)* Traitement de la crise de tachycardie paroxystique. — Des moyens propres à mettre en œuvre l'action inhibitrice du nerf vague. — Indications de la digitale et de la strophantine. — *d)* Traitement des bradycardies. — Médications symptomatiques et systématiques. — Indications et contre-indications de la digitale. — *e)* Pouls alternant et arythmie perpétuelle.

MESSIEURS,

I. — **Pronostic.** — Nous en avons terminé avec l'étude des arythmies, et il est temps de conclure. Mais j'éprouve, avant de le faire, une certaine hésitation : n'est-il pas, en effet, prématuré de présenter aujourd'hui, sous la forme toujours trop catégorique d'une conclusion, le résumé d'observations qui, malgré leur intérêt, sont loin d'avoir épuisé le sujet ? Certaines des interprétations que nous avons acceptées seront peut-être contredites par des travaux ultérieurs, tandis que d'autres, auxquelles nous n'avons pas songé, leur seront substituées. Rien ne s'oppose, cependant, à rechercher si, parmi les multiples documents que nous avons feuilletés, il n'en est pas dont la signification soit, dès maintenant, applicable à la clinique.

Je vous ai dit, au début même de ces leçons, que l'auscultation, en nous révélant la présence de bruits pathologiques, nous mettait en mesure de savoir s'il existait ou non une lésion chronique organique, valvulaire le plus souvent, du cœur et d'en reconnaître la nature. Mais j'ai aussi ajouté que si, dans nombre de circonstances, l'examen des symptômes concomitants nous permettait de préjuger de l'avenir de la lésion ainsi reconnue, d'autres fois, nous demeurions dans l'impossibilité de porter un jugement définitif.

Le pronostic des maladies du cœur est donc resté, comme je vous l'ai fait remarquer alors, le chapitre le plus obscur de leur histoire, et tous les procédés d'investigation introduits récemment dans l'observation clinique ont eu pour but de dissiper nos incertitudes à ce sujet.

Parmi tous ces procédés, celui qui consiste dans l'étude objective du rythme de la circulation, appuyée sur la méthode graphique, nous a paru devoir fournir les indications les plus précieuses. Aussi en avons-nous conclu que la connaissance exacte de la forme et de la nature des arythmies s'imposait au même titre que celle des souffles cardiaques, car il en découle toute une série de renseignements dont l'interprétation est indispensable pour parfaire un diagnostic et asseoir un pronostic.

Cette affirmation peut paraître prématurée, si l'on remarque que, récemment encore, en 1903, Wenckebach avouait que le temps n'était pas venu d'attribuer à chaque variété d'arythmie un pronostic déterminé.

A coup sûr, il arrive fréquemment que l'on voie succomber aux progrès de l'asystolie des sujets dont, à aucun moment, le rythme cardiaque n'aura été troublé, alors que d'autres, atteints depuis longtemps d'un désordre habituel des battements du cœur, n'en fournissent pas moins une très longue carrière.

Ces faits n'enlèvent cependant rien à la valeur de l'assertion que j'ai émise. Ils indiquent seulement qu'il faut savoir distinguer, parmi les troubles cardiaques, ceux qui n'atteignent que le rythme de l'organe et ceux qui menacent son aptitude fonctionnelle.

A) *Rythme et capacité fonctionnelle du cœur.* — Les arythmies, en effet, ne sont pas toujours de nature pathologique, et certaines d'entre elles sont compatibles avec un état de santé parfait. Parmi elles, je vous citerai l'arythmie respiratoire et la tachycardie orthostatique, si fréquentes chez les jeunes sujets et qui n'impliquent aucune signification alarmante, car elles ne sont que l'expression de conditions strictement physiologiques. Encore faut-il savoir les reconnaître.

Est-ce à dire que les arythmies qui n'appartiennent pas à la catégorie précédente soient toujours de fâcheux augure ? Nullement. Certaines d'entre elles peuvent bien révéler un trouble profond de la rythmicité du cœur, sans indiquer cependant forcément que son fonctionnement soit irrémédiablement atteint.

Le muscle cardiaque n'est pas, en effet, un organe indifférencié, dont toutes parties concourrent indistinctement à un même but. Certaines d'entre elles, notamment celles qui représentent à l'état adulte les vestiges du faisceau primitif du cœur, sont spécialisées dans la fonction d'assurer la rythmicité des mouvements de l'organe ; qu'une lésion les atteigne, il en résultera des irrégularités parfois très apparentes, compatibles cependant avec la conservation de l'énergie ventriculaire et de l'équilibre circulatoire. Le cœur continuera son travail au cours de l'arythmie, et si la contraction trouve une certaine difficulté à suivre son parcours normal, elle n'en conduira pas moins à des systoles actives, capables d'assurer un effet utile. C'est ainsi qu'une lésion du faisceau primitif, localisée à la partie supérieure du septum, interrompra définitivement le parcours de l'onde de contraction et bouleversera la forme des tracés, sans mettre en danger les jours du malade : telle la sclérose en plaques, qui provoque une incoordination marquée des mouvements musculaires sans diminuer leur énergie.

Inversement, des lésions diffuses, réparties dans l'intimité du myocarde, mais n'affectant pas les régions précédentes, provoqueront rapidement une débilité organique, avec insuffisance cardiaque, sans altérer le rythme des contractions. Je vous citerai comme exemple le pouls alternant, qui modifie à peine la succession des pulsations et ne change rien à l'aspect objectif des battements du cœur, mais qui n'en présage pas moins à brève échéance les accidents les plus graves.

Ces considérations générales sont utiles à rappeler avant de procéder à l'étude détaillée de la valeur pronostique de chacune des arythmies.

B) *Arythmies physiologiques.* — Les irrégularités du cœur et du pouls, liées à la respiration ou aux changements d'attitude n'ont pas de signification fâcheuse. J'aurais jugé inutile de retenir à nouveau votre attention sur ce sujet, si je n'avais vu trop souvent la méconnaissance de ces irrégularités donner lieu à des méprises. Aussi, avant de formuler le pronostic d'une arythmie, devrez-vous avoir toujours soin de bien vous assurer qu'elle n'est pas de nature physiologique. Pouls irrégulier perpétuel, bradycardie, tels sont les deux types que peut simuler l'arythmie respiratoire. Je vous ai suffisamment indiqué les moyens d'en faire le diagnostic différentiel pour n'avoir plus à y revenir.

C) *Pronostic des extrasystoles.* — Le pronostic des extrasystoles repose sur la connaissance très exacte de leur nature et des conditions qui les accompagnent.

Parmi ces irrégularités il faut faire une place à part aux extrasystoles à siège auriculaire, non qu'elles soient fréquentes, mais parce qu'elles ne se conçoivent guère sans une altération plus ou moins grave de la structure des oreillettes. Elles sont assez habituelles au cours de l'arythmie perpétuelle qui, comme vous le savez, révèle un trouble profond du fonctionnement de ces réservoirs. Aussi, doit-on toujours considérer l'apparition d'extrasysoles à type auriculaire comme un phénomène anormal, capable de faire craindre, pour l'avenir, des troubles plus sérieux dans le fonctionnement du cœur.

Le pronostic des extrasystoles ventriculaires ou auriculo-ventriculaires, de beaucoup les plus habituelles, ne saurait être tiré que de l'examen des circonstances au cours desquelles elles se sont manifestées. Aussi la première question qui se pose est celle de savoir si elles sont accompagnées de lésions ou de troubles concomitants du cœur ou des vaisseaux.

Est-ce à dire que, dans ce dernier cas, leur signification soit particulièrement fâcheuse ? Assurément non, car nombre de cardiaques, affectés de cette arythmie, souvent plus pénible alors pour eux que la cardiopathie, les supportent l'une et l'autre pendant de longues années sans que leur association favorise les accidents asystoliques. Chez quelques-uns, cependant, les extrasystoles peuvent être le prélude d'autres irrégularités de signification plus fâcheuse, comme le pouls irrégulier perpétuel ; parfois même elles sont un signe précurseur de la défaillance cardiaque. A ce titre, l'apparition d'extrasystoles, chez un sujet atteint depuis longtemps de cardiopathie, devra être l'objet de réserves pour le pronostic ultérieur de l'affection cardiaque.

D'autres fois, c'est la découverte de ces mêmes phénomènes extrasystoliques qui permettra de déceler des troubles du système circulatoire qui auront jusque-là passé inaperçus, et très souvent ces troubles consisteront en de l'hypertension artérielle accompagnée d'augmentation plus ou moins notable du volume du cœur. Les auteurs ont depuis longtemps montré que la coexistence de ces divers accidents était un fait très habituel, et j'ai, à mon tour, attiré l'attention sur ce sujet. Dans ce cas, on peut dire que les extrasystoles constituent un indice révélateur de l'hypertension artérielle.

J'ajouterai, enfin, que la présence de ces irrégularités a alors, en dehors de sa valeur diagnostique, une réelle importance pour la direction de la conduite thérapeutique. Comme elle se manifeste, de préférence, au moment où le cœur, après avoir longtemps lutté contre une résistance périphérique exagérée, commence à se dilater, elle indique que le moment approche où il faudra intervenir activement pour rétablir un équilibre circulatoire qui menace de se rompre.

J'en arrive maintenant aux cas où les extrasystoles ne s'accompagnent d'aucune lésion, avérée ou latente, du cœur ou des vaisseaux. Ici, pour la plupart des auteurs, le pronostic serait essentiellement bénin. Je n'accepte pas cette affirmation sans réserves et j'estime qu'il faut, avant de l'admettre, tenir compte de l'âge où auront apparu les « palpitations ».

S'agit-il de sujets jeunes, dont l'état de santé est, pour le reste, parfait, je conclus également à la bénignité habituelle des manifestations extrasystoliques.

Mais, si l'on a affaire à des sujets ayant dépassé la cinquantaine et qui tout à coup accusent des sensations extrasystoliques qui ne s'étaient pas manifestées jusque-là, la quiétude ne doit pas être aussi complète. Il faut bien penser, en pareilles circonstances, que l'excitabilité du myocarde a eu, pour se trouver ainsi exagérée, des raisons qu'elle n'avait pas jusqu'alors et qui ont grande chance d'être pathologiques. Ce n'est pas à dire que le pronostic en doive être immédiatement assombri, mais il importe de faire pour l'avenir de prudentes réserves. Parfois, si ce n'est après de longues années, les craintes ne se réaliseront pas ; d'autres fois, par contre, les extrasystoles pourront se répéter outre mesure, se transformer en véritables crises de tachycardie paroxystique ou même être le prélude, soit du pouls irrégulier perpétuel, soit plus tard de ralentissement des battements du cœur; les extrasystoles auront représenté alors le premier cri de souffrance du faisceau primitif du cœur.

Même dans les cas, heureusement les plus nombreux, où les extrasystoles ne comportent avec elles aucun pronostic grave, où elles ne sont imputables qu'à une excitabilité anormale de l'organe dont rien n'a permis de retrouver la cause, on doit se souvenir que la ténacité qu'elles opposent à toute médication, que leur longue persistance et que l'incommodité des sensations qu'elles provoquent sont des raisons de ne jamais les considérer comme indifférentes, malgré leur pronostic bénin.

D) *Pronostic de la tachycardie paroxystique.* — La signification clinique des crises de tachycardie paroxystique est exactement calquée sur celle des extrasystoles. Ne vous ai-je pas, d'ailleurs, montré que ces deux variétés d'arythmies reconnaissaient les mêmes causes, que leur nature était identique et que leur évolution était très habituellement semblable ? Ici, cependant, la répétition incessante des phénomènes extrasystoliques, qui constitue l'essence même de la crise, peut mettre immédiatement le cœur en péril. Bien que cette éventualité soit des plus rares, il n'en faudra pas moins être alarmé si l'on voit une crise se prolonger au delà de deux ou trois jours avec une accélération du rythme cardiaque qui en porte les battements à plus de 200 à la minute, et l'on n'aura pas lieu d'être surpris si l'abaissement de la tension artérielle, la diminution du chiffre des urines, l'augmentation, à la percussion, de l'aire de matité cardiaque, sont suivies d'expectoration congestive ou œdémateuse, parfois striée de sang, annonçant l'insuffisance cardiaque imminente.

Très souvent, heureusement, ces accidents tournent court, et il semble que leur apparition fasse « réfléchir » le cœur. A deux reprises, nous avons vu la crise s'arrêter soudainement au moment même où, les phénomènes précédents s'étant manifestés, nous en avions conçu des craintes légitimes.

Mais, je le répète, de pareilles éventualités sont exceptionnelles, et le plus souvent les crises de tachycardie paroxystique, même si elles se reproduisent à de courts intervalles, ont pour seule conséquence fâcheuse l'incommodité momentanée dans laquelle elles plongent le malade.

Le pronostic doit être plus réservé si les sujets affectés de tachycardie paroxystique sont en même temps atteints de lésions chroniques organiques du cœur. S'il est des cas, et j'en ai rapporté, où il ne résulte rien de mauvais de cette fâcheuse association, il en est d'autres, par contre, où elle aggrave singulièrement la marche des accidents. L'accélération intempestive des battements provoque alors un surcroît de fatigue pour le cœur, déjà affaibli par le fait de la lésion dont il est porteur ; elle précipite les phénomènes asystoliques et y met parfois fin par la mort subite.

E) *Pronostic des bradycardies.* — On ne saurait évaluer avec exactitude le pronostic de la bradycardie qu'après avoir procédé au diagnostic exact de son existence même et de sa forme. Je dis, avec dessein, de son existence même, car, dans nombre de circonstances, on serait tenté, si l'on n'y prenait garde, d'imputer au cœur un ralentissement qui n'affecte que le pouls. On a alors affaire à ces cas de bradysphygmie où une contraction avortée et extrasystolique du cœur ne parvient pas à la radiale. Si j'insiste sur ces faits qui vous sont bien connus, c'est parce que ces bradysphygmies s'accompagnent parfois de troubles vertigineux que l'on rattacherait à tort à un syndrome d'Adams-Stokes, en leur attribuant un pronostic fâcheux. Mais dès que l'on s'est assuré de la réalité de l'extrasystole, les craintes tombent d'elles-mêmes, car les accidents nerveux n'atteignent jamais le degré où ils deviendraient dangereux. Peut-être sera-t-on en droit, lorsque les sujets affectés sont déjà âgés, de faire quelques réserves pour l'avenir, en se souvenant que parfois ces ralentissements extrasystoliques sont le prélude de troubles plus profonds du rythme cardiaque : arythmie perpétuelle, crises tachycardiques, etc., mais ce sont, somme toute, des éventualités assez exceptionnelles.

Le pronostic du ralentissement vrai du cœur et du pouls, de la bradycardie en un mot, est différent suivant la variété de l'affection à laquelle on a affaire. C'est que les accidents nerveux, qui constituent le véritable danger, s'ils peuvent se manifester en toutes circonstances, sont loin d'avoir, suivant les cas, la même intensité et la même gravité.

Si la bradycardie est provoquée par un trouble fonctionnel ou une altération des centres ou des nerfs périphériques, les accidents peuvent aller, par delà le vertige, jusqu'aux convulsions épileptiformes, mais celles-ci ne sont jamais assez répétées, ni assez prolongées pour provoquer la mort. Du moins, les observations publiées jusqu'ici n'en font pas mention. Il n'en est pas de même des accidents qui accompagnent la bradycardie de cause intracardiaque. Ici, l'allongement démesuré des pauses diastoliques, leur incessante répétition dans la phase paroxystique de l'affection, rendent précaire l'existence même du malade, et la mort subite est alors à la merci d'un espacement un peu plus considérable encore des systoles cardiaques. Ceci n'est heureusement pas la règle, car parfois, et même assez fréquemment, le malade, après avoir donné motif aux pires inquiétudes, atteint, après cette période d'orages, la phase de ralentissement permanent, où les accès diminuent, où les paroxysmes de bradycardie s'espacent, où, en un mot, le cœur s'est définitivement adapté à sa lésion. La scène change dès ce moment et le pronostic se modifie. La survie devient probable et nous savons qu'alors elle peut réserver au malade un assez grand nombre d'années. Mais, je le répète, pour arriver à préciser les risques que la bradycardie fait courir au malade, il faut étudier, avec un soin minutieux, le rythme du cœur, pendant les crises et en dehors d'elles. Le syndrome d'Adams-Stokes ne livre son pronostic qu'après une étude attentive de tous les éléments qui le composent et de la cause qui l'a provoqué.

F) *Pronostic du pouls alternant et de l'arythmie perpétuelle.* — De toutes les variétés d'arythmie, celle qui comporte le pronostic le plus grave, quelles que soient d'ailleurs les circonstances dans lesquelles elle se manifeste, est l'arythmie connue sous le nom de *pouls alternant.* Sa fâcheuse signification est même la raison qui m'a fait insister sur la nécessité d'en faire le diagnostic exact, chose facile en apparence, mais en réalité souvent difficile.

Le pouls alternant est en effet l'unique irrégularité qui, par sa présence seule, et indépendamment des circonstances qui l'accompagnent, implique un pronostic des plus défavorables. Son apparition, au cours d'un accès de tachycardie paroxystique, en augmente la gravité ; dans une crise asystolique, elle indique la déchéance, sinon irrémédiable, du moins probablement prochaine de l'activité du myocarde. Peut-être les accidents pourront-ils d'abord être conjurés, mais ils ne tarderont guère à réapparaître, après quelques semaines ou quelques mois au plus, pour aboutir à la mort. C'est du moins ce que nous avons observé dans les deux seuls cas où nous ayons constaté avec certitude l'existence d'un pouls alternant.

Quelles que soient les controverses qui se sont élevées au sujet de l'interprétation de *l'arythmie perpétuelle* et les conclusions auxquelles elles ont abouti, il n'en reste pas moins que cette arythmie a pour fondements mêmes une altération profonde du rythme cardiaque et la disparition de l'activité de l'oreillette droite. Ceci est, je vous le rappelle, conforme aux indications données par la méthode graphique et à celles de l'anatomie pathologique.

De ce que le pouls irrégulier perpétuel révèle la suppression du fonctionnement d'une des parties essentielles du cœur, faut-il conclure que son pronostic doive être constamment et immédiatement fâcheux ? Assurément non, et la clinique vous montrera maint exemple où cette irrégularité s'accompagnera d'une très longue survie.

A coup sûr, l'oreillette droite est des plus utiles au bon fonctionnement du cœur ; mais lui est-elle réellement indispensable ? S'il est prouvé, qu'à son défaut, toute autre région du cœur peut prendre sa place pour assurer la rythmicité des mouvements de l'organe, on concluera que le travail utile du cœur ne sera pas notablement gêné. C'est en effet ce qui se passe. Si l'oreillette droite se trouve, pour une raison quelconque, déchue de sa fonction, d'autres régions du cœur sont capables de se substituer à elle, pourvu qu'elles appartiennent au système du faisceau primitif. Il en résulte, il est vrai, un trouble profond dans la rythmicité du cœur, l'origine de la contraction se faisant dans la partie septale des fibres unissantes, mais ce trouble n'empêchera pas le travail utile du cœur, si les lésions qui ont provoqué une pareille transformation restent localisées au point primitivement affecté.

Cependant il ne faut pas oublier que l'arythmie ainsi créée est essentiellement d'origine myocardique. Elle n'apparaît que chez des sujets dont on a lieu de suspecter l'intégrité du cœur ou qui sont effectivement atteints d'une lésion chronique organique. Aussi ne doit-on jamais considérer l'arythmie perpétuelle comme une simple curiosité, mais bien comme une indication à rechercher s'il n'existe pas, au cours d'un état de santé en apparence parfait, quelque autre phénomène morbide qui aurait tout d'abord échappé. Il ne sera pas rare que l'on constate alors, soit un œdème malléolaire fugace, soit une légère dyspnée d'effort qui montreront que l'on a bien affaire à des sujets atteints de débilité cardiaque et qui doivent être traités comme tels.

Faut-il, si aucun des phénomènes précédents ne s'est encore manifesté, abandonner toute inquiétude et considérer le pouls irrégulier perpétuel comme un signe sans valeur ? Agir ainsi serait manquer de prudence et s'exposer, si l'on ne donnait pas aux malades les conseils nécessaires, à voir évoluer des accidents que l'on aurait pu peut-être éviter.

J'ai eu, depuis plusieurs années, l'occasion de traiter un certain nombre de sujets qui n'avaient tout d'abord présenté, pour tout symptôme, qu'une arythmie perpétuelle du pouls. Certains sont encore vivants — encore bien que plusieurs commencent à donner des signes de débilité cardiaque — d'autres sont morts asystoliques après avoir présenté une dilatation progressive du cœur accompagnée d'insuffisance valvulaire fonctionnelle. Je me crois donc en droit d'affirmer que l'arythmie connue sous le nom « pulsus irregularis perpetuus », si indépendante qu'elle paraisse à son début de toute lésion organique du cœur, aboutit à plus ou moins longue échéance à la sclérose myocardique et à l'insuffisance du cœur.

Dans les cas précédents, où je n'ai eu en vue que les sujets qui, au premier examen, paraissaient indemnes de toute lésion, la gravité du pronostic est compensée par la durée du temps qu'il met à se réaliser. Il n'en est plus de même lorsque l'on a affaire à des malades dont le cœur est déjà affecté.

Traube considérait comme de mauvais augure les irrégularités survenant au cours des lésions chroniques organiques du cœur. Cette opinion peut être jugée excessive si l'on n'a pas soin de spécifier la nature même des irrégularités, car certaines d'entre elles sont loin de légitimer un semblable pronostic. Mais elle est exacte pour ce qui a trait au pouls irrégulier perpétuel. Son apparition soudaine dans les cas d'affection valvulaire du cœur, où l'adaptation organique paraissait jusqu'alors parfaite, doit toujours donner lieu aux plus vives appréhensions ; elle nécessite, de toute façon, la mise en œuvre immédiate d'un traitement qui, autrement, aurait peut-être paru superflu.

Quand l'affection cardiaque s'est compliquée d'accidents asystoliques, l'arythmie perpétuelle paraît de peu d'importance au milieu des troubles plus graves qui l'accompagnent. Cependant, même à ce moment, elle est encore capable de donner des renseignements précieux sur le pronostic ultérieur des accidents. Si la médication, en rétablissant le fonctionnement normal du cœur, régularise du même coup son rythme, il y aura lieu d'espérer une longue période d'accalmie. Si, tout en portant remède aux troubles asystoliques, elle est sans effet sur l'irrégularité du pouls, on devra craindre, à plus ou moins brève échéance, le retour de l'insuffisance cardiaque et la répétition incessante de crises que la thérapeutique sera finalement impuissante à conjurer.

J'ai vu, enfin, dans des cas particulièrement graves, l'arythmie perpétuelle apparaître comme premier symptôme morbide chez des sujets porteurs de lésions valvulaires, et préluder chez eux à une asystolie subaiguë rebelle à tout traitement et conduisant en quelques mois à la mort.

MESSIEURS,

II. — **Traitement.** — Il serait, vous ai-je dit, contraire à l'esprit de la clinique d'isoler telle ou telle variété d'arythmie, du cortège des symptômes qui l'accompagnent pour établir sur elle seule le pronostic d'une affection du cœur. On comprendrait encore moins que l'on tentât de traiter une arythmie sans tenir compte des troubles qui, par ailleurs, peuvent affecter l'organisme.

Si l'irrégularité des battements du cœur constituait une entité bien définie, on serait en droit de lui appliquer une thérapeutique qui aurait pour but exclusif de la guérir. Or, il n'en est pas ainsi. Le plus souvent les arythmies sont provoquées par un trouble de l'état fonctionnel du cœur que leur présence sert justement à révéler, et la meilleure façon de les traiter sera d'user des médicaments qui peuvent remédier à ce trouble.

Il est cependant des cas où les irrégularités constituent à elles seules un symptôme qui l'emporte tellement sur les autres, qu'il est nécessaire de le traiter à part, par une médication appropriée, indépendante de celle que l'on réservera plus spécialement au traitement des accidents concomitants ou des causes mêmes qui lui ont donné naissance. A plus forte raison, cette façon de faire sera-t-elle justifiée lorsqu'on sera en présence d'arythmies qui peuvent, par leur intensité ou leur répétition incessante, causer la mort du sujet.

Pour bien connaître la conduite à tenir dans ces différentes éventualités, il me paraît nécessaire de procéder comme nous venons de le faire précédemment, et d'étudier les arythmies tour à tour, sans chercher, à moins que cela ne soit nécessaire, à trop les isoler du cortège des accidents qui les accompagnent d'ordinaire.

Sachez tout d'abord qu'il n'existe pas de médicament qui jouisse de la propriété de guérir indistinctement toutes les arythmies et qui soit, par là même, toujours capable de ramener le cœur à son rythme normal, lorsqu'il en a été une fois écarté. C'est, comme l'on dit, une question d'espèce, et tel médicament qui, en de certaines circonstances, aura une action régulatrice merveilleuse, dans d'autres, au contraire, exaspérera les arythmies préexistantes ou en constituera de nouvelles. C'est pour nous une raison de plus de reprendre pas à pas le chemin que nous avons parcouru et de procéder, pour ainsi dire, par étapes.

A) *Arythmies physiologiques et erreurs auxquelles elles donnent lieu.* — Il n'y a, naturellement, pas de traitement des arythmies physiologiques : arythmie respiratoire ou tachycardie orthostatique. Il semble même qu'il soit oiseux d'exprimer une telle opinion; je crois cependant nécessaire de le faire, car la méconnaissance de ces arythmies, si fréquentes pourtant et si faciles à dépister, si l'on veut bien s'en donner la peine, conduit trop souvent à une médication intempestive. Que de fois n'ai-je pas vu soumettre à des traitements systématiques des sujets qui ne présentaient, comme seul trouble du rythme, qu'un ralentissement marqué des battements à l'expiration. En ce cas, la médication n'est pas seulement inutile, elle est plutôt nuisible, car elle a le tort d'attirer l'attention des sujets sur l'arythmie dont ils sont porteurs, de leur en faire concevoir des inquiétudes et de les faire vivre parfois dans un état continuel d'angoisse. Le mieux est de les rassurer, eux ou leurs parents — car très souvent, comme vous en avez le souvenir, il s'agit d'enfants, chez lesquels ces sortes d'irrégularités sont particulièrement fréquentes — et si ceux-ci ne sont pas encore exposés à l'inquiétude, il n'en est pas de même de leur entourage qui n'aura pas manqué de reconnaître l'arythmie et d'en être quelque peu effrayé.

B) *Traitement des extrasystoles.* — Lorsque vous serez en présence de phénomènes extrasystoliques et après que vous aurez pris soin de reconnaître que ceux-ci ne sont pas en rapport avec une lésion chronique organique du cœur, vous devrez rechercher quelles sont les conditions qui leur ont donné naissance et tenter d'agir sur elles, en même temps que vous vous efforcerez de diminuer l'excitabilité cardiaque, puisque c'est elle qui aura permis au cœur de réagir sous la forme de cette arythmie particulière.

Tout d'abord, c'est aux diverses intoxications que vous vous adresserez : l'usage immodéré du thé, du café, est, dans un certain nombre de cas, responsable de la production des extrasystoles, vous aurez donc soin de le restreindre.

D'autres fois, c'est l'intoxication tabagique qu'il faudra incriminer. J'ai vu, comme bien d'autres d'ailleurs, la suppression du tabac faire disparaître les extrasystoles. Cependant il ne faut pas s'attendre toujours à un pareil résultat. Mais si, après une longue abstinence, les « palpitations » persistent, c'est qu'elles sont dues à une autre cause, car les extrasystoles directement en rapport avec l'abus du tabac ont coutume de disparaître très rapidement après sa suppression.

Mais ce sont, à coup sûr, les troubles dyspeptiques qui favorisent le plus souvent l'apparition de ces palpitations que nous rattachons aujourd'hui aux phénomènes extrasystoliques, et qui les entretiennent. Comme vous le savez, le fait était déjà expressément noté par Sénac, qui avait en même temps insisté sur les diverses éventualités au cours desquelles il se manifeste : « Non seulement, dit-il, la trop « grande quantité d'aliments excite seule ces battements « violents dans le cœur, mais il y a des personnes qui sont « sujettes à des palpitations dès qu'elles ont mangé. D'au- « tres ne les sentent qu'à la fin de la digestion, c'est-à-dire

« lorsque l'estomac ne se vide pas aisément, que les aliments y prennent de mauvaise qualité, qu'il se forme des « flatuosités ; alors les malades sont soulagés en rendant « des vents ».

J'ajouterai que la trop grande rapidité dans l'ingestion des aliments, si souvent accompagnée d'aérophagie, est un des facteurs qui favorisent la production des extrasystoles. « Les gens qui mangent gloutonnement », a dit également Sénac, sont particulièrement sujets à l'arythmie extrasystolique.

Il faudra donc, étant averti de la relation des troubles gastriques avec les palpitations, s'efforcer de les faire disparaître ou tout au moins tenter d'en diminuer les effets.

On devra recommander au sujet de manger lentement, de mâcher soigneusement, de faire des repas peu copieux et au besoin plus nombreux, d'éviter l'ingestion d'aliments qui surchargent l'estomac ou qui contiennent naturellement de l'air. L'usage des soupes épaisses, des bouillies, des purées, devra être proscrit pour ces diverses raisons. De même, on recommandera de s'abstenir de boissons gazeuses, et enfin, pour activer la déplétion de l'estomac, il sera bon de faire prendre à la suite de chacun des repas une poudre digestive capable d'accélérer le passage des aliments dans l'intestin et de diminuer l'excitabilité de la muqueuse gastrique.

Le mélange de bicarbonate de soude et de craie préparée est parfaitement indiqué, et on lui adjoindra une petite quantité de poudre de feuilles de belladone, car celle-ci, pour des raisons que je vous indiquerai plus loin, a, en dehors de ses propriétés directes sur la muqueuse gastrique, des actions particulièrement utiles sur la circulation générale.

Dans les cas où l'on n'aura constaté l'existence d'aucun trouble gastrique, l'enquête devra porter sur les circonsrances qui peuvent accessoirement donner naissance aux extrasystoles. On s'informera des conditions générales de la vie du sujet; on recherchera s'il n'existe pas quelques raisons de surmenage entretenant un état anormal d'excitabilité dont le retentissement se fait sentir plus spécialement sur le cœur, et on tentera d'y porter remède en restreignant les veillées, les travaux intellectuels trop longtemps prolongés, en conseillant enfin un exercice régulier et méthodique si la sédentarité paraît excessive.

Si les investigations dans ces différents sens sont restées absolument stériles, et si les extrasystoles se sont produites sans cause apparente et persistent de même, c'est à une exci-

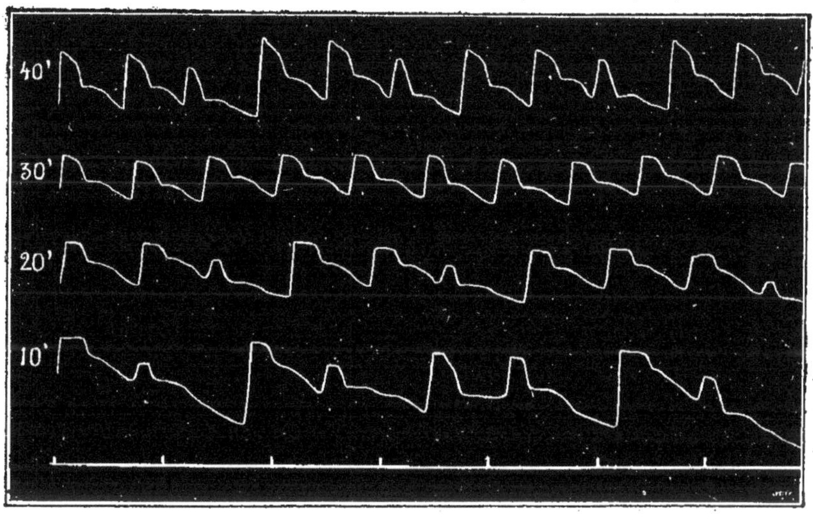


Fig. 47. — Disparition des extrasystoles après injection d'un milligramme d'atropine. Le pouls, encore irrégulier à la dixième minute, se régularise complètement à la trentième. Réapparition de l'arythmie à la quarantième minute.

tabilité anormale du cœur qu'il faudra les rattacher, et c'est sur elle qu'il faudra tenter d'agir.

Dans ces cas, il y a deux médications auxquelles il est bon d'avoir recours, en ayant soin de les alterner par périodes de quelques jours. Elles consistent dans l'emploi des préparations de valériane ou de belladone.

Le suc frais de valériane est, comme l'a montré le Pr Pouchet, la forme la plus parfaite pour l'emploi médicamenteux. Il s'administre facilement par cuillerées à café : de deux à quatre par jour dans une tisane appropriée et en dehors des repas.

Les préparations de belladone, dont l'usage alternera avec la médication précédente, ont à la fois une action générale et une action locale.

L'action locale s'exerce, comme je viens de le dire, sur la muqueuse gastrique dont la réflectivité est diminuée, en même temps que le travail de la digestion est accéléré.

Mais l'action générale n'est pas moins précieuse. La belladone ou l'atropine, agit favorablement sur l'excitabilité cardiaque qu'elle modère, car elle a très souvent pour effet de faire disparaître les extrasystoles. J'ai eu maintes fois l'occasion de m'en assurer.

Dans un cas, où le fait était particulièrement démonstratif, j'ai vu les extrasystoles cesser au bout de 20 à 30 minutes en même temps qu'il se produisait l'accélération habituelle des battements du cœur. Les extrasystoles reparurent dès que l'action de l'atropine se fut épuisée. Les tracés ci-dessus (fig. 48) ne laissent aucun doute à ce sujet. La malade chez qui ils furent recueillis continua, sur mon conseil, à faire usage de petites doses d'atropine; il en résulta une sédation manifeste de phénomènes qui étaient jusque là des plus pénibles, au point que la malade prit l'habitude de se remettre d'elle-même à la médication dès que les palpitations reparaissaient.

Dans ces cas, on devra prescrire, soit la belladone, soit l'atropine, à doses faibles et par longues périodes. Je conseille, par exemple, de faire prendre, au matin, avec le premier déjeuner, une cuillerée à café d'une solution de sulfate d'atropine, contenant quatre milligrammes de la substance pour cent grammes d'eau, c'est-à-dire une dose de 2/10$^{e}$ de milligramme par jour, la médication étant continuée pendant vingt jours.

Si l'on préfère la belladone, celle-ci sera administrée sous forme d'extrait ou de poudre de feuilles, et associée aux cachets digestifs, à la dose de cinq centigrammes par jour.

J'en arrive aux médicaments qui ont sur le cœur et la circulation une action plus directe, comme la digitale et ses succédanés. Leur emploi, utile parfois, lorsque les extrasystoles accompagnent des lésions chroniques organiques du cœur, est moins indiqué quand elles constituent le seul trouble morbide.

Parmi ces médicaments, certains sont nuisibles, comme le strophantus, qui m'a paru en toutes circonstances augmenter les phénomènes extrasystoliques ; d'autres sont indifférents, comme la spartéine; seule la digitale peut avoir, dans certains cas, une action favorable.

En principe, elle devrait toujours être proscrite, car elle est capable de produire, à elle seule, les troubles que l'on veut justement combattre : le pouls bigéminé ou couplé, dû à la digitale, est un pouls extrasystolique.

En fait, il arrive assez fréquemment que des sujets, atteints simplement d'extrasystoles, n'aient pas à se louer de cette médication que l'on prescrit si communément et, étant donné le très petit nombre de cas où, pour des raisons encore inconnues, elle a paru agir d'une façon favorable, j'aime mieux m'en abstenir.

Cependant, quand le sujet atteint d'extrasystoles est en même temps porteur d'une lésion chronique organique du cœur, la digitale trouve parfois à s'employer utilement.

S'il s'agit d'une lésion valvulaire à la période d'adaptation, le médicament n'est guère indiqué. Il n'en est plus de même si l'apparition des extrasystoles coïncide avec des signes de défaillance cardiaque et notamment s'il existe un certain degré de dilatation de l'organe. Comme la dilatation du cœur favorise au plus haut point la production de l'arythmie, il n'est pas étonnant qu'une médication qui la fera rétrocéder régularise en même temps le cœur, et c'est ce qui arrive très fréquemment.

Cette action favorable de la digitale s'exerce mieux encore, quand l'on a affaire à des sujets atteints d'hypertension artérielle avec augmentation du volume du cœur, chez lesquels les extrasystoles viennent justement révéler que le cœur commence à ne plus suffire à sa tâche et à supporter avec plus de peine les effets de la résistance périphérique. La distension cardiaque dont témoigne la percussion en est alors la preuve. Dans ces cas, la digitale, donnée à doses modérées, n'a aucun effet nuisible sur la pression artérielle, et elle agit très favorablement sur les extrasystoles, qu'elle fait souvent disparaître.

c) *Traitement de la crise de tachycardie paroxystique; — des moyens propres à mettre en œuvre l'action inhibitrice du nerf vague. — Indications de la digitale et de la strophantine.* — Les mêmes considérations s'appliquent au traitement des crises de tachycardie paroxystique. Je ne reviendrai pas sur les prescriptions relatives au régime alimentaire qui doivent être de tous points semblables. Les observations relatives à l'administration de la digitale dans les cas où les extrasystoles s'accompagnent de maladie organique du cœur, sont également valables pour les crises de tachycardie qui surviennent dans les mêmes conditions. Chose curieuse, l'emploi des préparations de belladone ou d'atropine qui paraîtrait devoir être sévèrement proscrit ici, puisque ces substances jouissent de la propriété d'accélérer le cœur, n'est pas aussi irrationnel qu'il le paraîtrait au premier abord, et cela résulte de l'analogie que j'ai signalée entre les conditions pathogéniques de l'extrasystole et celles de la tachycardie paroxystique. Il m'est arrivé de voir s'apaiser les accès en faisant usage des préparations de belladone ou d'atropine, suivant le mode d'emploi que j'ai exposé tout-à-l'heure.

D'autre part, la crise de tachycardie paroxystique a une allure particulière; elle peut, dans quelques circonstances, être suivie d'accidents menaçants, aussi y a-t-il une indication formelle à la traiter dès qu'elle se manifeste, à tenter de l'arrêter dès son début ou à la suivre, pour ainsi dire, d'heure en heure, en graduant la médication suivant sa persistance.

Les malades atteints de crises de tachycardie paroxystique

et qui sont naturellement à la recherche des moyens propres à en atténuer la répétition, nous ont depuis longtemps appris les procédés empiriques qui leur ont paru le mieux réussir. Tous les procédés, tous les « trucs », pourrait-on dire, qui sont propres à enrayer le hoquet sont également susceptibles de favoriser l'avortement et la disparition rapide des accès paroxystiques.

C'est ainsi que certains sujets ont coutume, lorsqu'ils sont en état de le faire, de s'allonger dès le début de la crise, et de mettre leur poitrine en état d'inspiration forcée, inspiration qu'ils maintiennent le plus longtemps qu'ils le peuvent. D'autres avalent, à petites gorgées, des liquides quels qu'ils soient, en ayant soin de faire des mouvements de déglutition profonds et espacés. Souvent, ils croient que le succès est dû à telle ou telle tisane qu'ils ont l'habitude de prendre, jusqu'au jour où ils s'aperçoivent que son action bienfaisante est liée simplement au mouvement de déglutition qu'elle nécessite.

Il en est de même de certains autres médicaments avalés sous forme de cachets, et auxquels les malades attribuent une sorte de vertu providentielle. J'en ai eu la démonstration dans deux faits très curieux que je vous rapporterai : dans le premier, il s'agissait d'un malade qui prétendait avoir trouvé, dans des pilules d'arsenic (pilules de Dioscoride dans l'espèce) le spécifique de ses crises. Parfois il les voyait céder à la première ingestion ; d'autres fois, il était obligé d'avaler deux ou trois pilules pour obtenir le résultat désiré. Mais, un jour, ayant pris par erreur des pilules d'aloès, qu'il destinait à un tout autre effet, il constata cependant qu'elles produisaient une action identique sur les crises de tachycardie, qu'elles enrayaient rapidement.

Dans un autre cas, c'est la médication en cachets qui a conduit à une surprise analogue. Un de mes malades me disait avoir trouvé, dans une préparation d'hypophyse que je lui avais prescrite, le remède presque assuré de ses maux, au point qu'il ne manquait jamais d'avoir sur lui des cachets de cette bienfaisante substance. J'étais moi-même convaincu que l'extrait d'hypophyse était, par excellence, le remède de la tachycardie paroxystique. Une chose, cependant, m'avait étonné, c'est que, au dire du malade, les crises s'arrêtaient instantanément, sinon après la première, du moins après la deuxième ou troisième prise du médicament. Il fut, un jour, atteint sous mes yeux d'une crise extrêmement violente, alors qu'il n'avait pas pris soin d'emporter avec lui son viatique habituel. A tout hasard, et simplement dans le but de provoquer chez lui des mouvements de déglutition, je lui fis avaler un cachet d'une substance indifférente. La crise ne s'arrêta pas, mais l'accélération des battements du cœur diminua notablement. Ayant fait prendre un second cachet quelques minutes après, je constatai avec surprise une sédation encore plus marquée des accidents, et, après un court espace de temps, le retour du cœur à son rythme normal.

Ici encore, ce n'était pas tant la substance que la façon dont elle avait été administrée qui avait enrayé la crise. Aussi ai-je pris, depuis ce temps, l'habitude de dire : « Si vous voulez avoir chance d'enrayer à son début une crise de tachycardie paroxystique, prescrivez ce que vous voudrez, mais que ce soit sous forme d'un cachet — les plus gros sont les meilleurs — ou d'une pilule de volume respectable ».

Les faits, en apparence si bizarres, que je viens de rappeler ne doivent pas, cependant, constituer de simples curiosités; ils portent en eux-mêmes leur enseignement. Ils nous indiquent, en effet, qu'il y a, dans l'acte même de la déglutition, une mise en œuvre de l'action inhibitrice du nerf vague sur l'accélération des battements du cœur, et que tout ce qui aura pour effet de provoquer une action identique sera susceptible de conduire au même résultat.

On sait que la compression du pneumogastrique au cou détermine une légère excitation de ce nerf, suivie, chez un sujet normal, d'un ralentissement transitoire, mais manifeste des battements du cœur. Pratiquée chez un sujet atteint de tachycardie paroxystique, elle peut, comme cela a été signalé dans nombre de circonstances, enrayer les accès ou tout au moins modérer l'accélération des battements du cœur. Parfois, bien que le cas ne soit pas très fréquent, la crise s'arrête soudainement; parfois, au contraire, elle persiste malgré toutes les tentatives. Mais, dans deux circonstances, j'ai noté un effet, pour ainsi dire, intermédiaire.

Une malade, chez qui j'avais cru avoir pratiqué en vain, une première fois, la compression du nerf vague au cou, m'annonça, par la suite, que si la crise n'avait pas été enrayée, elle avait été considérablement réduite dans sa durée et dans le degré d'accélération des battements du cœur. Aussi avait-elle pris l'habitude, lorsque les crises reparaissaient, d'effectuer elle-même, au point que je lui avais indiqué, une compression légère et soutenue pendant quelques minutes, compression qu'elle répétait d'heure en d'heure jusqu'au retour du cœur à son rythme normal. Chez elle, la sédation, quoique manifeste, n'était donc pas soudaine, comme il arrive parfois, mais elle se faisait par échelons.

Le chatouillement du pharynx, poussé jusqu'à la nausée ou même au vomissement, a donné des résultats également favorables sur l'arrêt de la crise; certains malades ont pris l'habitude de s'enfoncer les doigts jusqu'au fond de la gorge pour déterminer le réflexe nauséeux, l'expérience leur ayant appris que cette pratique constituait un moyen souvent fidèle de mettre fin à leur malaise.

C'est aussi parce qu'elle met en jeu l'action inhibitrice du nerf pneumogastrique que la médication vomitive a été recommandée depuis un certain nombre d'années comme un des moyens les plus propres à enrayer les accès de tachycardie paroxystique. Les auteurs classiques n'en font guère mention. Stokes, et plus tard Merklen, ont bien signalé le cas de malades qui arrivaient à arrêter leurs accès en provoquant le vomissement, mais sans y attacher autrement d'importance.

M. Savy a repris la question dans un article publié au

début de cette année dans les « Archives des Maladies du cœur ». On y trouve la relation d'un certain nombre de faits très probants où des malades ayant pris, de leur propre chef ou sur l'avis de leur médecin, une certaine quantité de sirop d'ipéca, ont vu leurs accès cesser dès l'apparition du vomissement.

La médication vomitive est-elle toujours suivie d'un aussi heureux résultat ? Assurément non, car l'on voit des malades chez lesquels la crise de tachycardie paroxystique se complique spontanément de vomissements qui, loin d'avoir une action bienfaisante, semblent augmenter plutôt l'intensité et la durée des accès. D'autres fois, ces vomissements sont simplement indifférents à la continuation de la crise, et j'ai eu, récemment encore, l'occasion d'en observer un exemple. Il ne faudra pas être étonné si, dans ces cas malheureux, tous les procédés que je vous ai indiqués précédemment, et dont le mode d'action est identique, restent sans effet.

Que faire alors en pareilles circonstances ? Chercher une ressource dans les médications cardiaques habituelles ? Cela est bien aléatoire. La spartéine, la convallamarine sont sans effet ; la digitale elle-même est le plus souvent impuissante. Cependant certains auteurs ayant signalé des cas où l'emploi de la digitaline aurait agi favorablement sur l'arrêt de crises tachycardiques, on sera autorisé à y avoir recours, bien que mon expérience personnelle ne m'ait pas conduit à d'aussi heureuses constatations.

Au dire du Pr Guido Baccelli, les injections intraveineuses de strophantine, dont l'action est si remarquable parfois au cours des affections asystoliques, trouveraient également leur indication dans les crises de tachycardie paroxystique. Cet auteur rapporte, en effet, deux observations où elles auraient mis fin plus ou moins rapidement à des accidents devenus très inquiétants.

Je n'ai, en principe, aucune répugnance à faire usage de la strophantine, qui m'a, dans certains cas, donné des résultats inespérés, et je n'hésiterais pas à y avoir recours si une crise de tachycardie paroxystique, rebelle à tout autre traitement, en arrivait à menacer la vie du malade. Toutefois, la dose indiquée par le professeur Baccelli, de un milligramme de strophantine, donnée par voie intraveineuse et continuée pendant trois ou quatre jours, me paraît dangereuse. Dans quelques observations où l'on a noté la mort subite, cette dose n'avait pas été dépassée.

Je préfèrerais donc procéder de la façon suivante : je pratiquerais une première injection intramusculaire de un demi milligramme de strophantine amorphe. Cette injection est douloureuse ; elle ne l'est cependant pas plus qu'une injection mercurielle. Le lendemain, je ferais une injection d'un milligramme par la voie intramusculaire, et ce n'est que le troisième jour que j'injecterais par voie intraveineuse un demi milligramme de la substance, car, de cette façon, je n'ai jamais observé d'accidents.

Pour me résumer, je vais vous donner un exemple de la prescription que je formule au cas de crises de tachycardie paroxystique, et où les ressources thérapeutiques sont graduées suivant l'intensité et la persistance de l'accès :

1° — Au moment des crises, et s'il est possible dès leur début, s'allonger le plus complètement que l'on pourra sur le dos. Faire des inspirations très lentes en maintenant le thorax gonflé d'air ;

2° — Prendre une boisson quelconque en faisant des mouvements profonds de déglutition ;

3° — Si, après plusieurs tentatives, la crise n'est pas enrayée, on prendra de dix minutes en dix minutes trois des cachets suivants : Extrait d'hypophyse, 0 gr. 15 pour un cachet. N° 12.

Avaler chaque cachet avec un demi-verre d'eau que l'on boira à toutes petites gorgées.

Je vous fais remarquer, chemin faisant, que je maintiens ici l'extrait d'hypophyse parce que certains auteurs ont continué à lui reconnaître une vertu curative et bien que, d'après les exemples que je vous ai cités, l'action mécanique m'ait paru y avoir une plus grande part.

4° — Si l'on assiste à la crise, on pourra provoquer utilement une compression légère du pneumogastrique *du côté droit* (car le pneumogastrique droit, au dire des physiologistes, a une action suspensive plus marquée que son congénère);

5° — Au bout de 24 heures, si la crise n'est pas enrayée, on prendra deux cuillerées à bouche de sirop d'ipéca, à dix minutes d'intervalle, jusqu'à déterminer un vomissement que l'on favorisera en buvant un peu d'eau tiède;

6° — Si, malgré tout, la crise se prolonge au delà de trois ou quatre jours avec menaces d'insuffisance cardiaque, on pratiquera une injection intramusculaire de un demi-milligramme de strophantine amorphe, que l'on renouvellera le lendemain en portant la dose à un milligramme et que l'on fera suivre, vingt-quatre heures après, d'une injection intraveineuse de un milligramme.

Il est inutile d'ajouter que, dans le cas où la tachycardie paroxystique est symptomatique d'une maladie du cœur, l'emploi des préparations digitaliques trouvera ici toutes ses indications, mais il s'adresse bien plus aux troubles cardiaques eux-mêmes qu'à la complication qui les accompagne.

D) *Traitement des bradycardies. — Médications symptomatiques et systématiques. — Indications et contre-indications de la digitale.* — Le traitement de la bradycardie paraissait être resté, dans ces dernières années, au-dessus des ressources de la thérapeutique. Il n'en est plus ainsi, maintenant que nous sommes mieux renseignés sur la pathogénie de cette affection.

Au cas de ralentissement paroxystique, on aura recours à la médication par l'atropine. On prescrira une injection sous-cutanée de un milligramme de la substance, dose souvent insuffisante pour être fixé d'une manière définitive sur la variété de bradycardie à laquelle on a affaire, mais qui, répétée, peut avoir une action utile sur le ralentissement du cœur.

Si la bradycardie est d'origine nerveuse, l'action de l'atropine sera, parfois, immédiatement favorable. Dans un cas semblable, où l'arythmie avait apparu au cours d'une appendicite, j'ai vu cette médication amener, avec le retour du pouls à son chiffre normal, la disparition de tous les accidents.

Si la bradycardie paroxystique est liée à un trouble de la conductibilité ou à une lésion commençante du faisceau de His, on n'en sera pas moins autorisé à recourir à la même médication qui aura souvent pour effet de permettre à un certain nombre de contractions de s'effectuer normalement, et par là d'espacer les troubles nerveux. On recommandera alors au malade de prendre chaque jour, au matin, un demi-milligramme de sulfate d'atropine en solution, et l'on continuera la médication pendant quatre jours, en l'interrompant pendant un même laps de temps.

La syphilis est, on le sait, très fréquemment en cause dans les bradycardies d'origine intra-cardiaque. Si elle est avérée, il sera formellement indiqué d'instituer le traitement approprié. Dans les cas litigieux, on sera autorisé à pratiquer la réaction de Wassermann; si elle est positive, l'indication du traitement est également rationnelle; si elle est négative, je crois malgré tout prudent de se conduire de la même façon, ou tout au moins de prescrire le traitement, à titre d'épreuve. C'est alors à la médication mixte que nous donnons l'avantage, en pratiquant des injections, soit de sels solubles, soit de préparations insolubles et en donnant à l'intérieur une dose de deux grammes d'iodure de potassium par jour. On sait que cette médication a donné, dans un certain nombre de cas, des résultats inattendus.

L'emploi de la digitale paraît ici tout à fait contre-indiqué; en principe, tout au moins, car ce médicament, doué d'un pouvoir chronotrope négatif, doit avoir pour effet d'accentuer encore le ralentissement des battements du cœur.

En fait, la digitale n'a aucune action utile quand la bradycardie est permanente. Il n'en est pas de même quand elle est variable et surtout quand le malade est en même temps atteint d'insuffisance cardiaque. Alors la digitale, loin d'agir défavorablement sur l'arythmie, peut au contraire accélérer légèrement le rythme du pouls. Cela paraît d'abord paradoxal, mais s'explique néanmoins assez facilement. Il n'est pas douteux que l'insuffisance cardiaque détermine passagèrement une diminution de la conductibilité, dont l'effet s'ajoute à l'altération organique des fibres unissantes, pour aggraver d'autant la bradycardie. La digitale, en y remédiant, doit donc logiquement permettre à un plus grand nombre de contractions de passer le long du faisceau lésé, ce qui relève le chiffre des pulsations.

J'ai eu récemment l'occasion d'en observer un exemple probant. Il s'agissait d'un malade porteur d'une double lésion aortique, atteint depuis quelques mois d'un ralentissement du pouls qui, après avoir été paroxystique, tendait à devenir permanent, pendant que les troubles nerveux, qui avaient été très marqués, diminuaient d'intensité. Ce malade présentait, en outre, des troubles asystoliques manifestes, congestion pulmonaire et hépatique, œdèmes périphériques, oligurie, etc. Après avoir tenté les médications usuelles, je me décidai, à contre-cœur, à prescrire l'emploi de la digitaline à la dose de un demi milligramme par jour pendant quatre jours. Il se produisit une diurèse abondante avec disparition des accidents asystoliques. Le pouls, qui était habituellement à 24, remonta environ à 30. Pendant l'administration du médicament, il n'y eut aucun trouble nerveux appréciable. Ce malade partit alors en Angleterre, où il se soumit à l'examen de M. Mackenzie. Celui-ci voulut bien m'informer, par une note, que les crises vertigineuses ne s'étaient pas reproduites, que le pouls était fixé définitivement à 30 pulsations à la minute et que l'emploi de la digitale, préconisé également par notre savant confrère, avait fait rétrograder une crise nouvelle d'insuffisance cardiaque, sans agir défavorablement sur la bradycardie.

E) *Pouls alternant et arythmie perpétuelle.* — Le *pouls alternant* ne relève d'aucun traitement particulier. Son apparition, qui a toujours une signification fâcheuse, indique seulement qu'il ne faut pas s'attarder aux médications anodines, et que la seule chance de succès consiste dans l'emploi de ressources thérapeutiques plus énergiques. C'est en pareilles circonstances que je me suis cru autorisé à faire usage de la strophantine, qui m'a donné des résultats inespérés. J'ajoute que son action n'a alors été que momentanée, car les malades auxquels je l'ai appliquée ont succombé quelques mois après au cours de crises asystoliques.

L'*arythmie perpétuelle* est justiciable du traitement qui s'applique aux troubles qui lui ont donné naissance. Parfois elle disparaîtra avec eux, à son début tout au moins ; ultérieurement, elle persistera indéfiniment quoi qu'on fasse et quelque variées que soient les médications que l'on emploiera. Cependant, elle constitue par elle-même une indication d'avoir à traiter comme de véritables cardiaques les sujets qui en sont porteurs, même si un examen attentif ne révélait chez eux aucune lésion apparente du cœur. La conduite qui s'impose alors consiste à surveiller attentivement l'évolution des troubles ultérieurs, à combattre les premières manifestations de l'insuffisance cardiaque dès qu'elles apparaîtront, en un mot à ne pas considérer cette arythmie comme indifférente, mais à soumettre le malade aux précautions et à l'hygiène qui conviennent à un sujet dont le cœur est menacé, ne fût-ce qu'à très lointaine échéance.

# INDEX BIBLIOGRAPHIQUE [1]



## I. — UTILITÉ DE L'ÉTUDE DES ARYTHMIES

FRIEDREICH (N.). Traité des Maladies du cœur (trad. Lorber et Doyon), p. 72 et sqq.

GRŒUPNER. Aerztliche Rundschau, 1905.

HERZ (MAX). Deutsche Med. Wochenschr., 9 fév. 1905, p. 215.

JOSUÉ. Bullet. de la Soc. Médic. des Hôpit. de Paris, 28 fév. 1908, p. 328.

KATZENSTEIN. Deutsche Med. Wochenschr., 1904, n° 22, p. 807.

LAENNEC. Traité de l'Auscultation médiate, 3e partie, chap. V.

MACKENZIE (J). The diseases of the Heart, London, 1908.

MENDELSOHN. XIXe Congrès allemand de Médec. interne, Berlin, 1901, p. 200.

MERKLEN. Leçons sur les troubles fonctionnels du cœur, Paris, 1908.

MULLER (O.) et BLAUEL. Deutsch. Arch. für klin. Med. XCI, 1907.

POTAIN. La pression artérielle de l'homme à l'état normal et pathologique, Paris, 1902.

— Des mouvements qui se passent dans les veines jugulaires. Bullet. de la Soc. Médic. des Hôpitaux de Paris, 1866-1867.

RECKLINGHAUSEN (V.). Arch. für experiment. Pathol. u. Pharmakol., 1901, p. 78.

SELIG. Wiener klin. Wochenschr., 1905, n° 32, p. 837.

SÉNAC. Traité de la structure du cœur, Paris, 1749.

STRASSBURGER. Deutsche Med. Wochenschr., 9 et 16 janv. 1908, pp. 56 et 100.

STÄHELIN. Deutsch. Arch. für klin. Med. LXVII, 1900, p. 147. *Ibid.*, LIX, 1897, p. 79.

TRAUBE. Gesammelte Beiträge zur Pathologie und Physiologie, 3 vol., Berlin, 1871.

1. — Cet index bibliographique ne comprend que les noms des auteurs et des ouvrages cités au cours de ces leçons.

## II. — RYTHME NORMAL DU CŒUR

### Tissu primitif du cœur

ADAM. Pflüg. Arch. 1906, vol. CXI, p. 607.
ASCHOFF. Brit. Medic. Journ., 27 oct. 1906, p. 1103. — Naturforsch. Gesellsch. in Freiburg-i-B., 26 fév. 1907.
ERLANGER. Centralbl. f. Physiol., 1905, XIX, pp. 9 et 270.
FANO et BADANO. Archivio per le Scien. med., vol. XIV, fasc. II, p. 113.
FREDERICQ. Arch. Internat. de Physiol., t. II, 1905, p. 281.
GASKELL. Journ. of Physiol., vol. IV, p. 43 — et Schäfers Textbook of Physiol., vol. II, p. 159 et sqq.
GIBSON. Brit. Medic. Journ., 16 janv. 1909.
HERING. Pflüg. Arch., vol. 108, p. 281 ; vol. 111, p. 298, et vol. 126.
HIS. Arbeiten aus der Med. Klinik. zu Leipzig, 1893, pp. 1-13. — Wiener med. Blätter, 1894, n° 44, p. 653. — Congrès internat. de Physiol. de Lausanne, 1895. — Centralbl. für Physiol., vol. IX, 1895, p. 469. — XVIIIe Congrès allemand de Médecine interne, Carlsbad, 1908. — Deutsch. Arch. für klin. Mediz., 1899, p. 316.
HUMBLET. Arch. intern. de Physiol., 1904, t. I, p. 278.
KENT (ST.). Journ. of Physiol., vol. XIV, p. 233.
KEITH et FLACK. The Lancet, 11 août 1906, p. 359.
KOCH. Deutsche Med. Wochenschr., 1909, n° 10, p. 429.
MÖNCKEBERG. Berl. klin. Wochenschr., 1909, n° 2, p. 45.
PALADINO. Movim. Med. Clin. di Napoli, 1876.
REHFISCH. Berl. klin. Wochenschr., 26 août 1907, p. 1070.
RETZER. Arch. für Anat. (u. Physio.), 1904, p. 1. — John Hopk. Medic. Society, 6 avril 1908.
SALTZMAN (F.). Skand. Arch. für Physiol., vol. XX, 1908, p. 233.
SCHÖNBERG. Frankf. Zeitsch. für Pathol., vol. II, 1909, p. 462.
THOREL. Aertzl. Verein in Nürnberg, 21 janvier 1909.
TAWARA. Das Reizleitungssystem des Säugetierherzens, 1 vol., G. Fischer, Iéna, 1906.

### Pouls jugulaire

BACHMANN. Amer. Journ. of Med. Sc., nov. 1908, LXXXVI, p. 674.
BARD. Arch. des mal. du cœur. I, juin 1908, pp. 337-358 — et Sem. médic., 20 avril 1910, p. 181.
CUSHNY et GROSH. Journ. of the Amer. Medic. Assoc. XLIX, 12 oct. 1907, p. 1254.

F. Franck. Gaz. hebd. de Méd. et de Chirurgie, IIe série, t. 19, pp. 132, 156, 221, 255 ; 1882.

Fredericq. Arch. de Biol. 1890, p. 211.

Friedreich. Traité des Maladies du cœur (trad. Lorber et Doyon), p. 72.

Hering. Deutsche Med. Wochenschr., 14 nov. 1907, p. 1895.

Hewlett. Journ. of Med. Research, oct. 1907, p. 119.

Lewis. Brit. Med. Journ., 14 nov. 1908, p. 1482.

Mackenzie. Brit. Med. Journ. 1892, vol. I, p. 769 ; 1894, vol. I, p. 192 ; et 1905, vol. I, p. 519. — Amer. Journ. of Medic. Science, juillet 1907, p. 12.

Potain. Bullet. de la Soc. médic. des Hôpit. de Paris, 1866-1867.

Rihl. Zeitschr. f. experim. Pathol. u. Therap. vol. VI.

## Pouls hépatique

Friedreich. L. c.

Mackenzie. Diseases of the Heart, ch. XIV.

Mahot. Des battements du foie dans l'insuffisance tricuspide. Thèse de Paris, 1869, n° 12.

Potain. Cliniq. de la Charité, 1894.

## Pulsation œsophagienne

Clerc et Esmein. Arch. des Malad. du cœur, janvier 1910, p. 1.

Fredericq. Arch. de Biol., 1886, t. VII, p. 230.

Janowski. Wien. Mediz. Wochenschr., 1908, n[os] 37 et 38, pp. 2017 et 2084.

Joachim. Berl. Klin. Wochenschr., 1907, XLIV, p. 215 — Deutsch. Med. Wochenschr., 1908, p. 50.

Lian. Arch. des Malad. du cœur, juillet 1909.

Minkowski. Deutsch. Med. Wochenschr., 1906, n° 31, p. 1248 — Zeitschr. f. Klin. Mediz. vol. LXII, 1907, p. 37.

Pace. Bollet. dell'Accad. Medico-Chir. di Napoli, n° 1, 1909 — Riforma Medica, ann. XXV, n° 20.

Rautenberg. Deutsch. Arch. für Klin. Med. 1907, vol. XLI, pp. 25 et 290 — Münch. Med. Wochenschr., LIV, n° 50, 1907, p. 2465 — Berl. Klin. Wochenschr., 1907, XLIV, pp. 657, 1478 — Deutsch. Med. Wochenschr., XXXIII, n° 9, 1907, p. 364 — Zeitschr. für Klin. Mediz., vol. LXV, p. 106.

Sarolea. Arch. de Biol., t. X, p. 187.

Vaquez, Clerc et Esmein. Bullet. de la Soc. Médic. des Hôpit., 17 déc. 1909.

### Propriétés fondamentales du myocarde

CYON (DE). Les nerfs du cœur. Alcan Ed., Paris, 1905.
DASTRE. Journ. de l'Anat. et de la Physiol., 1882, pp. 433-466.
ENGELMANN. Pflüg. Arch., vol. LXV, 1897, p. 535.
FREDERICQ. Rev. Scientifiq., 6 juillet 1907, p. 1.
GASKELL. Proceed. of the roy. Soc. of Medic., London, juillet 1908, p. 257.
GLEY. Arch. de Physiol., 1889-1890, p. 436.
HERING. Pflüg. Arch., vol. 82, 1900, p. 21. —Vol. 116, 1907, p. 143.
KRONECKER. C. R. Acad. des Sciences, 12 août 1907, CXLIV, pp. 997-999.
LANGENDORFF. Ergeb. der Physiol., IV, 1905, pp. 764-796.
MAREY. La circulation du sang, Paris, 1881, in 8°.
MOLLARD. Les nerfs du cœur. Rev. gén. d'Histol., III, fasc. 9.
RANVIER. Leçons d'Anat. génér., Paris, 1880-81, 2 vol.
RENAUT et MOLLARD. Le myocarde. Rev. gén. d'Histol., I, fasc. 2.
WALEDINSKY. Nerfs et ganglions du cœur, 1 vol., Tomsk, 1908.

### Fonctions du pneumogastrique

BAYLISS et STARLING. Journ. of Physiol., 1892, p. 407.
CRISTINA (DI). Journ. de Physio. et Patho. gén., 1908, p. 17.
ENGELMANN. Arch. of. Anat. u. Physio., 1900, p. 315, et 1902, p. 1.
MUSKENS. Arch. de Physiol., t. X, p. 193, 1898. — Amer. Journ. of Physiol., 1898, p. 486. — Journ. de Physiol. et Pathol. gén., 1900, n° 1, p. 69.
MAC WILLIAM. Journ. of Physiol., vol. VI, p. 192.
REHFISCH. Berl. Klin. Wochenschr., 1905, p. 1468 et 1502 — Arch. für Anat. u. Physiol., vol. suppl. 1906, p. 152.

## III. — MÉTHODE GRAPHIQUE

### Cardiogramme

CHAUVEAU et MAREY. C. R. Acad. des Sciences, 1861, LIII, p. 622 — et 1862, LIV, p. 32. — Gaz. médic. de Paris, 1861, pp. 673 et 675.
CHAUVEAU. Journ. de Physiol. et Pathol. gén., 15 janvier 1900.
MACKENZIE. Diseases of the Heart, ch. X, p. 71.
PACHON. Journ. de Physiol. et Pathol. gén., mai 1909, p. 377.
POTAIN. Cliniq. de la Charité, 1894 — et Sem. médic., 1900, pp. 291 et 391.
YOUNG et HEWLETT. Journ. of Medic. Research, XVI, 1907, p. 427.

### Electrocardiogramme

EINTHOVEN. Pflüg Arch. LX, 1895, p. 101 ; LXXX, 1900, p. 139 ; XCIX, 1903, p. 472. — Arch. internat. de Physiol., IV, 1906-1907, p. 132.

EPPINGER et ROTHBERGER. Wien. Klin. Wochenschr., 5 août 1909.

FUNARO. Soc. Ital. de Pédiatrie, avril 1908.

GALLI. Gaz. degli Ospedali, XXIX, 25 oct. 1908, p. 1373.

HERING. Münch. Med. Wochenschr., 1909, 19 janvier, pp. 145, 845 et 2483 — Deutsche Med. Wochenschr., 1907, 7 janvier, p. 7 — Arch. für die gesamte Physiol. 1909, t. 127, p. 155.

HOFFMANN. Münch. Med. Wochenschr., XXXIV, 1908, n° 35.

KRAUS et NICOLAÏ. Berl. Klin. Woch., 1907, XLIV, n°s 25, 26, pp. 765, 768 — Deutsch. Med. Wochenschr., 1908, n° 1, p. 1.

MEYER (DE). Arch. internat. de Physiol. 1908, vol. VI, p. 257.

MENDELSSOHN. Arch. des maladies du cœur, décembre 1908.

NICOLAÏ. Verhandl. der Physiolog. Gesellschaft zu Berlin, 22 nov. 1907.

ROTHBERGER. Wien. Klin. Wochenschr., avril et déc. 1909.

STRUBELL. Berl. Klin. Wochenschr., 1909, n° 16.

WEISS (G.). Presse Medic., 24 avril 1909.

### Enregistrement des bruits du cœur

WEISS et JOACHIM Arch. für die gesamte Physiol. 1908, pp. 123 et 341.

## IV. — CLASSIFICATION DES ARYTHMIES

BARD La Sem. médicale, 3 février 1909, p. 49.

BOUILLAUD. Traité clin. des maladies du cœur, 1835, t. I, p. 188.

HERING. Münch. Med. Woch. 24 nov. 1908.

LAENNEC. Traité de l'auscult. médiate, 3e partie.

LORAIN. Du pouls et de ses altérations, 1 vol., 1870.

MACKENZIE. Diseases of the Heart.

SÉE (G.). Diagnostic et traitement des maladies du cœur, 1883, p. 105 et sqq.

SÉNAC. Traité de la structure du cœur, Paris, 1749.

WENCKEBACH. Die Arythmie, Leipzig, 1903. — Arch. des mal. du cœur, février 1908, pp. 65, 84.

## VI. — ARYTHMIES PHYSIOLOGIQUES

DEANE Brit. Medic. Journ., 27 juin 1908, p. 1573.

FREDERICQ. Archiv. Biol. belges, 1882, p. 85.
GAUTHEREAU. Variations du rapport du pouls à la respiration. Thèse, Paris, 1908, n° 173.
LOMMEL. Deutsch. Arch. für Klin., Mediz., 1902, vol. LXXII, pp. 215 et 465.
MACKENZIE. Diseases of the Heart, chap. VIII et XVIII.
MAREY. De la circulation du sang, 1863, p. 284.
MULLER (F.). Archiv. of intern. Medic., janvier 1908, 1.
NICHOLSON. Scottish Medic. a. Surgic. Journal, VIII, mai 1901, p. 419.
PLETNEW. Therapeut. Monatshefte, XXII, avril 1908, p. 165.
SPALLITTA. Arch. Ital. de Biol., XXXV, 1901, p. 227.
SVOJEKHOTOFF. Vratch Gaz. XV, 1908, n° 23 ; pp. 625, 691.
THOMAYER. Casop. Lekarsk., 1907, p. 722. — Arch. Bohêmes de Clin (in Semaine Médic. 1903, p. 234).
TOMASELLI. Soc. Med. Chir. di Pavia, 4 juin 1909.
VANYSSEK. Arch. Bohêmes de Clin., VI, n° 4, p. 379.
VAQUEZ. Soc. Médic. des Hôpit., 9 décembre 1909.
VELICH. Wien. Klin. Wochenschr., 10 mai 1906.
WERTHEIMER et MEYER. Arch. de Physiol., 1889, p. 24.
WILLIAMS. Brit. Medic. Journal, 17 août 1907.

## VII et VIII. — EXTRASYSTOLE

BARD. La Sem. Médic., 15 avril 1903, p. 117.
BIEDERMANN. Electrophysiologie, I, 1895, p. 91.
BÖNNIGER. Deutsch. Med. Wochen., 28 février 1907, p. 332.
DUFOUR. Soc. Médic. des Hôpit., 18 oct. 1901, p. 1059.
ENGELMANN. Pflüg. Arch., vol. LII, LIV, LIX, LXII, LXV, LXXV.
ESMEIN. Revue de Médec. int. et de Thérap., I, sept. 1909, p. 609.
FUNKE. Zeitschr. f. Heilkunde, 1893, XIV, p. 141.
GERHARDT. Deutsch. Arch. für Klin. Med., LXXXII, n° 52.
HEIDENHAIN. Pflüg. Arch., V, 1872, p. 143.
HENSCHEN. Mittheilungen aus der Med. Klinik zu Upsala, I, 1898, p. 1.
HERING. Zeitschr f. experim. Pathol. u. Therapie, 1904-05, I, p. 26 — Pflüg. Arch., 1900, vol. LXXXII, p. 1.
HERING et RIHL. Zeitschr. f. experim. Pathol. u. Therapie, II, p. 510.
HOFFMANN. Zeitschr. f. Klin. Med. 1900, XLI, p. 357.
KNOLL (P.). Wiener Sitzungsberichte der K. K. Akad. d r Wissensch., juillet 1872, p. 195. — Pflüg. Arch. 1894, LVII, p 406.
KORANYI (V.). Mediz. Klinik, 1908, n° 37, p. 1403.
LASLETT. Heart, I, n° 2.

LECONTE. L'extrasytole. Thèse, Paris, 1910-1911.
LOMMEL. Deutsch. Arch. f. Klin. Med. 1902, LXXII, nos 3 et 4, pp. 215 et 465.
MACKENZIE. Quaterly Journ. of Medizin, 1908, pp. 131 et 481. — Diseases of the Heart, ch. XIX.
MAREY. Travaux du laboratoire, 1875-1876.
PAN. Deutsch. Arch. f. Klin. Medizin, 1903, LXXVIII, pp. 128, 136.
POTAIN, La Semaine médicale, XXI, 1901, p. 17.
REHFISCH. Société de méd. interne de Berlin, 9 décembre 1904. — Berliner Klin. Wochenschr., 1905, nos 47 et 48, pp. 1468, 1502.
STRAUB. Arch. für experim. Pathol. und Pharmakologie, XLV, 1901, pp. 346, 388.
VAQUEZ. La Semaine médicale, 20 octobre 1909, p. 493.
VAQUEZ, CLERC et ESMEIN. Etude physiologique d'un cas de pouls lent permanent. Soc. médic. des Hôpitaux, 17 décembre 1909.
WENCKEBACH. Arch. für Physiologie, Leipzig 1905, p. 235.

## IX et X. — TACHYCARDIE PAROXYSTIQUE

BABCOCK. Diseases of the Heart London, 1903.
BARR (J.). Brit. Med. Journ. 1904, II, p. 109.
BOUVERET. Rev. de médecine, 1889, p. 755.
CHAUFFARD. Bullet. médic., 1896, n° 33.
CLARKE. Brit. Med. Journ., 1907, II, p. 303.
COWAN, MAC-DONALD et BINNING. Quaterly Journ. of Medic. 1909, II, n° 6, p. 146.
DEBOVE et BOULAY. Soc. Méd. des Hôp., 19 déc. 1890.
DEGANELLO. Il Policlino, sezione medica, 1908, p. 57.
DILL (John Garden). The Lancet, 1893, vol. I, n° 5.
FRAENTZEL. Deut. Med. Woch. 1891, p. 321.
HERRINGHAM. The Brit. Med. Journ., 1897, I, p. 144.
HAY. Edinb. Med. Journ. 1907, XXI, p. 40.
HOFFMANN (A.). Wiener Med. Woch. 1899, nos 12 et 13. — Deutsch. Arch. f. Klin. Med. 1903, vol. 78 — et Die paroxysmale Tachykardie, 1 vol. Wiesbaden, 1900 (avec bibliographie très étendue).
HOESSLIN. Münch. Med. Woch., 1896, n° 2.
LÉCORCHÉ et TALAMON. Etudes médicales, 1891.
LEWIS. Heart, nos 1 et 2, 1909.
LOMMEL Deutsch. Arch. f. Klin. Med., vol. 82, 1905, p. 495.
MARTIUS. Tachykardie, 1 vol. Stuttgart, 1895 (avec bibliographie étendue).

MACKENZIE. The Diseases of the Heart, ch. XV, XX.

PAL. Zentralbl f. inn. Med. 1903, n° 28, p. 673. — Wiener Med. Woch. LVI, 1906, n° 1, p. 9; ibid., LVIII, 1908, n° 14, pp. 716,726.

REINHOLD. Zeitschr f. Klin. Med., vol. 59, 1906, p. 168.

SCHMOLL. Deutsch. Arch. f. Klin. Med., vol. 89, pp. 594 et 603.

SCHLESINGER. Volkmanns Sammlung Klin. Vorträge, n° 433, 1906. (Innere Mediz. n° 131.)

VAQUEZ et ESMEIN. Bullet. Soc. méd. des Hôp., 15 déc. 1909.

WARDEN. Journ. of Amer. Assoc., XLVI, 1906.

## XI. — BRADYCARDIES

### Syndrome d'Adams-Stokes (Historique)

ADAMS. Dublin Hosp. Reports. 1827, t. IV, p. 390.

BLONDEAU. Thèse, Paris, 1879, n° 238.

BRŒUNIG. Arch. f. Anat. u. Physiol., vol. suppl. 1904.

CHARCOT. Leçons cliniq. sur les maladies du syst. nerveux, 1877, t. II, p. 137.

CHAUVEAU. Revue de Médecine, 1885, V, 161, 173.

CHEYNE. Dublin Hosp. Reports, t. II, p. 216.

DEBOVE. Bull. Soc. méd. des Hôpit., 1888, V, p. 441.

ERLANGER. Centralbl. f. Physiol. 1905, XIX, pp. 9, 270.

ERLANGER et BLACKMANN. Heart, vol. 1, n° 3, p. 177.

FREDERICQ. Arch. Internat. de Physiol., II, 1904-1905, pp. 281, 285.

HERING. Pflüg. Arch., vol. 108, p. 280 ; 111, pp. 298 et 126.

HIS. Arbeit. aus der Mediz. Klinik zu Leipzig, 1893, pp. 1, 13. — Centralbl. f. Physiol., vol. IX, 1895, p. 469. — Congrès intern. de Physiol. Lausanne, 1895 — XVIII<sup>e</sup> Congrès allemand de Méd. interne, Carsbad, 1908.

KENT (ST). Journ. of Physiol. 1893, vol. XIV, p. 43.

MORGAGNI. De sedibus morborum, éd. Désormeaux, t II, p. 13, et t. X, p. 42.

MEIGS. College of Physicians of Pensylvania, 1879.

RENDU. Bull. Soc. méd. des Hôpit. 1895, p. 222.

STOKES. Traité des Maladies du cœur et de l'aorte. Trad. Sénac. Paris 1864, p. 308.

TAWARA. Das Reizleitungssystem des Säugetierhserzens, 1 vol., Fischer, Iéna, 1906; in-8.

VAQUEZ et BUREAU. C. R. Soc. de Biologie, 1893, XLV, p. 168.

### Syndrome d'Adams-Stokes myocardique

ASHTON, NORRIS et LAVENSON. Amer. Journ. of the Medic. Science CXXXIII, 1907, pp. 28, 49.

BACHMANN. Ibid. CXXXVII, 1909, p. 342.
BARR (J.). Brit. Med. Journ. 1906, 27 oct., p. 1122.
BEESON. Journ. of the Americ. Medic. Assoc., janvier 1908, p. 188.
BELSKI. Zeitschr. f. Klin. Medizin. LVII, 1905, pp. 529, 570.
BERGÉ et PÉLISSIER. Bullet. Soc. médic. des Hôpit., 5 nov. 1909.
CHAPMAN. The Lancet, 1906, II, p. 219.
DEHIO. Petersb. Med. Wochenschr., 1882, n° 35, p. 302.
ERLANGER. Journ. of experim. Mediz., vol. VII, 1905, p. 676.
ESMEIN. Thèse, Paris, 1907-08, n° 444.
FAHR. Aerztl. Verein in Hamburg, 2 février 1909.
FINKELNBURG. Arch. f. Klin. Mediz., vol. 86, 1905, p. 462.
FOY. Progrès médical, 28 août 1909.
GIBSON. Brit. Med. Journ., 1906, II, p. 1113.
GRÜNBAUM. Progressive Medizin, sept. 1906.
HANDWERCK. Münch. Med. Wochenschr., 4 mai 1909, p. 916.
HANDFORD. Brit. Med. Journ., 1904, t. II, p. 1745.
HAY. The Lancet, 20 janvier 1906, p. 139.
HAY et MOORE. Ibid, 10 nov. 1906, p. 1271.
JANOWSKI. Wiener Mediz. Wochenschr., 1908, pp. 2017 et 2084.
JELLINEK, COOPER et OPHÜLS. Brit. Med. Journ , 4 avril 1908, p. 796.
KARCHER et SCHAEFFNER, Berl. Klin. Woch., 1908, II, p. 1266.
KEITH et MILLER. The Lancet, 24 nov. 1906, p. 1429.
NICOLAÏ. Société de Médec. int. et de Pédiatrie de Berlin, 25 octobre 1909,
RAMOND et LÉVY-BRUHL. Soc. médic. des Hôpit., 4 juin 1909.
SCHMOLL. Deutsch. Arch. für Klinische Medizin, t. LXXXVII, 1906, p. 554.
SOUQUES et CHÉNÉ. Soc. médic. des Hôpit., 29 janvier 1909.
STÖRK. Société I. R. des médecins de Vienne, 28 juin 1907.
STENGEL. Amer. Journ. of Medic. Science, CXXX, 1905, t. II, p. 1083.
VAQUEZ. Soc. médic. des Hôpit., 26 juillet 1907, p. 936.
VAQUEZ et ESMEIN. Soc. méd. des Hôpit., 25 janvier 1907.— Ibid., 27 nov. 1908, p. 659.
VAQUEZ, CLERC et ESMEIN. Ibid., 17 Déc. 1909.

### Syndrome d'Adams-Stokes nerveux

BOKAY (VON). Deutsch. Med. Woch., 9 avril 1908.
BRISSAUD. Presse médic. 1896, p. 633. — Leçons sur les maladies du système nerveux, 1899.
DANIELOPOLU. Semaine médic. 1908, n° 24, p. 287.
ESMEIN. Bullet. Soc. médic. des Hôp., juin 1910.
HALBERTON. Medic. Chir. Trans., 1844, XXIV, 76.

HUGHES. Dublin Hosp. Reports, 1855.
HUTCHINSON. Lond. Hosp. Reports, 1866.
HEINE. Müllers Arch. 1841, p. 234.
LASLETT. Quaterly Journ. of Medic., juin 1909.
NEUBURGER et EDINGER. Berl. Klin. Wochenschr., 1898, n° 4, p. 69.
RIHL. Zeitschr. f. experim. Pathol. u. Therap., vol. II. p. 83.
ROSENTHAL. Zeitschr. f. prakt. Heilkunde, 1867.

**Syndrome d'Adams-Stokes par extrasystoles**

BARIÉ. Arch. des maladies du cœur, n° 2, février 1909.
BARIÉ et CLÉRET. Ibid, avril 1910, p. 209.
BACHMANN. Amer. Journ. of Medic. Science, CXXXVI, oct. 1908 p. 674.
ESMEIN. Revue de Médec. int. et de Thérap., I, sept. 1909, p. 609.
HEITZ et POULIOT. Tribune médicale, 29 déc. 1907, p. 821.
JAGIC. Zeitsch. f. Klin. Med., vol. LXVI, 1908, p. 183.
MAIXNER. Cas. ces. Lekarsk., 1907.
SALAGHI. Arch. f. exp. Pathol. und Pharm. 1905, vol. 52, p. 39,
WENCKEBACH. Arch. f. (Anat. u.) Physiol., 1906, pp. 297-354 et 1907, pp. 1-24.

**Bradycardies toxiques et nodales**

BARD. Sem. méd. 1903, 15 avril, p. 117.
CROUZON et LE PLAY. Soc. méd. des Hôp., 27 déc. 1907, p. 1602.
ESMEIN. Rev. de Méd. int. et de Thérap., I, septembre 1909, p. 609.
JOACHIM. Deut. Arch. f. Klin. Med., 1905, vol. 85, p. 373.
HERING. Kongress f. Inn. Med. 1906 (Wiesbaden), XXIII, p. 138.
HEWLETT. Journ. of Amer. Med. Assoc., XLVIII, 1907, I, p. 47.
MACKENZIE (G.). Brit. Med. Journ., 1905, vol. I, pp. 519, 587, 702, 759 et 812 — Heart, n° 1, vol. I.
RIHL. Zeitsch. f. exp. Pathol. u. Therap., vol. II, p. 83.

## XII. — POULS ALTERNANT

GALLI. Münch. Mediz. Wochenschr., n° 11, 1909, p. 563.
HERING Münch. Mediz. Woch., n° 27, 1908.
HOESSLIN (V.). Verein der Aerzte in Halle-i.-B., 3 mars 1909.
HERING. Prag. Mediz. Wochens., XXVII, 1902, pp. 218, 235 — Ibid., XXIX, 1904, p. 218 — Deutsch Med. Woch. 1908, n° 15, p. 638 — Zeitsch. f. experim. Pathol. u. Therap. 1904-05, vol. I, p. 26, et 1905, vol. II.

REHBERG. Zeitsch. f. Klin. Med., vol. 68, Heft 3.
RIHL. Zeitsch. f exper. Pathol. u. Therap., vol. 3, 1906, p. 273.
STARKENSTEIN. Zeitsch. f. experim. Pathol. u Therap., vol 4, 1907.
TABORA (V.). Münch. Mediz. Wochenschr., 1908, nos 14 et 40.
TRAUBE. Berl. Klin. Woch. 1872, pp. 185 et 221.
VOLHARD. Münch. Med. Wochenschr., 1908, nos 14 et 41.
WENCKEBACH. Zeitsch. f. Klinische Mediz. 1902, vol. 44, p. 216.

### Hémisystolie

BOZZOLO. Arch per la Sz. Med. Turin, vol. I, 1876.
CHARCELAY. Arch. de médec. de Paris, 1838.
HERING. Deutsch. Med. Wochenschr., 1903, n° 22.
HEWLETT. Arch. of Intern. Mediz., sept. 1908, p. 139.
KRAUS et NICOLAÏ. Berlin. Mediz. Gesellschaft, 18 nov. 1907.
LEYDEN (V.). Virch. Arch XLIX et LXV — Deutsch. Med. Wochenschr., 1903, n° 21
RIEGEL. Deutsch. Mediz. Wochenschr., 1903, n° 44.
SICILIANO. Gaz. degli Ospedali, ann. XXX, n° 65.

## XIII. — ARYTHMIE PERPÉTUELLE

BARD. La Semaine médic., avril 1910.
CUSHING et EDMUNDS. Americ Journ. of the medic. sciences Janv. 1907.
DEHIO. Congrès allemand de méd. int., Münich, avril 1895.
GERHARDT. Arch. f. experim. Pathol. u. Pharmakol. 1894, p. 402 et 1902, p. 250.
HEWLETT. Journ. of the Amer. Medic. Assoc., 22 août 1908.
HERING. Deutsch. Arch. f. Klin. Med., vol. 94, 1908, p. 185.
KOCH. Deutsch. Med. Woch. 1909, p 429.
LEWIS. Heart n° 4, II, 1909, p. 300 — Arch. des mal. du cœur, novembre 1910, p. 664.
MACKENZIE. Quaterly Journ. of Medic., oct. 1907, p. 131.
MAGNUS-ALSLEBEN. Deutsch. Arch. f. Klin. Med., 96, p. 346.
MERKLEN et RABÉ. 5e Congrès de méd. franç., Lille, 1899.
POTAIN. Cliniques de la Charité, 1894.
RADASEWSKI. Zeitsch. f. Klin. Med., XXVII, p. 381.
RIHL. 24e Congress f. Inn. Med., 1907, p. 453.
ROTHBERGER et WINTERBERG. Wien. Klin. Woch., 17 juin 1909.
TABORA (V.). Deutsch. Mediz. Wochenschr., 26 nov. 1908, p. 2065.
THÉOPOLD. Deutsch. Arch. f. Klin. Mediz., 1907.

## XIV. — PRONOSTIC ET TRAITEMENT DES ARYTHMIES

G. Baccelli. Tachycardie paroxystique essentielle et injections intraveineuses de strophantine. Livre jubilaire du Pr Teissier, Lyon, 1910.

P. Merklen. In thèse de Ch. A. Merklen, Paris 1901. — Leçons sur les troubles fonctionnels du cœur, recueillies par J. Heitz. Paris, Masson, 1908.

Pal. Ueber paroxysmale Tachycardie. Wien. med. Wochens., 1908, nº 14. — Tachycardie paroxystique et médication vomitive. Arch. des maladies du cœur, des vaisseaux et du sang, février 1910.

Rehfisch. Deuts. med. Wochens., 1903, nos 20 et 21.

Savy. Thèse de Lyon 1906.

Senac. Loc. cit., p. 502.

Stokes. Traité des maladies du cœur, traduit par Senac, Paris 1864, p. 163.

Wenckebach. Des arythmies, 1903, p. 61 (note).

# TABLE ALPHABÉTIQUE

## DES MATIÈRES

PITHIVIERS — IMP. L. GAUTHIER

www.ingramcontent.com/pod-product-compliance
Ingram Content Group UK Ltd.
Pitfield, Milton Keynes, MK11 3LW, UK
UKHW012003240726
13965UKWH00001B/130